表观遗传与消化道肿瘤

邢同京　主编

U0193846

科学技术文献出版社
SCIENTIFIC AND TECHNICAL DOCUMENTATION PRESS

·北京·

图书在版编目（CIP）数据

表观遗传与消化道肿瘤 / 邢同京主编. —北京：科学技术文献出版社，2018.6
ISBN 978-7-5189-3546-8

Ⅰ.①表… Ⅱ.①邢… Ⅲ.①消化系肿瘤—表观遗传学—研究 Ⅳ.① R735.02

中国版本图书馆 CIP 数据核字（2017）第 268756 号

表观遗传与消化道肿瘤

策划编辑：李 蕊 责任编辑：李 晴 责任校对：张吲哚 责任出版：张志平

出 版 者	科学技术文献出版社
地 址	北京市复兴路15号 邮编 100038
编 务 部	（010）58882938，58882087（传真）
发 行 部	（010）58882868，58882870（传真）
邮 购 部	（010）58882873
官 方 网 址	www.stdp.com.cn
发 行 者	科学技术文献出版社发行 全国各地新华书店经销
印 刷 者	北京虎彩文化传播有限公司
版 次	2018 年 6 月第 1 版 2018 年 6 月第 1 次印刷
开 本	787×1092 1/16
字 数	309千
印 张	17.25
印 数	1～630册
书 号	ISBN 978-7-5189-3546-8
定 价	78.00元

《表观遗传与消化道肿瘤》编委会

前　言

随着人类基因组研究的不断深入，发现在基因组中，除了 DNA 和 RNA 序列以外，还有许多调控基因的信息。它们本身虽然不改变基因的序列，但是可以通过基因修饰、蛋白质与蛋白质、DNA 和其他分子的相互作用，而影响和调节遗传基因的功能和特性，并且通过细胞分裂和增殖周期影响遗传，这就是表观遗传学（Epigenetics），又称为后遗传学、实验遗传学等。表观遗传学是 21 世纪的新兴学科，具有蓬勃的生命力与广阔的发展前景，它不仅对基因表达、调控、遗传有重要作用，而且在肿瘤、免疫等许多疾病的发生和防治中具有十分重要的意义。

肿瘤的病因及发病机制复杂，在过去的十几年中，有关癌症的成因与致病机制已经转变为着眼于分子层级的探讨，"分子靶标疗法"已经使一些肿瘤患者的生存率明显提高。但目前对表观遗传修饰与肿瘤的关系及表观遗传修饰调控基因机制的认识尚处于起步阶段，因此，对表观遗传中各种因子的突变与肿瘤发生、发展相关性的研究将有助于我们了解表观遗传机制，进而指导肿瘤的治疗和新药的研制。利用表观遗传学技术，以不改变基因密码本身而影响 DNA 的辅助分子和调控机制的方式，来关闭肿瘤细胞中高度活化的异常基因，将为肿瘤的诊治提供新的方法和手段。

当前，有关肿瘤研究的表观遗传学进展日新月异，有关新知识、新技术和新方法不断涌现，对于肿瘤的防治研究和临床应用提出了新的要求。鉴于此，我们邀请了在消化道肿瘤研究和临床一线的部分专家学者就表观遗传与消化道肿瘤相关研究的基础理论、实验方法及其临床应用等进行了系统总结，力求全面阐述近年来消化道肿瘤表观遗传方面的研究成果。全书共分为 14 章，首先阐述表观遗传学的主要研究内容，之后就表观遗传在常见消化道肿瘤中的研究进展进行总结，最后介绍表观遗传研究的常用方法和技术。希望本书能为从事消化道肿瘤相关基础和临床研究的广大工作者提供指导，推动表观遗传成果在肿瘤领域的转化和应用。

　　本书得到了科学技术文献出版社的大力支持和帮助，同时参考了大量的国内外文献，在此一并向他们表示衷心的感谢！由于编者水平有限，敬请广大读者批评指正，以便再版时修订。

目　录

第一章

表观遗传概述

第一节 表观遗传学及其发展史

经典遗传学认为遗传的分子基础是核酸,生命的遗传信息储存在核酸的碱基序列上,碱基序列的改变会引起生物体表现型的改变,而这种改变可以从上一代传递到下一代。然而近年来的研究表明,现代生物（包括人类在内）从祖先基因组中所获得的生长、发育和进化信息并不仅仅是基因序列。在基因的 DNA 序列不发生变化的条件下,基因表达发生的改变也是可以遗传的,从而导致可遗传的表现型变化。这种表现型变化因为没有直接涉及基因的序列信息,因而是"表观"的（Apparent）,称为表观遗传变异（Epigenetic Variation）, 又叫表观遗传修饰（Epgenetic Modification）。由此遗传学的研究又开辟了一个新的领域——表观遗传学（Epigenetics）。

一、表观遗传学的基本概念

生物遗传信息储存于 DNA 序列之中,传统遗传学研究基于 DNA 序列改变所致基因表达水平的变化,如基因突变、基因杂合丢失和微卫星不稳定等。但是,在基因组中除了 DNA 和 RNA 序列以外,还存在许多调控基因的信息。虽然这些信息不改变基因序列,却可以通过基因修饰、蛋白质与蛋白质、DNA 与其他分子的相互作用,去影响和调节遗传基因的功能和特性,并且能够通过发育和细胞增殖过程稳定传递,这就是表观遗传。表观遗传学是指在基因的 DNA 序列不发生改变的情况下,基因的表达水平与功能发生改变,并产生可遗传表型的遗传学分支学科。表观遗传的 3 个主要特征:①可遗传性;②可逆性;③ DNA 不变。表观遗传的主要观点是,生命有机体的大部分性状是由 DNA 序列中编码蛋白质的基因传递的,但是 DNA 序列以外的化学标记编码的表观遗传密码,对于生命有机体的健康及其表型特征,同样也有深刻的影响。从根本上讲,表观遗传是环境因素与细胞内的遗传物质之间发生交互作用的结果。

对于生物个体而言，遗传学信息提供了合成包括表观遗传学修饰在内的各种蛋白质的蓝图，而表观遗传学信息调控适当的一组表达基因及其表达的程度，即表观遗传学信息提供何时、何地和怎样地应用遗传学信息的指令。在整个生命过程中，表观遗传学机制能对激素、生长因子等调节分子传递的环境信息在不改变DNA序列的情况下做出反应。因此，遗传学和表观遗传学既相互区别，又相辅相成，共同确保生命过程的正常功能。

二、表观遗传学的发展简史

生物界存在着许多遗传学难以阐明的现象，如人体内每个细胞携带着相同的基因组，但不同的组织器官却表现不同的生物功能。又如单卵孪生子分享相同的遗传基因组，却能够显示表型上的差异或对疾病具有不同的易感性。再如肿瘤研究中发现某些基因不表达可以导致或加速肿瘤发生，有些基因不表达属于基因突变的结果，但一些基因没改变却莫名其妙地不表达了。此外，环境、饮食等外在因素可以改变人体或其他生物的外在表型，甚至可以遗传。这些反常现象长期困扰着遗传学家，提示需要新的理论突破和创新。人类基因组计划的完成，并没有能很好地解答这些困惑，相反，却又提出了新的问题。例如，为什么人与猿的编码基因仅差1%，而两者的表型差异如此之大？人类基因组中含有的30亿个碱基对仅有1%序列编码25 000个左右的基因，其余碱基对就是无用的"垃圾"吗？等等，这些问题都是在后基因组时代迫切需要解决的问题。

1939年，生物学家Waddington首先在现代遗传学导论中提出了Epigenetics这一术语。1941年，Hermann发现第一种表观遗传学现象——位置效应多样性（Position Effect Variegation），即由于基因周边基因组环境的改变，引发基因可逆的灭活，通常是由于处在有转录活性常染色质区的基因，移近至无转录活性异染色质区的结果。这样因基因位置改变引发的基因失活，在相同遗传背景的细胞群体中产生不同的表型，状如花斑。1942年，Waddington提出现代Epigenetics的概念，认为基因型通过一些"偶然的、不确定的机制"决定了不同的表型。1987年，Holliday指出可在两个层面上研究高等生物的基因属性：第一个层面是基因的世代间传递的规律，这是遗传学；第二个层面是生物从受精卵到成体的发育过程中基因活性变化的模式，这是表观遗传学。1994年，Holliday又指出，基因表达活性的变化不仅发生在发育过程中，而且也发生在生物体已分化的细胞中；基因表达的某种变化可通过有丝分裂的细胞遗传下去。他进一步指出表观遗传学研究的是"上代向下代传递的信息，而不是DNA序列本身"，是一种"不以DNA序列的改变为基础的细胞核遗传"。1999 年，Wollfe 把表观遗传学定义为研究没有 DNA 序列变化的、可遗传的基因表达的改变。2007 年，Allis 等在其所著的《Epigenetics》一书中，对表观遗传提出了两种定义：一种定义是表观遗传是与 DNA 突变无关的可遗传的表型变化；另一种定义是染色质调节的基因转录水平的变化，这种变化不涉及 DNA 序列的改变。2008 年，冷泉港会议达成了关于表观遗传学的共识，即"染色体的改变所引起的稳定的可遗传的表现型，而非 DNA 序列的改变"。2013 年，美国国立卫生研究院（NIH）根据表观遗传学研究方面的外延，认为表观遗传学既包括细胞或个体基因活动和表达的遗传变化，也包括在细胞转录潜在水平上稳定、长期且没有遗传的变化。

三、表观基因组学

人类基因组学计划完成之后，科学家面临十分棘手的问题是由于种内和种间基因组序列太相似以至于无法解释生命的多样性，而表观遗传 DNA 及其相关蛋白的化学修饰引起基因表达的那些变化，能清楚地解释更多关于这些类似的遗传密码是如何在不同细胞、不同环境条件及不同时期中独特表达的。表观基因组学是在全基因组水平上研究表观遗传学标志及其与基因表达的相互关系，即研究非 DNA 序列改变所导致的基因表达水平变化，如 DNA 甲基化修饰和组蛋白修饰与基因表达的关系等，是后基因组时代的一个重要研究领域。1999 年，英国、德国和法国科学家成立了欧洲人类表观基因组协会（Human Epigenome Consortium，HEC）。2003 年 10 月，HEC 开始实施人类表观基因组计划（Human Epigenome Project，HEP）。DNA 甲基化与人类发育和肿瘤疾病的密切关系，是表观遗传学研究的重要内容，HEP 确定的目标是利用 5 年时间绘制人类基因组甲基化可变位点（Methylation Variable Positions，MVP）图谱。所谓 MVP 图谱是指在不同组织类型或疾病状态下，甲基化胞嘧啶在基因组 DNA 序列中的分布和发生频率，它是在表观基因组水平上对 DNA 甲基化进行精确定量分析的表观遗传学标记，对于提高人类对疾病的了解和诊断水平具有重要的实用价值。HEP 的提出和实施，标志着与人类发育和肿瘤疾病密切相关的表观遗传学和表观基因组研究跨上了一个新的台阶。但是从表观基因组学（涉及基因组学与表观遗传学）的研究内容来看，除了 DNA 甲基化，还有很多内容，如组蛋白修饰（如乙酰化）、染色质重塑、非编码小 RNA 等的研究。因此，该计划并不能代表表观基因组研究的全部内容。一些国家包括美国、日本、加拿大等相继提出了各自相关的研究计划。

几乎在欧洲人类表观基因组协会提出 HEP 计划的同时，2003 年 9 月，美国国立卫生研究院（NIH）下属的人类基因组研究所率先启动了"DNA 元件百科全书"（Encyclopedia of DNAelements，ENCODE）计划。ENCODE 计划的主要目标是研究占人类基因组 90%以上的非编码区 DNA 调控元件的分布、功能、与组蛋白修饰和转录因子结合的关系、对染色质空间结构的影响等，以及编写人类 DNA 的百科全书。来自美国、中国、英国、西班牙、新加坡和日本等国家的 32 个实验室参与了这一计划，从 147 种细胞类型细胞中产生了 1640 个数据集。研究人员分析各种调控元件之间的相互作用，并与 HapMap 等计划中的全基因组关联分析（Genome-wide association studies，GWAS）的数据进行整合，确定了疾病表型、特定细胞类型及转录因子间的内在联系。ENCODE 计划在取得丰硕成果的同时，也面临着一些巨大的挑战，如细胞内的转录调节过程是一个复杂而且完整的动态连续过程，由于技术方面的限制，现阶段还很难动态地捕获到细胞分化发育及癌变各个生理和病理时期的特征性信息。如何系统地理解在特定组织或细胞发育中基因调控的动态变化，并构建完整的调控网络，也需要科学家们对相关数据进行系统分析与整合。

为了协调和统筹各国的研究计划，同时加强合作和资源共享。2010 年 1 月，由来自加拿大、意大利、日本、韩国、美国、法国、英国、澳大利亚等多个国家参与的国际人类表观遗传学合作组织（IHEC）在巴黎成立，IHEC 目前实施的表观基因组相关计划有两个："表观基因组平台计划（Epigenomic Platform Program）"和"疾病表观基因组（Disease Epigenome）"。其中"表观基因组平台计划"由加拿大表观遗传学、环境和健康研究联盟实施管理，该机构是为了协调加拿大现有的基因组测序设备，充分发展关注人类健康和疾病的表观遗传方面的研究能力，该计划第一阶段在 10 年内标记出 1000 个参考表观基因组。"疾病表观基因组"计划其实是日本科技部（Japan Science and Technology Agency，JST）推出的"科学技术发展推进核心项目中的领头计划（Leading Program）。这是因为 2011 年，日本科技部已发起过一项称为"开发依赖表观基因组分析进行诊断和治疗的基本技术"的项目，与"疾病表观基因组"研究主题相契合。

表观基因组学，旨在研究调节基因表达的关键性功能性元件及其相互作用。表观基因组学可以提供关于 DNA 和组蛋白甲基化修饰分布模式，以及染色体非邻近片段之间相互作用的信息。组蛋白帮助 DNA 形成染色质/体。表观基因组学研究的内容，也包括对于基因启动子区序列及远端增强子等基因调控元件的研究。表观遗传学修饰在决定某一基因在哪种类型细胞中表达及何时表达，起着至关重要的作用。表观基因组研究也为癌症和其他复杂疾病打开了新的研究思路。2009 年美国 Salk 研究所公布了首张人类表观基因组图谱，研究人员利用功能强大的计算机和新技术绘制了两种人类细胞的表观基因组图谱，它们分别为胚胎干细胞和胎儿成纤维细胞。2015 年 2 月，Nature 发布涉及 100多种人类细胞和组织的第 1 张表观基因组综合图谱，这一图谱是表观基因组学路线图计划几百名参与者数年研究工作的顶点成果。研究所用的组织或细胞，来自于胚胎和成人、正常人或患不同疾病的病人。所研究的人体组织包括大脑、心脏、肌肉、胃肠消化道、脂肪、皮肤、生殖系统，以及免疫细胞、胚胎干细胞、诱导性多功能细胞等。表观基因组学路线图计划产生的表观基因组参照图谱，提供了在 127 种人体组织或细胞中控制基因表达的功能性元件的信息。这是迄今为止最全面的人类表观基因组景观图谱，不仅对正常人类生物学具有重要的意义，而且对人类疾病的研究也将具有极大的价值，如自身免疫疾病、阿尔茨海默氏症和癌症等的研究。

尽管个体的基因组在每个细胞中都是一样的，表观基因组却存在差异，它们与任何特定时间细胞实际利用的基因密切相关。DNA 甲基化并不会改变个体的遗传基因序列，但其对人类机体的发育和健康却至关重要。2015 年 6 月，来自美国 Salk 研究所的研究人员构建了来自个体捐赠者（包括女人、男人和孩子）10 多种不同人类器官最全面的表观基因组图谱，并且对其甲基化特性进行了绘制。研究者发现，表现动态甲基化的许多区域并没有像人们所想的一样位于某个启动子部位，而是位于启动子的上游调节区域；过去人们认为启动子或其上游区域就是基因表达的开始部位，但研究者却发现和基因转录相关的甲基化改变往往位于启动子的下游区域。此外，研究发现，一些器官彼此之间在全基因组甲基化程度上存在广泛差异。胰腺的甲基化水平异常的低，而胸腺则呈高水平甲基化，具体原因尚不清楚。

ENCODE 和 HEP 路线图等人类表观基因组计划重点研究正常细胞和组织的表观基因组图谱，但疾病的表观基因组计划进展缓慢。发展面向临床应用的、高效和特异的表观基因组测序和分析技术是疾病表观基因组学的研究发展方向。2016 年，中国国家重点研发计划"精准医学研究"中启动了表观基因组学检测技术研发与临床应用研究计划，由中国科学院北京基因组研究所牵头，联合北京大学、清华大学、复旦大学、郑州大学和中国科学院生态环境研究中心，针对含量低的核酸化学修饰、新型核酸化学修饰及实现痕量甚至单细胞样本的表观基因组测序技术进行研发，获得具有自主知识产权的面向临床应用 DNA 和 RNA 甲基化及组蛋白修饰的测序新技术，开发配套试剂和分析软件，利用这些新技术绘制小鼠和人胚胎发育各阶段、我国代表性多民族个体及乳腺癌、肝癌等恶性肿瘤的细胞和组织表观基因组图谱，提供国际通用和临床可参考的表观基因组图谱，有效整合并共享多维表观基因组学大数据，为解析我国疾病发生的精准表观遗传可塑性机制提供前提条件和核心基础。

表观基因组计划的研究让我们比较和分析健康人和疾病患者细胞的基因组和表观基因组的变化，对于检测和理解多因素复杂疾病的关键驱动因素和特征具有重要意义。需要注意的是，尽管表观基因组路线图计划已经取得里程碑式的成果，但是 100 多种细胞的表观基因组对于完整的表观基因组百科全书还仅仅是一个开始，IHEC 计划针对人体的每一种细胞类型（几百到上千个）进行表观基因组研究；同时，每一种细胞类型需要分析多个个体，以评估基因变异对细胞类型特异性的表观基因组变化的影响。相信随着表观基因组学研究的不断深入，表观基因组学的研究成果将有助于人类理解基因表达调控，以及正常和疾病状态下不同基因相互作用的关系，可为肿瘤等疾病的深入研究提供新的诠释依据，还可为环境因素、营养和衰老研究提供新的方法，为药物研发挖掘新的靶标。

第二节　表观遗传调控的主要机制

现代分子生物学认为，细胞中信息的表达受两种因素控制：一种是传统意义上的遗传调控，另一种是表观遗传调控——何时、何地、以何种方式去应用遗传信息的指令。表观遗传学对基因的表达调控可分为：①基因选择性表达的调控：包括 DNA 的甲基化和组蛋白的乙酰化与甲基化。②基因转录后的调控：包括小干扰 RNA（small interfering RNA，siRNA）和微小 RNA（microRNA，miRNA）。染色质重塑、基因印记、染色体失活等也属于表观遗传学范畴。

表观遗传学的主要调节机制有：DNA 甲基化、组蛋白甲基化及乙酰化，以及非编码RNA 等，这些调节机制的改变与我们生活的环境密切相关。每个生物个体都有特定的基因组与表观基因组，表观基因组在不改变 DNA 序列的情况下激活或关闭基因的表达，而这种由表观基因组所调控的基因表达又受多种环境因素的影响。也就是说，我们日常所吃的食物、饮用的水、呼吸的空气、所处的环境当中所带来的精神因素的影响均可对基因表达的激活或关闭产生影响。因此，表观遗传学特别强调生活环境对人体表观遗传因素的影响。

一、DNA 甲基化

甲基化是指生物分子在特定的酶系统催化下加上甲基（$-CH_3$）的生物化学反应，是普遍存在于原核生物和真核生物中的 DNA 修饰作用。甲基化没有改变基因序列，但对基因表达起调控作用。在哺乳动物 DNA 分子中，甲基化一般发生在胞嘧啶（C）碱基上。在 DNA 甲基转移酶（DNA methyltransferases，DNMTs）催化下，甲基从 S- 腺苷甲硫氨酸（S-adenosylmethione）转移至胞嘧啶 5 位上，形成 5- 甲基胞嘧啶。在发生甲基化的胞嘧啶后通常紧跟着一个鸟嘌呤（G）碱基。因此，通常称胞嘧啶—磷酸—鸟嘌呤或 CpG 的甲基化。在基因组中富含 CpG 位点的区域称为 CpG 岛（CpG islands），人基因组序列约有 29 000 个 CpG 岛，约 60% 的人基因与 CpG 岛关联。

CpG 岛通常与基因表达的启动序列区域相关，CpG 是否甲基化在基因表达中起重要作用。一般说来，DNA 甲基化能关闭某些基因的活性，去甲基化则可诱导基因的重新活化和表达。脊椎动物基因的甲基化状态有 3 种：①高度甲基化状态，如女性两条 X 染色体中的一条处于失活状态；②持续的低甲基化状态，如细胞存活所需的一直处于活性转录状态的管家基因；③去甲基化状态，如生物发育的某一阶段或细胞分化的某种状态下，原先处于甲基化状态的基因，也可以被诱导去除甲基化而出现转录活性。在健康人的基因组中，CpG 岛中的 CpG 位点通常是处于非甲基化状态，而在 CpG 岛外的 CpG 位点则通常是甲基化的。这种甲基化的形式在细胞分裂的过程中能够稳定地保留。当肿瘤发生时，抑癌基因 CpG 岛以外的 CpG 序列非甲基化程度增加，而 CpG 岛中的 CpG 则呈高度甲基化状态，以至于染色体螺旋程度增加及抑癌基因表达的丢失。

DNA 甲基化主要是通过 DNA 甲基转移酶实现的。一般认为在哺乳动物中 DNA 甲基转移酶主要有 4 种，分为两个家族：Dnmt1 和 Dnmt3（还有一个 Dnmt2 主要为 tRNA 的甲基转移，该酶有微弱的 DNA 甲基转移酶活性）。Dnmt1 家族在 DNA 复制和修复中使其甲基化，而 Dnmt3 家族则催化 CpG 从头甲基化。Dnmt3 包括了两个从头甲基转移酶 Dnmt3a、Dnmt3b 和一个调节蛋白 Dnmt3L。研究显示，Dnmt3a 和 Dnmt3b 根据细胞类型和不同的发育阶段对不同的位点甲基化修饰，它们可能直接作用于 DNA 序列或是其他的 DNA 结合蛋白所必需或者在 RNA 干扰指导下的 DNA 甲基化。甲基转移酶的结构如图 1.1 所示。

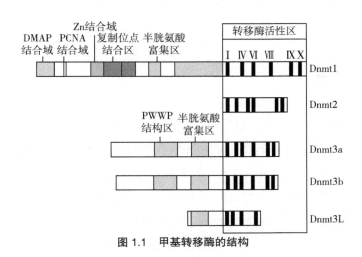

图 1.1　甲基转移酶的结构

二、组蛋白修饰

组蛋白主要包括组蛋白 H1、H2A、H2B、H3 和 H4。H2A、H2B、H3 和 H4 组蛋白各两个分子形成一个八聚体，真核生物中的 DNA 缠绕在此八聚体上形成核小体，组蛋白 H1 起到连接的作用，把每个核小体连接到一起。在 5 种组蛋白中，H1 的 N 端富含疏水性氨基酸，C 端富含碱性氨基酸；H2A、H2B、H3 和 H4 中都是 N 端富含碱性氨基酸（如精氨酸、赖氨酸），C 端富含疏水性氨基酸（如缬氨酸、异亮氨酸）。在组蛋白中带有折叠基序的 C 端结构域与组蛋白分子间发生相互作用，并与 DNA 的缠绕有关。而 N 端可同其他调节蛋白和 DNA 作用，且富含赖氨酸，具有高度精细的可变区。组蛋白 N 端尾部的 15 ～ 38 个氨基酸残基是翻译后修饰的主要位点，调节 DNA 的生物学功能。组蛋白翻译后修饰包括乙酰化与去乙酰化、磷酸化与去磷酸化、甲基化与去甲基化、泛素化与去泛素化、ADP 核糖基化等。

目前研究较多的是组蛋白甲基化和乙酰化。乙酰化主要受组蛋白乙酰基转移酶（HATs）和组蛋白去乙酰化酶（HDACs）的共同调控，这两种酶能够调控基因的转录，乙酰化促进转录，而去乙酰化则抑制转录。甲基化由组蛋白甲基转移酶（HMTs）和组蛋白去甲基转移酶调控，主要发生在组蛋白 H3 和 H4 残基上，组蛋白的甲基化有单甲基化、双甲基化和三甲基化 3 种不同形式，甲基化位点其不同所呈现的生物学效应也会不同。组蛋白的修饰可通过影响组蛋白与 DNA 双链的亲和性，从而改变染色质的疏松或凝结状态，或通过影响其他转录因子与结构基因启动子的亲和性来发挥基因调控作用。组蛋白修饰对基因表达的调控有类似 DNA 遗传密码的调控作用。特定的组蛋白修饰负责不同区域的基因组，如 H3K9 三甲基化修饰负责异染色质的沉默、H3K4 三甲基化修饰负责常染色质的激活。

三、染色质重塑

染色质是细胞核中由 DNA、组蛋白、非组蛋白组合而成的一种物质。染色质的基本组成单元是核小体，它是 147 bp 的 DNA 缠绕在组蛋白八聚体上。每个组蛋白包括两分子的 H2A、H2B、H3 和 H4（图 1.2），染色质核小体的这种结构能使 DNA 在细胞核中有组织地紧紧折叠。复杂的重塑可以确保 DNA 很容易地进入转录机制。长期以来，人们普遍认为染色质是静态的、抑制转录的结构。近年的研究结果表明，染色质是高度动态的，其丝状结构经常由于各种复合体的修饰而改变，染色质结构影响着 DNA 复制、重组、修复及转录控制等诸多方面。真核生物正是通过一系列转录调节因子对染色质修饰的精确控制来感受各种细胞和环境刺激，从而使生物体表现出精确的时空发育。

染色质重塑（Chromatin Remodeling）是基因表达调控过程中所出现的一系列染色质结构变化的总称。染色质重塑已经成为目前生物学中最重要和最前沿的研究领域之一，人们提出了与基因密码相对应的组蛋白密码来说明染色质重塑在基因表达调控中的作用。目前，对染色质重塑的了解主要得益于人们在动物和微生物中的研究成果。染色质重塑主要包括 3 个方面：第一，通过对突出于核小体核心结构之外的组蛋白氨基端尾巴的修饰影响染色质的结构和基因表达。组蛋白修饰包括位点特异的磷酸化、乙酰化、甲基化、泛素化及相应修饰基团的去除。第二，酵母转换基因 / 蔗糖非发酵蛋白基因（Switch/Sucose Non-Fermentation，SWI/SNF）复合物和有关的染色质重塑复合体利用 ATPase 和解旋酶活性来改变核小体在 DNA 上的位置。ATP 依赖的染色质重塑可以使与核小体结合的 DNA 暴露出来，使核小体沿着 DNA 滑动并重新分布，在改变单个核小体结构的同时改变染色质的高级结构，从而在 DNA 修复、重组、复制及转录过程中调节全基因组的柔顺性和可接近性。第三，DNA 的甲基化，即对 CpG 中的胞嘧啶进行甲基化修饰。DNA 甲基化可以以表观遗传的方式标记顺式调控序列从而调节转录因子与 DNA 的相互作用，也有认为 DNA 甲基化是通过形成不活跃的染色质结构发挥其作用的。

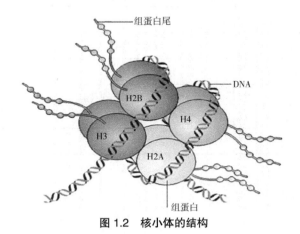

图 1.2　核小体的结构

四、非编码 RNA

早在 20 世纪 90 年代，研究人员就对两个小调控 RNA（lin-4 和 let-7）进行了描述，它们控制线虫幼体的发育时间。这些最初被定义为 lin-4 和 let-7 的 RNA 和在蠕虫、苍蝇与人类发现的一系列 RNA 一起定义为 microRNA。后来证明在植物、绿藻及病毒等中同样发现了小分子调控 RNA。在动物、植物和真菌中也发现了其他类型的 RNA，小干扰 RNA（siRNA）和 piRNA 就是两个例子。miRNAs 和这些小类型的 RNAs 不同，形成于转录后，自身向后折叠形成发夹结构，小 RNAs 形成于长发夹或者形成于缺乏双链结构的区域。总的来说，由于这些小调节 RNA 分子在没有基因编码序列的改变下能够改变基因和蛋白的表达，所以它们在表观调节中有着重要作用。由于这些 RNA 不能翻译为功能性的 RNA 分子，所以叫作非编码 RNA（non-coding RNAs）。

最近研究表明，真核生物中大约有 450 000 个非编码 RNA。在人类基因组中仅有 1.5% 的 RNA 编码蛋白质，其余 98.5% 都是 ncRNA，非编码 RNA 占大部分。非编码 RNA 分为看家非编码 RNA（house keeping non-coding RNA）和调控非编码 RNA（regulatory non-coding RNA）。其中，具有调控作用的非编码 RNA 按其大小主要分为两类：短链非编码 RNA（包括 siRNA、miRNA、piRNA）和长链非编码 RNA（long non-coding RNA，lncRNA）（表 1.1）。大量研究表明，非编码 RNA 在表观遗传学修饰中扮演了重要的角色，能在基因组水平及染色体水平对基因表达进行调控，决定细胞分化的命运。

表 1.1　表观遗传中起主要调控作用的非编码 RNA

种类	长度	来源	主要功能
siRNA	21～25	长双链 RNA	转录基因沉默
miRNA	21～25	前体 miRNA	转录基因沉默
piRNA	24～31	长单链前体或起始转录产物等多途径	生殖细胞内转座子的沉默
lncRNA	>200	多种途径	基因组印记和 X 染色体失活

五、遗传印记

遗传印记是一种不符合传统孟德尔遗传的表观遗传现象，它是指因某种外源基因而导致亲本基因发生的饰变是可以遗传给后代的，但它是否表达则取决于发生饰变的基因是来自母本还是父本，我们称这种现象为遗传印记。它和生殖细胞发育过程中亲代特异性的 DNA 甲基化和某些亲代基因特异性的关闭相关，在配子的形成过程中，印记的基因修饰仅保留了双亲中的一份。研究者在植物、昆虫和哺乳动物中都发现了遗传印记现象。印记基因在发育过程中扮演重要的角色，它们一般在染色体上成簇分布。在小鼠和人体中已知有 80 多种印记基因。等位基因的抑制被印记控制区（Imprinting Control Region，ICR）所调控，该区域在双亲中的一个等位基因是甲基化的。ICR 在不同区域中对印记的调控存在差异。在一些区域中，未甲基化的 ICR 组成一个绝缘子阻止启动子和增强子间的相互作用；在其他区域中，可能有非编码 RNA 的参与，这种沉默机制与 X 染色体失活相似。

六、染色体失活

哺乳动物中的雌雄个体具有不同的 X 染色体的数目，这就需要有一种方式来解决 X 染色体数量的差异。在雌性哺乳动物中，一条 X 染色体转录活性随机停止的现象叫 X 染色体失活。例如，在正常的女性间期细胞核膜内侧边缘有一个巴氏小体，而在正常男性中则没有，这种巴氏小体是随机失活的 X 染色体，染色物质的高度浓缩及基因的失活形成了这种特异性的性染色质小体。剂量补偿效应使得人类或其他动物的雌雄细胞中由 X 染色体基因编码产物的表达量一致。X 染色体失活的选择和起始发生在胚胎发育的早期，这个过程被 X 失活中心（X-inactivation-center，Xic）所控制。这个失活中心存在着 X 染色体失活特异性转录基因（X-inactive-specific transcript，Xist），当失活的命令下达时，这个基因就会产生一个 17 kb 不翻译的 RNA 与 X 染色体结合，介导 DNA 甲基化和组蛋白修饰，引发并维持 X 染色体的失活。另外，X 失活中心还有"记数"的功能，即保持每个个体中仅有一条 X 染色体具有活性，其余全部失活。

第三节 表观遗传的研究方法

近年来，人们越来越认识到表观遗传在基因表达调控方面的重要性，并开发出一系列检测表观遗传修饰的方法，尤其是DNA甲基化和组蛋白修饰检测方法取得了较大进展。一方面方法的灵敏度和特异性都在不断提高；另一方面表观修饰的检测正在逐步从定性检测向定量分析方向发展，从个别位点向高通量检测发展。此外，新一代测序技术的应用将大大推动表观遗传研究的发展，包括单分子实时测序法、单分子纳米孔测序法等。

一、DNA 甲基化研究技术

随着 DNA 甲基化研究的深入，DNA 甲基化分析方法层出不穷，按其原理的不同，主要可分为依赖于甲基化敏感的限制性内切酶技术，依赖于 DNA 序列分析的检测技术和依赖于甲基化芯片、质谱的检测技术等。了解研究方法的原理、适用范围和优缺点将有利于研究者根据自身不同需求和设备条件来选择有效方法来满足研究的需要。

目前全基因组或接近全基因组甲基化检测技术较多，主要分为 3 类：第 1 类技术以依赖于甲基化敏感的限制性内切酶酶切为基础，用一个或多个酶限制性切割未甲基化 DNA（如 Hpa Ⅱ和 Not Ⅰ）或甲基化 DNA（如 McrBC）。这些方法结合芯片、毛细管测序等技术已经检测了多种生物的全基因组甲基化，但仅限于内切酶能够识别的 CpG 位点。第 2 类技术依赖于全基因组 DNA 重亚硫酸盐转换，经重亚硫酸盐处理后基因组 DNA 未甲基化胞嘧啶（C）转换为尿嘧啶（U）（经扩增后最终为 T），甲基化 C 保持不变。此方法可以进行单 CpG 位点解析并且可以结合芯片或高通量测序。但此方法的局限性在于经过重亚硫酸盐转换后，序列特异性降低，在芯片上难以设计足够的特异性探针进行全基因组分析。此外，如果用于较大基因组日常分析，此方法十分昂贵。第 3 类技术以免疫学为基础，用 5- 甲基胞嘧啶特异性抗体或者用含有甲基结合结构域的蛋白通过免疫沉淀富集基因组甲基化或未甲基化片段，称为甲基化 DNA 免疫共沉淀（methylated DNA immunoprecipitation，MeDIP 或 mDIP），MeDIP 结合芯片（MeDIP-chip）技术可以对任何物种进行高通量全基因组 DNA 甲基化作图。以上 3 类技术可以与测序或芯片技术组合形成多种方法：如酶切结合测序、酶切结合芯片技术、亚硫酸氢钠结合测序、亚硫酸氢钠结合芯片技术、免疫沉淀结合测序和免疫沉淀结合芯片技术等。新一代测序技术的出现，包括基于纳米孔的单分子实时测序法等可以直接测定 DNA 甲基化，大大加快了测定的速度和效率。

在纳米孔测序技术中，DNA 分子依靠被称为核酸外切酶的蛋白质以一次一个碱基的速度通过小孔。这个酶能清楚地区分出 4 个 DNA 碱基编码：A、C、G、T，也可以检测出该碱基是否被甲基化，一个单孔能在 70 天左右测定一个完整的基因序列。纳米孔技术不需要荧光标记物并且很可能不需要进行扩增，能直接并快速"读"出 DNA，同时足够廉价，使进行大量重复实验成为可能。英国牛津纳米孔公司已经研发出包含几百个纳米孔的芯片，该芯片可以用在一台机器上，快速且廉价地给大量 DNA 进行排序。

基于纳米孔的单分子实时测序法（Single Molecular Real Time Sequencing，SMRT）是新近开发的方法，由 Flusberg 等提出，本方法不需要亚硫酸盐处理，而利用 DNA 聚合酶进行边合成边收集荧光信号的方法进行测序。其原理是：DNA 聚合酶催化荧光标记的核苷酸结合到核苷酸链上，当核苷酸掺入时，通过荧光脉冲到达和持续的时间检测可以获得聚合酶动力学信息，从而可以直接测定 DNA 模板上的核苷酸修饰，包括 N6- 甲基腺嘌呤，5- 甲基胞嘧啶，5- 羟甲基化胞嘧啶。该技术的核心是一个零点启动模式的波导（Zero-mode Wavelength，ZMW）纳米结构的密集排列，这一排列阵可以进行单个荧光分子的光学审视。

美国太平洋生物科学公司发明了一种直径只有几十纳米的纳米孔，单分子的 DNA 聚合酶被固定在这个孔内。聚合酶链式反应开始时由于荧光标记的 A、T、C 和 G 较快速地从外面进入到孔内又出去，它们形成了较稳定的背景荧光信号。当这些荧光标记的脱氧核苷酸被掺入 DNA 链的时候，它的荧光就同时能在 DNA 链上探测到。当它与 DNA 链形成化学键的时候，它的荧光基团就被 DNA 聚合酶切除，荧光消失。这种荧光标记的脱氧核苷酸不会影响 DNA 聚合酶的活性，并且在荧光被切除之后，合成的 DNA 链和天然的 DNA 链完全一样。单分子纳米孔测序仪能直接分辨出未修饰的胞嘧啶和甲基化胞嘧啶。

二、组蛋白修饰研究技术

组蛋白修饰较多，包括甲基化、乙酰化、磷酸化、泛素化、类泛素化和 ADP 核糖基化等。但目前组蛋白修饰研究方法较少，目前最常用的为染色质免疫共沉淀技术（Chromatin Immunoprecipitation，ChIP）。染色质免疫共沉淀技术由 Neill 和 Turne 提出，是研究体内蛋白质与 DNA 相互作用的一种技术。它的基本原理是在活细胞状态下固定蛋白质—DNA 复合物，然后通过超声或酶处理将染色质切断为一定长度范围内的染色质小片段，然后通过免疫学方法沉淀此复合体，特异性地富集与目的蛋白结合的 DNA 片段，通过对目的片段的纯化与检测，从而获得蛋白质与 DNA 相互作用的信息。染色质免疫共沉淀技术一般包括细胞固定、染色质断裂、染色质免疫沉淀、交联反应的逆转、DNA 的纯化，以及 DNA 的鉴定。

ChIP 不仅可以检测体内反式因子与 DNA 的动态作用，还可以用来研究组蛋白的各种共价修饰与基因表达的关系。而且，ChIP 与其他方法的结合，扩大了其应用范围：ChIP 与基因芯片相结合建立的 CHIP-chip 方法已广泛用于特定反式因子靶基因的高通量筛选；ChIP 与体内足迹法相结合，用于寻找反式因子的体内结合位点；RNA-ChIP 用于研究 RNA 在基因表达调控中的作用。染色质免疫共沉淀结合芯片技术（CHIP-chip）和染色质免疫共沉淀结合新一代短序列测序技术（ChIP-seq）是目前检测组蛋白修饰最常用的方法。

（一）染色质免疫共沉淀结合芯片技术

CHIP-chip 是将 ChIP 与生物芯片相结合，在全基因组或基因组较大区域上高通量分析 DNA 结合位点或组蛋白修饰的方法。该技术获得的信息量主要取决于芯片的探针的密度、分辨率与覆盖度。探针密度指生物芯片表面所固定的 DNA 探针的数量。分辨率指设计生物芯片时两个相邻探针的 DNA 序列在基因组上相隔的距离，分辨率越高，相邻探针之间的距离越短。覆盖度指固定在生物芯片上 DNA 序列占基因组全序列的比例。

该技术的基本程序是：先通过染色质免疫共沉淀技术富集组蛋白被修饰的 DNA 片段，然后加上通用接头进行 PCR 扩增，在扩增过程中引入荧光基团。由于富集的片段长短不同，所以扩增效率不同，通过控制循环数来减少偏好性。最后将扩增的片段与设计的芯片杂交。杂交可通过两种方法：一种是单杂交法，对照组（未经免疫沉淀富集的基因组 DNA）与试验组分别与芯片杂交，然后对比；另一种是双色竞争法，用另一种颜色的荧光标记对照组，对照组和试验组同时与设计的芯片竞争性杂交，通过两种信号强弱对比得出该位点的修饰程度。

（二）染色质免疫共沉淀结合短序列测序技术

ChIP-seq 是将 ChIP 与测序技术相结合，在全基因组范围内检测 DNA 组蛋白修饰的高通量方法，可以应用到任何基因组序列的物种，并能确切得到每一个片段的序列信息。该技术的基本程序是：通过 ChIP 富集目的片段，纯化后加上通用接头进行 PCR 扩增，最后加 solexa 接头进行测序。目前该技术比较成熟，通量也在不断提高，成本随着新一代测序技术的出现和发展逐步降低，ChIP 和测序技术的结合越来越广泛地应用到 DNA 与互作蛋白分析。

该技术的主要困难在于测序完成后对海量数据的分析，并且各个环节的差别，如DNA 质量、获取的片段长短不同导致的扩增效率差异、基因组的重复程度及测序和序列比对过程中的错误都会引入系统误差造成假阳性。

（三）染色质免疫共沉淀结合核酸外切酶和高通量测序技术

尽管通过ChIP-chip测序和ChIP-seq测序得到了许多重要的知识，但仍然具有局限性。标准的 ChIP 方法应用声波处理将染色质片段化，产生了这些片段的异质性混合物。作为使用声波处理的 ChIP-seq 方法中的一个标准过程，文库制备期间对 200～400 bp 片段的大小选择更是使这个问题复杂化。最后，大多数 ChIP-seq 文库以单末端模式进行了测序，这种模式只有每个 DNA 片段的一个末端被测序，所得到的短序列读出被计算延伸至接近每个被测序片段的大小。总之，这些问题内在地局限了流行的全基因组 ChIP 方法的分辨率。为了改善 ChIP-seq 测序的分辨率，Rhee 和 Pugh 引入了一种称为 ChIP-exo 的技术。ChIP-exo 技术中，要在 λ 核酸外切酶处理后进行一种标准的 X-ChIP 测序。λ 核酸外切酶可以以一种 5'端到 3'端的方式降解 DNA，从而达到沿着每条 DNA 链上结合蛋白的 5'端消解一定数量的碱基，其效果是在离核酸外切酶不可消解的蛋白质一定距离处产生了一种 5'端屏障，使得屏障的 3'端序列保持完整。在进行了特异化测序文库制备和单末端高通量测序之后，在基因组中对所得到的读出序列的 5'端进行作图，高度精确地界定蛋白质—DNA 交联所产生的 5'端屏障，其中，峰值对代表了蛋白质结合位置，结合蛋白质的每边都有一个峰值。通过对核酸外切酶切割边界的精确作图，ChIP-exo 解决了单末端 ChIP-seq 测序法一般存在的分辨率有限的问题。ChIP-exo 法解决了常规 ChIP-seq 法的几种缺陷。核酸酶保护边界的精确作图实现了对蛋白质结合序列的碱基对分辨水平上的鉴定，而标准的 ChIP 方法只能得到结合序列的近似值。而且，未结合 DNA 对 ChIP 的污染增加了背景信号，其中，高富集污染序列导致了假阳性，而受研究蛋白质对结合位点的结合不足则导致了假阴性。核酸外切酶处理去除了未结合 DNA，大大降低了 ChIP 实验的背景，实现对 DNA 序列与转录因子结合分布之间关系的深度分析，有助于探讨 DNA 序列与转录因子之间的复杂相互作用在基因组调控中的作用机制。

（四）组蛋白泛素化和类泛素化修饰研究

在组蛋白泛素化和类泛素化研究中，至今没有针对这种组蛋白修饰的特异性抗体，虽然有报道 H2B 泛素化多克隆抗体，但没有商用。Beger 实验室尝试用分支肽开发 H2B 类泛素化抗体也未获得成功，而且两种修饰在原生质细胞萃取物中不稳定且易被降解。所以必须开发独特的方法用于组蛋白泛素化和类泛素化分析，目前已有利用组蛋白、泛素上含有抗原决定簇标签的独特酵母菌株研究组蛋白泛素化和类泛素化的报道。

除上述方法外，表观遗传的研究方法还有高效液相色谱（High-performance liquid chromatography，HPLC）、MBD 柱层析法（Methyl-CpG binding domain column chromatography）等，每种方法都有其优势，同时也有其局限性。对于研究者来说，面对具体问题选择合适的研究方法显得尤为重要，应针对不同的研究目的选取敏感、可靠、经济、简便的方法。此外，研究者可将各种甲基化检测技术与其他技术相结合，以扬长避短，从而满足不同研究的要求，获得理想的实验结果。随着研究的不断深入和分子生物学技术的飞速发展，必将涌现出更多较为完善的研究方法，从而为表观遗传学及表观基因组学的发展提供强有力的技术支持。

第四节　表观遗传研究的应用

大量的研究发现，表观遗传调控及表观特征的变化与多种疾病相关，这些疾病的遗传特点不能够用精确的遗传方式来解释，由于表观遗传变化的持续传递长期积累，相关疾病会随着年龄的增长出现患病率增高的现象，从而影响人们的生活质量。因表观遗传具有可逆性这一重要特点，从表观遗传学角度研究疾病的预防、诊断和治疗等受到广泛关注。常见的与表观遗传相关的疾病包括肿瘤、动脉粥样硬化、糖尿病、自身免疫性疾病、神经退行性疾病等。同时，基于表观遗传机制的生物医药技术和药物的研发也已经成为当代生命科学领域的重要前沿。

一、重大疾病发生发展中的表观遗传修饰

（一）表观遗传与肿瘤

肿瘤的发生与抑癌基因沉默、原癌基因激活、DNA 损伤修复缺陷等机制密切相关。近年来大量的 DNA 甲基化研究发现，多种肿瘤的癌细胞存在异常的 DNA 甲基化行为，包括整个基因组的低甲基化和某些抑癌基因及修复基因等的高甲基化共同调控着癌症的发生发展。基因组 DNA 的低甲基化与肿瘤的因果关系不明显，对于其是肿瘤发生的起始事件，还是肿瘤发展中的促进维持因索仍存有争论。Schulz 等发现基因组 DNA 低甲基化多发生在转移性前列腺癌，且与染色体的不稳定性相关。癌症相关基因启动子区及其附近 CpG 岛的异常高甲基化是癌症发生发展的重要因素。目前已经发现了众多在肿瘤中由于高甲基化导致表观沉默的基因，包括 DNA 修复基因（MGMT、hMLH1、hMLH2、BRCA1 等），细胞周期调控相关基因（cyclin Dl、cyclinD2、Rb、p16、p53、p73 等），信号转导相关基因（RASSFl、LKB1/STKll 等），凋亡相关基因（DAPK、CASP8 等）等。Paz 等对人类 12 种肿瘤的 70 个肿瘤细胞系中 15 个基因的启动子甲基化状态进行了系统分析，结果表明每种肿瘤至少有 1 个基因的启动子区发生高甲基化，且这些基因启动子甲基化具有肿瘤类型特异性。如结直肠癌细胞系中经常出现金属蛋白酶组织抑制剂 TIMP-3 及错配修复基因 hMLHl 的高甲基化，CDH1 基因启动子甲基化则与乳腺癌有关组蛋白的异常修饰与肿瘤的发生发展密切相关。目前研究主要集中于组蛋白 H3、H4 的乙酰化和甲基化修饰。研究表明，肿瘤细胞的组蛋白大多呈现低乙酰化和高甲基化状态，能够活化组蛋白的修饰可启动基因的表达，而抑制组蛋白活性的修饰可引起相关基因的沉默。Lee 等在胃癌的研究中发现，组蛋白 H3 第 9 位赖氨酸残基高甲基化及组蛋白 H3

的低乙酰化导致抑癌基因 Runx 相关的转录因子 3 基因的表达抑制。林刚等在肺癌研究中发现组蛋白 H4 第 3 位精氨酸残基甲基化水平的增高抑制了抑癌基因表达，导致肺癌发生。研究还发现组蛋白甲基化水平的变化受蛋白质精氨酸甲基转移酶（PRMTS）水平的调控。组蛋白修饰相关酶的功能紊乱也可能与肿瘤的发生发展有关，组蛋白去乙酰化酶异常结合到特定的启动子区抑制功能基因的转录可能是肿瘤发生的机制之一。Peterson 等在急性早幼粒细胞白血病的研究中发现染色体易位形成维 A 酸受体 α 融合蛋白，与含有组蛋白去乙酰化酶的辅抑制复合物相互作用，造成维 A 酸受体 α 的靶基因的转录抑制，导致粒细胞成熟障碍引起白血病。研究肿瘤形成中发生的表观改变，对肿瘤的发生机制、早期诊断及预防治疗大有裨益，DNA 的高甲基化是肿瘤发生的早期事件，高灵敏度的甲基化状态检测技术对肿瘤的早期诊断颇有意义。Widschwendter 等研究结肠腺瘤性息肉病基因启动子甲基化发现，DNA 甲基化对恶性肿瘤的转移和预后监测也具有一定的指导意义。

（二）表观遗传与自身免疫性疾病

自身免疫性疾病是自身因素和环境因素共同作用下所导致的。研究表明，同卵双生子患自身免疫性疾病的一致性一般低于 30%，仅在少数患者体内找到与自身免疫性疾病显著相关的基因变异，提示非遗传因素可能在决定疾病易感性方面起主要作用。表观遗传可调控基因表达，对环境刺激很敏感，为环境和遗传因素的相互作用架起了一座桥梁。表观遗传调控的机制如 DNA 甲基化、组蛋白修饰和非编码 RNA 等在多种自身免疫性疾病的发病机制和疾病进展机制中发挥重要作用，例如，系统性红斑狼疮（Systemic Lupus Erythematosus，SLE）、类风湿性关节炎（Rheumatic Arthritis，RA）、系统性硬化症（Systemic Sclerosis，SSc）及 1 型糖尿病等，其中最为关注的是系统性红斑狼疮（SLE）。SLE 是一种累及多系统、多器官并有多种自身抗体出现的自身免疫性疾病。目前研究发现，DNA 低甲基化和失活 X 染色体的再活化是 SLE 两个标志性的表观遗传特征。遗传、表观遗传和环境因素相互作用，共同促进 SLE 的发生和发展。许多关于 SLE 的遗传研究表明，与 I 型干扰素信号、产生及应答相关的基因明显过表达。有趣的是，两项独立的 SLE 关于 DNA 甲基化状态的基因组学研究发现，与干扰素信号传导相关的基因存在广泛而又明显的低甲基化；而且，在没有干扰素或相关刺激的情况下，这些低甲基化的干扰素相关基因在初始 CD4$^+$T 细胞并不主动表达，而是保持一个平衡状态。干扰素诱导蛋白 44 样蛋白（IFN-induced protein 44-like，IFI-44L）是干扰素诱导产生的一个重要蛋白，一项来自中国最新的突破性研究发现，SLE 患者外周血单个核细胞中 IFI-44L 基因启动子的甲基化状态可以作为诊断 SLE 的新标志物，具有高度的敏感性和特异性，优于目前所用的常规检测方法。研究者 Zhao 等发现在 IFI-44L 基因启动子有两个 CpG 位点，分别为 Chr1：79085222 和 Chr1：79085250，存在明显的低甲基化，通过优化每一位点的甲基化水平的阈值，两个位点诊断 SLE 的敏感性分别为 93.6% 和 94.1%，特异性分别为 96.8% 和 98.2%。这一结果在欧洲的 SLE 人群队列中也得到了证实，提示其可以作为诊断 SLE 的很好的分子标记物。

通过整合关于 SLE 患者 CD4$^+$T 细胞的 DNA 甲基化、基因表达和微小 RNA 表达的结果发现，DNA 甲基化可调控一系列的基因表达，包括数十个过表达的微小 RNA，如 miRNA-181、miRNA-146 和 miRNA-142-3p/5p 等。同时，也有研究发现，一些微小 RNA 分子可以直接或间接地靶向 DNA 甲基化转移酶，尤其是 DNMT1，调控 DNA 的甲基化，如 miRNA-29b、miRNA-21 和 miRNA-148a 等。转录因子在基因表达调控中发挥重要作用，研究发现，MHC-II 类调控因子（RFX1）通过表观重塑有助于 SLE 患者 CD4$^+$T 细胞中自身免疫反应性基因 CD11a 和 CD70 分子的过表达。RFX1 的表达降低引起 DNMT1、HDAC1 和 SUV39H1 的聚集减少，引起 CD11a 和 CD70 分子启动子区的 DNA 低甲基化，组蛋白 H3 高乙酰化，H3K9 的三甲基化减少，形成了开放的染色体结构有助于积极转录，导致了 CD4$^+$T 细胞中 CD11a 和 CD70 基因的过表达。CD40L 主要表达于活化的 CD4$^+$T 淋巴细胞，属于肿瘤坏死因子相关激活蛋白。研究表明，转录因子 E4BP4 在 SLE 患者 CD4$^+$T 细胞中的过表达，E4BP4 通过结合自身反应性相关基因 CD40L 的启动子区域，从而调控组蛋白乙酰化和甲基化状态抑制 CD40L 基因的表达，呈现抗自身免疫的保护作用。随着 DNA 甲基化抑制剂、组蛋白去乙酰化酶抑制剂及微小 RNA 模拟剂和抑制剂等研究的不断进展，将从发病机制上为 SLE 开创新的治疗方法。

（三）表观遗传与动脉粥样硬化

动脉粥样硬化（Atherosclerosis，AS）是冠心病等心血管疾病的始动病因，受遗传和环境的共同影响。近年来研究发现，DNA 的异常甲基化、组蛋白翻译后修饰及非编码 RNA 与 AS 的发生发展密切相关。20 世纪 90 年代末，Newman 提出了 DNA 甲基化促进 AS 的假说，即叶酸和维生素 B$_{12}$ 缺乏促使同型半胱氨酸（Hcy）聚集，同时引起 S- 腺苷甲硫氨酸（SAM）水平下降，导致 DNA 甲基化水平降低，DNA 低甲基化可促使血管平滑肌细胞增殖及纤维沉积及使外周血参加免疫和炎性反应的细胞过度增殖，从而促进了 AS 的发生发展。在 AS 发生发展过程中出现整体基因组低甲基化的同时，某些特定基因启动子区 CpG 岛也存在异常高甲基化现象。目前已报道的特定基因异常甲基化的研究包括雌激素受体（ER）、细胞外超氧化物歧化酶（EC-SOD）及抑癌基因 p53 等少数几个。雌激素受体 A（ERA）是参与细胞分化调控的抗生长基因，Leader 等研究发现，重度 AS 患者 ERA 基因甲基化的水平明显高于健康对照组，ERA 高度甲基化后导致基因沉默，降低了对血管平滑肌细胞异常生长的抑制能力，ERA 蛋白表达降低，保护性功能相应降低，从而导致动脉粥样硬化的形成。p53 基因也是 AS 的一个保护因索，Mercer 等研究发现其高甲基化与 AS 密切相关。动物研究发现，EC-SOD 在患有 AS 的家兔中出现低甲基化，影响其转录表达，提示其与 AS 的发生有关。AS 患者经常出现粥样斑块破裂，涉及游离于细胞核和细胞质间的 I 类组蛋白去乙酰化酶 HDAC3。针对 HDAC3 活性的抑制剂可以使斑块巨噬细胞转向抗炎症反应并减少脂质的累积。

（四）表观遗传与神经退行性疾病

神经退行性疾病主要包括阿尔茨海默症（AD）、帕金森疾病（PD）、脆性 X 染色体综合征、亨廷顿氏疾病和脊髓小脑共济失调症等。近年来的研究表明，DNA 甲基化、组蛋白去乙酰化及微小 RNA 的异常改变与神经退行性疾病的发生及发展密切相关。

阿尔茨海默症，又称老年痴呆症，是一种常见于中老年人群中的神经退行性疾病，目前尚缺乏有效的治疗手段。大多数 AD 患者受到影响的大脑区域出现胞外淀粉状沉淀物，称为老年斑（SP）和神经元内的磷酸化 tau 蛋白的积累，成为神经纤维纠缠结（NFT）。利用细胞培养和动物模型的研究发现，死于 AD 的患者脑内出现 5-meC 和 5-hmeC 的整体水平降低的现象，同时颞叶细胞中 H3 乙酰基化水平降低，组蛋白去乙酰基化转移酶 HDAC6 和 HDAC2 的水平升高，这种改变首先会导致 tau 磷酸化水平的升高。因此，在 AD 动物模型中，使用组蛋白去乙酰基转移酶抑制剂（HDACi）处理，可表现出疾病的缓解和记忆力不同程度的恢复。此外，在 AD 患者中，一碳单位代谢受损可直接影响 DNA 甲基化水平。目前，在 AD 动物模型中使用广泛性 HDACi，如丙戊酸、曲古抑菌素 A 和丁酸钠等，以及具有特异性的 HDACi 如 M5275 和 W2 均可影响组蛋白修饰状况，有助于缓解试验动物的 AD 症状。

帕金森疾病是仅次于 AD 的第二大类神经退行性疾病，临床上表现为静止性震颤、僵硬和运动迟缓、姿态不稳和非运动性表现症状，包括认知障碍和睡眠障碍等。病理学上，PD 表现为神经黑色素的丢失，包括黑质中的多巴胺能神经元。尽管使用左旋多巴和多巴胺能治疗方法可以改善 PD 的一些症状，但目前仍然没有一种有效的方法能阻止 PD 的发展进程。大量的研究表明，PD 的表观遗传学修饰集中在 PD 基因的启动子部位甲基化紊乱。其中，作为最早发现的 PD 基因的 SNCA 基因，其编码 α - 突触核蛋白。在 PD 患者的黑质区观察到 SNCA 基因的甲基化水平降低。此外，α-突触核蛋白的螯合剂 DNM T1 的水平也呈下降趋势。研究表明，一些 HDACi 可作为神经保护剂来阻止由 α-突触核蛋白介导的神经毒性，如丙戊酸、丁酸钠、Vorinostat 和 AK-1 等。

二、基于表观遗传机制的生物技术和药物研究

相较于基因突变引起的遗传缺陷而言，基因的表观遗传修饰紊乱有关的疾病具有可逆的特点，因此，有望利用表观遗传药物对包括癌症等疾病在内的疾病细胞实现"逆转"，使它们重新恢复为机能正常的细胞或被特异性地去除。基于表观遗传机制的生物医药技术的研发将会围绕以下 3 个主要方面展开：①针对疾病过程中的 DNA 甲基化和组蛋白甲基化修饰的改变，研发更具特异性和针对性的 DNA 和组蛋白去甲基化酶抑制剂和甲基激活剂，通过使用这些药物"校正"患者体内 DNA 甲基化水平和组蛋白甲基化修饰，使其恢复到正常人的甲基化水平，从而达到治疗目的；②使用更具针对性和特异性的去乙酰基转移酶抑制剂（HDACi）影响疾病过程中的低水平组蛋白乙酰基化修饰水平，激活被表观遗传修饰沉默的基因的表达水平；③利用靶向输送技术输送更具特异性的靶向非编码 RNA 至病灶部位，进一步提高非编码 RNA 干扰的特异性和有效性，通过影响与疾病过程密切相关的蛋白基因的表达实现对疾病的干预或治疗。

目前，利用 DNA 甲基化转移酶抑制剂和组蛋白去乙酰化酶抑制剂已经在包括乳腺癌、肺癌、宫颈癌、直肠癌及白血病等癌症治疗和干预实践中取得了一定效果（表 1.2）。随着表观遗传研究技术的进步，基于表观遗传机制的生物医药技术的研发进入到一个新的发展时期。从过去主要针对肿瘤和癌症的干预及治疗药物的研发，扩展到针对包括心脑血管、糖尿病、神经退行性疾病等更多疾病的干预和治疗的表观遗传生物医药技术研发。在过去的 10 多年里，利用针对癌细胞内的 DNA 甲基化和组蛋白乙酰化修饰酶类等靶点的表观遗传药物已经在血液癌症治疗方面取得了明显成效，现在对于针对其他癌症、心血管疾病、代谢性疾病和神经退行性疾病的更具特异性的"第二代"表观遗传药物逐渐呈现出如火如荼的研发势头。但是，基于表观遗传修饰机制的药物和治疗技术普遍存在副作用大、特异性低的问题。因此，如何有效利用现有分子生物学和结构生物学的技术手段，进一步深入解析参与表观遗传修饰的生物大分子和酶类的结构与功能，更有效确定更具特异性的表观遗传药物已经成为当前需解决的问题。

总之，表观遗传学已成为生命科学研究的焦点，它弥补了经典遗传学的不足，为人类疾病指明了新的研究方向。自从表观遗传学提出以来，人们对其内容和机制及与疾病

的关系有了一定的了解，2003年人类表观基因组计划的提出与实施，更加深了人们对表观遗传的理解与认识，引起了人们的重视。但是，虽然发现表观遗传与人类生物学行为有密切关联，但其中的很多相关机制还未完全明确，今后，还应进一步深入研究表观遗传学机制、基因表达与环境变化之间的关系，扩大其研究范围，丰富其内涵，为各类疾病的监测、诊断、防治等方面的研究提供更加切实的依据。

表 1.2 常用的表观遗传修饰药物

药物名称	机制	应用
5-氮胞苷	甲基转移酶抑制剂	骨髓增生异常综合征，实体瘤，白血病
地西他滨	DNA 甲基转移酶抑制剂	骨髓增生异常综合征，白血病
普鲁卡因胺	DNA 甲基转移酶抑制剂	前列腺癌
伏立诺他	组蛋白去乙酰化酶抑制剂	皮肤 T 细胞淋巴瘤，白血病
丙戊酸	组蛋白去乙酰化酶抑制剂	乳腺癌和卵巢癌
罗咪酯肽	组蛋白去乙酰化转移酶抑制剂	皮肤 T 细胞淋巴瘤
Ruxolitinib	JAK1/2	骨髓纤维化

（邢同京）

参考文献

[1] Holliday R. Epigenetics：a historical overview. Epigenetics，2006，1（2）：76-80.

[2] Henikoff S，Greally J M. Epigenetics，cellular memory and gene regulation. Current Biology，2016（26）：644-648.

[3] Flusberg B A，Webster D R，Lee J H，et al. Direct detection of DNA methylation during single-molecule，real-time sequencing. Nat Methods，2010，7（6）：461-465.

[4] Weber M，Davies J J，Wittig D，et al. Chromosome-wide and promoter-specific analyses identify sites of differential DNA methylation in normal and transformed human cells. Nat Genet，2005，37（8）：853-862.

[5] Clarke J，Wu H C，Jayasinghe L，et al. Continuous base identification for single-molecule nanopore DNA sequencing. Nat Nanotechnol，2009，4（4）：265-270.

[6] Suzuki M M，Bird A. DNA methylation landscapes：provocative insights from epigenomics. Nat Rev Genet，2008，9（6）：465-476.

[7] Coppede F. Advances in genetics and epigenetics of neurodegenerative diseases. Epigenetics Neurodegen er Dis，2014，1：3-31.

[8] Yi Zhan，Yu Guo，Qianjin Lu. Aberrant epigenetic regulation in the pathogenesis of systemic lupus erythematosus and its implication in precision medicine. Cytogenet Genome Res，2016，9，DOI：10. 1159/000448793.

[9] Klein H U，Bennett D A，De Jager P L. The epigenome in Alzheimer's disease：current state and approaches for a new path to gene discovery and understanding disease mechanism. Acta Neuropathologica，2016，132（4）：503-514.

[10] Schultz M D，He Y P，Whitaker J W，et al. Human body epigenome maps reveal noncanonical DNA methylation variation. Nature，2015，523（7559）：212-216.

[11] Rhee H S，Pugh B F. Comprehensive genome-wide protein-DNA interactions detected at single-nucleotide resolution. Cell，2011，147（6）：1408-1419.

[12] Selmi C，Lu Q，Humble M C. Heritability versus the role of the environment in autoimmunity. Journal of Autoimmun，2012，39（4）：249-252.

[13] Crow M K. Advances in understanding the role of type I interferons in systemic lupus erythematosus. Curr Opin Rheumatol，2014，26（5）：467-474.

[14] Zhao M，Zhou Y，Zhu B，et al. IFI44L promoter methylation as a blood biomarker for systemic lupus erythematosus. Ann Rheum Dis，2016，75（11）：1998-2006.

[15] Long H，Yin H，Wang L，et al. The critical role of epigenetics in systemic lupus erythematosus and autoim munity. J Autoimmun，2016，74：118-138.

[16] Lister R，Pelizzola M，Dowen R H，et al. Human DNA methylomes at base resolution show widespread epigenomic differences. Nature，2009，462（7271）：315-322.

[17] Romanoski C E，Glass C K，Stunnenberg H G，et al. Epigenomics：roadmap for regulation. Nature，2015，518（7539）：314-316.

[18] Roadmap Epigenomics Consortium. Integrative analysis of 111 reference human epigenomes. Nature，2015，518（7539）：317-330.

[19] 李光雷，喻树迅，范术丽，等. 表观遗传学研究进展. 生物技术通报，2011（1）：40-48.

[20] 尤媛媛，郝长付，姚武. 表观遗传学及其应用研究进展. 现代预防医学，2012，39（3）：715-717.

[21] 李文，边育红，褚晓倩. 表观遗传学及其与疾病相关性. 中国细胞生物学学报，2013，35（2）：229-233.

[22] 谭建新，孙玉洁. 表观基因组学研究方法进展与评价. 遗传，2009，31（1）：3-12.

[23] 郑小国，陈亮，楼巧君，等. 表观遗传学研究方法进展. 生物技术通报，2011（9）：63-70.

[24] 姜楠，潘学峰. 表观遗传学及现代表观遗传生物医药技术的发展. 生物技术通报，2015，4：105-119.

[25] 杨运桂，黄春敏. 表观基因组学检测技术研发与临床应用研究.（2016-08-19）[2017-03-15]. http：// www. big. ac. cn/xwzx/kyjz/201608/t20160819_4653250. html.

第二章

DNA 甲基化

第一节　DNA 甲基化

　　DNA 甲基化是重要的、主要的表观遗传修饰之一，在大多数真核生物中广泛存在。DNA 甲基化现象在 1925 年就在细菌中被发现，但是直到半个世纪后的 1975 年，人们才将基因甲基化与表达调控联系在一起。哺乳动物细胞 DNA 甲基化是指在 DNA 甲基转移酶（DNA methyltransferases，DNMTs）的作用下将甲基添加在 DNA 链上的胞嘧啶（C）第 5 位碳原子和甲基间的共价结合形成 5- 甲基胞嘧啶（5mC）。几乎所有的甲基化胞嘧啶都发生在 CpG 二核苷酸。在哺乳动物中 70% 分散存在的 CpG 位点通常是甲基化的，而 CpG 岛通常处于非甲基化状态。所谓 CpG 岛是基因组中 CpG 含量高的区域，一般几百到几千个碱基，CG 含量在 50% 以上。CpG 岛主要位于基因的启动子和第一外显子区域，均为转录调控区附近，约有 60% 以上基因的启动子含有 CpG 岛。人染色体大部分区域每 1Mb 就有 10 个 CpG 岛。CpG 岛的甲基化与基因沉默相关，CpG 岛的去甲基化与基因活化相关。但甲基化似乎不是基因沉默的原因，基因沉默先于甲基化看起来好像是一种普遍的机制。胞嘧啶的甲基化程度与其临近的核苷酸序列组成有关，ACGT 序列中的胞嘧啶甲基化程度最低，GCGG 序列中的胞嘧啶发生甲基化的可能性比 ACGT 高两倍。

第二节　DNA 甲基化的机制

　　目前发现的 DNMTs 包括下列几类：DNMT1、DNMT2、DNMT3A、DNMT3B、Dnmt3L。DNMT2 主要底物是 tRNA。DNMT1 主要在 DNA 复制和修复中维持其甲基化；而 DNMT3A 和 DNMT3B 则催化 CpG 从头甲基化。Dnmt3L 高度表达于睾丸和胎盘的绒毛膜，本身无催化活性，作用在于协同 DNMT3A 和 DNMT3B 从头甲基化。5mC 的代谢产物主要是羟化物 5- 羟甲基胞嘧啶（5hmC）。

DNA 甲基化能关闭某些基因的活性，去甲基化则诱导了基因的重新活化和表达。DNA 甲基化能引起染色质结构、DNA 构象、DNA 稳定性及 DNA 与蛋白质相互作用方式的改变，从而控制基因表达。甲基化 DNA 位点可以通过两条途径来抑制基因转录：一是直接阻碍转录因子与甲基化的 CpG 岛结合而抑制基因表达，甲基化 DNA 可直接作用于甲基化敏感转录因子 E2F、CREB、AP2、cMyb、Ets 等，使它们失去结合 DNA 的功能从而阻断转录；二是通过招募 DNA 甲基结合蛋白（Methyl-CpG-binding proteins，MeCP）及一些阻碍复合物，阻止转录因子与特定 DNA 序列结合，间接抑制基因表达。目前，在哺乳动物中发现有 3 类甲基化 DNA 结合蛋白，分别是 MeCP2、MBD1、MBD2、MBD4 蛋白；Kaiso 蛋白（ZBTB33、ZBTB38、ZBTB4）；UFRH1、UFRH2 蛋白。这些甲基化黏附分子可作用于甲基化非敏感转录因子（SP1、CTF、YY1），使它们失活，从而阻断转录。

DNA 甲基化可以遗传，DNA 复制后，新合成链在 DNMT 的作用下，以旧链为模板进行甲基化。DNA 的甲基化可以在去甲基化酶的作用下去甲基化，也可能在复制过程中因环境影响不能被甲基化而被动丢失甲基化。在哺乳动物中，DNA 主动去甲基化的途径可能有多种，即水解反应直接去除甲基团、核苷切除修复、碱基切除修复、5mC 脱氨基化、5mC 氧化去甲基化、延伸复合物蛋白 3（ELP3）催化的 5mC 甲基团脱氢等。DNA 甲基化水平受到环境、疾病、年龄和性别等因素的影响，处于动态的变化过程中。不同的细胞、组织或个体之间，甚至同一细胞或个体的不同发育时期，其 DNA 甲基化状态和程度都可能存有差异。

环境因素可以影响基因 DNA 甲基化的水平。营养成分能逆转或改变表观遗传现象，营养成分和生物活性食物成分能影响表观遗传现象，无论是催化 DNA 直接抑制酶甲基化或组蛋白修饰，或通过改变所必需的那些酶反应底物的可用性，从而改变表达与生理和病理过程，包括胚胎发育、衰老和致癌作用有关的关键基因。叶酸、维生素 B_{12}、甲硫氨酸、胆碱和甜菜碱可以影响通过改变 DNA 甲基化和组蛋白甲基化，这些营养物质均是潜在的甲基供体。S- 腺苷甲硫氨酸是一个甲基供体，S- 腺苷高半胱氨酸是一种甲基化反应产物抑制剂，两者均为蛋氨酸代谢产物。绿茶儿茶素和豆类的染料木黄酮能影响 DNA 甲基转移酶活性。绿茶儿茶素被认为是通过抑制 DNMT1 活性而影响甲基化的，其直接机制可能是对酶活性的直接或间接抑制作用，或影响酶的转录或翻译。我们呼吸的空气的质量、药物及有毒物质的接触史、吸烟、运动等均可能对我们基因组一些基因的甲基化状态产生影响。

组蛋白甲基化是组蛋白修饰的一个重要形式，组蛋白甲基化主要发生在组蛋白赖氨酸及门冬氨酸残基上，既可能与转录激活相关，也可能与转录抑制相关，取决于甲基化甲基基团的位置与数目。miRNA 是另一种重要的表观遗传基因表达调节分子，miRNA 的甲基化对 miRNA 的功能也发生调节影响。

第三节　DNA 甲基化与疾病的关系

一、DNA 甲基化与肿瘤的关系

目前，DNA 甲基化研究涉及许多疾病相关领域，如肿瘤、遗传、炎症、心血管疾病、神经变性疾病、自身免疫性疾病、糖尿病等。

肿瘤的发生与原癌基因的激活或抑癌基因的失活有关。原癌基因的激活与基因的去甲基化有关，抑癌基因的失活与基因的高甲基化有关，两者均与 DNA 甲基化失调有关。与正常细胞相比，肿瘤细胞染色体基因一般呈低甲基化状态，低甲基化造成染色体不稳定，容易在细胞分裂时发生重组、移位或缺失。同时，5mC 本身容易发生自发脱氨而变成 T，成为突变高发区。常见的因高甲基化而造成低表达的肿瘤相关基因有 p16、p14、APC（与细胞周期相关），以及 MLH1、MGMT、BRAC1（均与 DNA 损伤修复有关）。DNA 修复基因的损伤在肿瘤的发生早期就可能起作用。MLH1 基因的低表达出现在结肠癌、胃癌、食道癌及头颈部肿瘤，多数是由于 CpG 过度甲基化造成的，少数与 miR155 增高有关。CDH1 在胃癌高度甲基化，但在幽门螺旋杆菌感染的组织里也有甲基化，推测其甲基化与胃癌的发生相关。肝癌、前列腺癌都有 GSTP1 启动子的过度甲基化而造成的低表达，正常表达时 GSTP1 可以保护细胞应对氧化物和致癌物的影响。肺癌细胞 RARb 启动子的甲基化明显增强，RARb 也是一个抑癌基因。SHOX2 基因甲基化在肺癌也很常见。以血液 Sept9 甲基化为基础的结肠癌早期筛查方法在欧美已经开展多年，在中国也已经获得 CFDA 注册证。结肠癌早期筛查还包括了其他以检测基因甲基化为基础的粪便筛查方法，在欧美开展得比较多，如 p16、MGMT、NDRG4、NGFR、vimentin、RUNX3 等。结肠癌甲基化表型谱（CIMP）常被用来进行疾病的辅助诊断及预后，但不同的研究者对 CIMP 所包含的甲基化基因及位点不完全相同。E-Cadherin 在肿瘤中常发生因启动子超甲基化而导致的低表达，E-Cadherin 与细胞黏附有关，其低表达被认为与肿瘤的转移有一定关系。

肿瘤甲基化研究的一个重要内容是各种肿瘤的甲基化谱。结肠癌常发生的甲基化相关分子如上所述。肺癌中常发生启动子甲基化的基因有：APC、CDKN2A、CDH1、DAPK、GSTP1、PTEN、RUNX3、MGMT、RARb、RASSF1A、SHOX2 等。肝癌中常常发生甲基化的抑癌基因有：p16、p15、RASSF1A、E-cadherin、APC、SCARA5、GSTP1、SOCS1等。而早期肝癌就发生高甲基化的基因有：APC、CDKN2A、HIC1、GSTP1、PRDM2、RASSF1、RUNX3、SOCS1 等。HBV 的 HBx 蛋白可以诱导 DNMT1、DNMT3a 及 DNMT3b 的表达。肝癌中也有基因处于低甲基化状态。动物实验显示，甲基缺乏性饮食可导致肝癌发病率增高。与宫颈癌相关的甲基化基因有：CADM1、CAGE、C13ORF18、DAPK1、DCR1、DCR2、EPB41L3、JAM3、KLK10、LMX1、LRRC3B、MAL、NKX6-1、PAX1、RASSF1A、RUNX3、SNCG、SOX1、TERT。与前列腺癌相关的甲基化基因有：APC、BCL2、CAGE、CCND2、CDH13、CDKN1C、DCR1、DCR2、EDNRB、EGFR5、ESR1、FOXE3、GSTP1、HLA1a、HOXA1、HOXA4、HOXA5、HOXA7、HOXA9、HOXA11、HOXA13、HOXD3、HOXD4、HOXD9、HSPB1、KLK10、LRRC3B、MAL、MDR1、NKX2-5、PDLIM4、PITX2、PTGS2、RASSF1A、RARb、RUNX3、SCGB3A1、SERPINB5、SNCG、S100A2、TIG1、WT1 等。O6-MGMT 是修复烷化鸟嘌呤的基因，该基因的高甲基化与食管鳞状细胞癌发生有关，食道癌的甲基化相关分子还包括 APC、CDKN2A 等。胃癌常发生甲基化的相关基因有：CDH1、CDKN2A、CDKN2B、DAPK1、GSTP1 等。骨髓增生异常综合征（MDS）患者常出现甲基化异常的基因有 DAPK、FHIT、P15INK4B、ID4、SOCS1 等。CDKN2A 在乳癌、膀胱癌等组织中也常发生甲基化异常。在肿瘤发生发展中常见的重要甲基化修饰分子如表 2.1 所示。

表 2.1　甲基化水平被修饰的肿瘤相关基因

基因	基因功能	甲基化被修饰的常见肿瘤
APC	抑癌基因	食道癌，胃癌，结肠癌，肝癌，肺癌，乳癌，前列腺癌，宫颈癌，卵巢癌
BRCA1	DNA 修复	乳癌，卵巢癌，前列腺癌，胰腺癌
CDH1/E-Cadherin	细胞黏附因子	胃癌，结肠癌，肝癌，乳癌，宫颈癌，子宫内膜癌，膀胱癌，甲状腺癌
GATA2	转录结合因子	肺癌，结肠癌，膀胱癌，白血病
GSTP1	解毒	肝癌，乳癌，肺癌，肾癌，前列腺癌，子宫内膜癌

续表

基因	基因功能	甲基化被修饰的常见肿瘤
hMLH1	DNA 修复	食道癌，胃癌，结肠癌，肺癌，乳癌，子宫内膜癌，卵巢癌，膀胱癌，甲状腺癌
HOXA9	转录结合因子	肝癌，肺癌，结肠癌，乳癌，鼻咽癌，膀胱癌，白血病
MGMT	DNA 修复	食道癌，胃癌，结肠癌，乳癌，淋巴瘤，胶质瘤
P14/ARF	细胞周期调控	食道癌，胃癌，结肠癌，肝癌，前列腺癌，宫颈癌，膀胱癌，白血病，胶质瘤
P15/CDKN2B	细胞周期调控	肺癌，胃癌，结肠癌，卵巢癌，白血病，淋巴瘤
P16/CNKN2A	细胞周期调控	肺癌，食道癌，胃癌，结肠癌，肝癌，乳癌，胰腺癌，肾癌，前列腺癌，卵巢癌，膀胱癌，白血病，淋巴瘤，胶质瘤
PTEN	细胞生长和凋亡	肺癌，食道癌，结肠癌，前列腺癌，乳癌，卵巢癌，子宫内膜癌，鼻咽癌，白血病，胶质瘤
RARb	信号传导	肺癌，乳癌，前列腺癌
RASSF1A	细胞生长和凋亡	肺癌，胃癌，结肠癌，乳癌，肾癌，前列腺癌，膀胱癌，宫颈癌，子宫内膜癌，卵巢癌，甲状腺癌
RB1	细胞周期调控	视网膜母细胞瘤，宫颈癌，胶质瘤
RUNX3	转录因子	食道癌，胃癌，结肠癌，肝癌，胰腺癌，肺癌，乳癌，卵巢癌，膀胱癌，白血病，淋巴瘤，胶质瘤，甲状腺癌
SOCS1	信号传导	肝癌，宫颈癌，白血病
VHL	抑癌基因	肺癌，结肠癌，乳癌，卵巢癌，肾癌，膀胱癌，子宫内膜癌

　　液体活检是将来肿瘤基因检测的重要发展趋势，克服了组织样品有创损伤性、不易获得性、不能实时反映肿瘤变化等缺陷。同样的血浆 ctDNA 基因甲基化改变也是一个非常有前景的检测方法，对肿瘤的早期诊断及鉴别诊断有着潜在的重要价值，是一个有待开发的重要领域。上述的血液 Septin-9 甲基化检测已经被用于结肠癌的早期诊断。用 ctDNA 检测 HOXD10、PAX9、PTPRN2、STAG3 基因的甲基化改变对肺癌的早期诊断及鉴别诊断具有明显价值。血液中的 P16、CDH1、RARb、MGMT、RNF180 在胃癌患者中也明显增高。血浆 ctDNA 中 RNF219 的甲基化对前列腺癌的特异性诊断有良好的价值。GSTP1 启动子甲基化存在于 90% 的前列腺癌患者的肿瘤组织中，大约 70% 的前列腺癌

患者可以在血液中检测到 GSTP1 的甲基化。约 73% 的肾透明细胞癌患者血清中可以检测 FRP 系列、Dkk-3、Wif-1 等基因的高甲基化改变。

以肿瘤的表观遗传学为靶向的抗肿瘤药物也已经走向临床。阿扎胞苷（Azacitidine）和地西他滨（Decitabine）是 FDA 批准的 DNA 甲基化酶的抑制剂药物。这些药物在小剂量时可以减缓骨髓增生异常综合征向白血病的演变。甲基化酶抑制剂对皮肤 T 细胞淋巴瘤的疗效也较好。表观遗传调节剂对实体瘤的疗效还有待进一步建立。一些表观遗传学介导的肿瘤耐药可能通过使用表观遗传相关药物而被逆转。

二、DNA 甲基化与其他疾病的关系

DNA 甲基化与心血管疾病的发生发展有关。常食多酚含量高的食品（一些水果、可可、绿茶、红酒等）的人心血管疾病发生率较低。雌激素类制品常被用于中老年人心血管疾病的预防。一些人的雌激素受体因高甲基化而对雌激素类制品无效或效差。这些人如果同时使用甲基化抑制剂可能会获得较好的预防效果。血液流变学可能影响冠状动脉粥样硬化症的发生与发展，不稳流（D 流）促进冠状动脉粥样硬化症的形成，稳流（S 流）起保护作用。流变学介导的基因表达改变是通过基因甲基化实现的。D 流可导致 HoxA5、Klf3、Klf 等基因启动子的高甲基化，这个过程可以被 DNA 甲基化酶抑制剂逆转。

细菌及病毒的一些产物可能干扰细胞的表观遗传学体系，通过对炎性因子的调控而改变炎症反应的表现与临床进程。在一些慢性炎症中，如 HBV、HCV、HPV、EBV 慢性感染，表观遗传学上的改变可能与肿瘤的发生发展有关。HIV 病毒也诱导一些表观遗传学改变，这些是 HIV 致病过程的一部分，因此，临床 HIV 感染者的临床治疗可以包括 DNMT 抑制剂。吸烟可能通过调节 GST 基因 DNA 甲基化而与慢性阻塞性肺疾病有关。过敏性哮喘则可能与 IL2R、IL4、IL13、RAD50 的甲基化有关。

DNA 甲基化也与自身免疫性疾病相关。CD4+T 淋巴细胞的 CD11a、CD70、CD40L、perforin 的低甲基化可能与系统红斑狼疮的发生发展有关，系统性硬化症也有类似改变。在发生多发性硬化的同卵双生同胞人群中，只有约 1/3 的患者两个同胞会同时发病，提示环境因素在多发性硬化的发病中起重要作用。类似的现象也存在于患精神病、自闭症、阿尔茨海默症的同卵双生同胞人群中。吸烟、维生素 D 缺乏、EBV 感染均可能导致多发性硬化，同时也均可以导致细胞的表观遗传学改变。多发性硬化的发病可能与 SHP-1 的高甲基化及 PAD2 和 HERV-W 的低甲基化相关。

低甲基化也与衰老相关。DNA 甲基化抑制剂在体外可以缩短细胞的寿命。比较新生

儿与百岁老人的细胞基因组甲基化发现，老人的基因组存在散发的低甲基化区域。目前，检测基因组中几个 CpG 的甲基化状态就足够可以预测一个个体的年龄。DNA 甲基化与衰老相关的神经退行性病变及认知缺陷有关系。

　　甲基化与一些遗传性疾病也相关。很多三核苷酸重复性疾病的基因低表达与相关基因区域的甲基化有关。在脆性 X 综合征患者中，FMR1 基因启动子的 CGG 重复常常超过 200 个，这样在胎儿早期就因甲基化及其他表观遗传修饰造成 FMR1 基因的不表达。为什么三核苷酸重复到一定数目表观遗传修饰就起作用，这种机制还不明确。类似的表观遗传修饰起重要作用的遗传病还有遗传性共济失调、亨廷顿氏病等。

（朱克卿）

参考文献

[1] Abdel-Hameed E A，Ji H，Shata M T. HIV-induced epigenetic alterations in host cells. Advances in Experimental Medicine & Biology，2016，879：27-38.

[2] Baba Y，Watanabe M，Baba H. Review of the alterations in DNA methylation in esophageal squamous cell carcinoma. Surg Today，2013，43（12）：1355-1364.

[3] Ellinger J，Muller S C，Dietrich D. Epigenetic biomarkers in the blood of patients with urological malignancies. Expert Review of Molecular Diagnostics，2015，15（4）：505-516.

[4] Evans-Galea M V，Hannan A J，Carrodus N，et al. Epigenetic modifications in trinucleotide repeat diseases. Trends in Molecular Medicine，2013，19（11）：655-663.

[5] Figueroa M E，Melnick A，Greally J M. Genome-wide determination of DNA methylation by Hpa II tiny fragment enrichment by ligation-mediated PCR（HELP）for the study of acute leukemias. Methods in Molecular Biology，2009，538：395-407.

[6] Jeffries M A，Sawalha A H. Autoimmune disease in the epigenetic era：how has epigenetics changed our understanding of disease and how can we expect the field to evolve. Expert Review of Clinical Immunology，2015，11（1）：45-58.

[7] Jia M，Gao X，Zhang Y，et al. Different definitions of CpG island methylator phenotype and outcomes of colorectal cancer：a systematic review. Clinical Epigenetics，2016，8（1）：1-14.

[8] Jung M，Pfeifer G P. Aging and DNA methylation. Nihon Ronen Igakkai Zasshi Japanese Journal of Geriatrics，2005，42（2）：137-139.

[9] Juo Y Y，Gong X J，Mishra A，et al. Epigenetic therapy for solid tumors：from bench science to clinical trials. Epigenomics，2015，7（2）：215-235.

[10] Kaz A M，Wong C J，Luo Y，et al. DNA methylation profiling in Barrett's esophagus and esophageal adenocarcinoma reveals unique methylation signatures and molecular subclasses. Epigenetics，2011，6

（12）：1403-1412.

[11] Kucukali C I, Kurtuncu M, Coban A, et al. Epigenetics of multiple sclerosis：an updated review. Neuromolecular Medicine, 2015, 17（2）：83-96.

[12] Li B, Wang B, Niu LJ, et al. Hypermethylation of multiple tumor-related genes associated with DNMT3b up-regulation served as a biomarker for early diagnosis of esophageal squamous cell carcinoma. Epigenetics 2011, 6（3）：307-316.

[13] Lorincz A T. Cancer diagnostic classifiers based on quantitative DNA methylation. Expert Review of Molecular Diagnostics, 2014, 14（3）：293-305.

[14] Ma X, Wang Y W, Zhang M Q, et al. DNA methylation data analysis and its application to cancer research. Epigenomics 2013, 5（3）：301-316.

[15] Ma Y, Wang X, Jin H. Methylated DNA and microRNA in body fluids as biomarkers for cancer detection. International Journal of Molecular Sciences, 2013, 14（5）：10307-10331.

[16] Marzese D M, Hoon D S. Emerging technologies for studying DNA methylation for the molecular diagnosis of cancer. Expert Review of Molecular Diagnostics, 2015, 15（5）：647-664.

[17] Meng H, Cao Y, Qin J, et al. DNA methylation, its mediators and genome integrity. International Journal of Biological Sciences, 2015, 11（5）：604-617.

[18] Minarovits J, Demcsak A, Banati F, et al. Epigenetic dysregulation in virus-associated neoplasms. Advances in Experimental Medicine & Biology, 2016, 879：71-90.

[19] Niller H H, Banati F, Salamon D, et al. Epigenetic alterations in epstein-barr virus-associated diseases. Advances in Experimental Medicine & Biology, 2016, 879：39-69.

[20] Niller H H, Minarovits J. Patho-epigenetics of infectious diseases caused by intracellular bacteria. Advances in Experimental Medicine & Biology, 2016, 879：107-130.

[21] O'Connell T M, Markunas C A. DNA methylation and microRNA-based biomarkers for risk of type 2 diabetes. Current Diabetes Reviews, 2016, 12（1）：20-29.

[22] Reddington J P, Sproul D, Meehan R R. DNA methylation reprogramming in cancer：does it act by re-configuring the binding landscape of Polycomb repressive complexes. Bioessays, 2014, 36：134-140.

[23] Rokavec M, Oner M G, Hermeking H. Inflammation-induced epigenetic switches in cancer. Cellular & Molecular Life Sciences, 2016, 73（1）：1-17.

[24] Sanchez-Vega F, Gotea V, Petrykowska H M, et al. Recurrent patterns of DNA methylation in the ZNF154, CASP8, and VHL promoters across a wide spectrum of human solid epithelial tumors and cancer cell lines. Epigenetics 2013, 8：1355-1372.

[25] Shah A K, Saunders N A, Barbour A P, et al. Early diagnostic biomarkers for esophageal adenocarcinoma–the current state of play. Cancer epidemiology, biomarkers & prevention, 2013, 22（7）：1185-1209.

[26] Tan Q, Christiansen L, Von B H J, et al. Twin methodology in epigenetic studies. Journal of

Experimental Biology，2015，218（1）：134-139.

[27] Toh Y，Egashira A，Yamamoto M. Epigenetic alterations and their clinical implications in esophageal squamous cell carcinoma. General Thoracic & Cardiovascular Surgery，2013，61（5）：262-269.

[28] Toiyama Y，Okugawa Y，Goel A. DNA methylation and microRNA biomarkers for noninvasive detection of gastric and colorectal cancer. Biochemical & Biophysical Research Communications，2014，455（1-2）：43-57.

[29] Umer M，Herceg Z. Deciphering the epigenetic code：an overview of DNA methylation analysis methods. Antioxid Redox Signal，2013，18：1972-1986.

[30] Voelter-Mahlknecht S. Epigenetic associations in relation to cardiovascular prevention and therapeutics. Clinical Epigenetics，2016，8（1）：1-17.

[31] Wielscher M，Vierlinger K，Kegler U，et al. Diagnostic performance of plasma DNA methylation profiles in lung cancer，pulmonary fibrosis and COPD. Ebiomedicine，2015，2（8）：929-936.

[32] Yen C Y，Huang H W，Shu C W，et al. DNA methylation，histone acetylation and methylation of epigenetic modifications as a therapeutic approach for cancers. Cancer Letters，2016，373（2）：185-192.

[33] Yiannakopoulou E C. Targeting DNA methylation with green tea catechins. Pharmacology 2015，95（3-4）：111-116.

第三章

组蛋白修饰

1942 年"表观遗传学"这个词第一次被 Conrad Waddington 描述为基因在其环境影响下带来的表型变化。现在，表观遗传学一词意思包括所有的特征，即在细胞分裂过程中染色体和 DNA 修饰的稳定的可遗传，而不改变基本 DNA 核酸序列。这些年，大量的产物及现象产生都被归咎于表观遗传学这个因素。这些现象包括副突变、标记、印记、基因沉默、X 染色体的失活、位置效应花斑、重组、转位、感染性介质如朊病毒、母系调节（反射）、RNA 干扰、非编码 RNA、DNA 甲基化和染色体修饰。在这个章节，我们将主要集中讨论后天机制中涉及组蛋白修饰和近期发展建立一套新的联系即染色体修饰（乙酰化和甲基化）和细胞进程中转录和 DNA 修复关系的内容。

第一节　组蛋白修饰概述

在所有真核生物中，染色体是一个高度浓缩的结构，形成了基本的细胞核进程的构架，如转录、复制和 DNA 修复。染色体至少存在着概念上的两个独立的功能结构。一种是在有丝分裂和减数分裂过程中的浓缩结构，这一般缺乏 DNA 调节活动，称为异染色质。另一种是松散的非浓缩结构，它提供 DNA 调节过程中的环境，称为常染色质。核小体是染色体的结构性区域，呈现为两种旋转的，这种旋转其实是由基因组 DNA（147 对碱基对）包绕每个核心组蛋白（H2A、H2B、H3 和 H4）的两个亚单位形成的一个八面体结构。核心组蛋白氨基末端区域包含一个高度复杂尾区，保存在各种物种及从属于各种转录前的修饰中。染色质包含的必需功能结构不仅在浓缩和保护 DNA，而且在保存基因信息和控制基因表达中起重要作用。然而由于这种压缩的结构，使得染色质阻止了几种重要的细胞内进程的发生，如转录、复制、DNA 损伤的检出和修复。因此，染色体必须首先要通过胞内机制松解成染色质 DNA。这导致了最重大的生物学问题之一，即染色体如何变构的？一部分的回答基于如下的事实，即细胞涉及胞内机制使得染色质结构变化。这些变化包括 ATP 依赖的核小体变动（染色质变构）和转录前组蛋白的修饰。

　　染色质修饰可以通过共价附属于组蛋白而发生。组蛋白的氨基末端尾部是大多数修饰作用的目标。在组蛋白里至少有 60 种不同的残基存在，发现这里的修饰作用数量往往被低估了。毫无疑问的是新检测技术的出现，有助于我们识别新的目标残基和新修饰作用发生。据数据统计，在这里至少有 8 种不同类型的组蛋白修饰反应存在：乙酰化作用、甲基化作用、磷酸化作用、泛素化作用、SUMO 化修饰、ADP 核糖基化、去氨基化作用、脯氨酸异构化作用。传统上认为，两个机制控制这些修饰功能的发挥。首先，这些不同的印记通过附加的物理结构和改变组蛋白调控影响核小体与核小体之间及核小体与 DNA 之间的交互作用。其次，不同的印记可以代表特殊蛋白招募反应的停止位点，而这可以导致不同的胞内反应结果。加之，大量报道也提升了所有这些修饰作用的可能性，这些修饰作用是组合式的和独立的，因此，可以形成组蛋白密码，顾名思义就是不同组合的修饰作用可以引起独特一致的细胞变化结果。这些修饰作用的分子机制，作用和相互依赖的关系将在下面的部分进行讨论。

第二节　组蛋白修饰的分子机制

一、脯氨酸的异构化

　　异构化定义为一种同分异构体与另一种同分异构体相互转化的作用或过程，改变化合物的结构而不改变其组成和分子量的过程。蛋白的异构化现象在 1968 年第一次被阐述，显示通过破坏多肽二级结构显著影响蛋白质的构象。它可以采用两个不同的构象：顺式或反式。异构化反应是自然发生的，但脯氨酸异构酶已演变为促进不同的构象之间切换（顺式）的酶。组蛋白可以异构化的第一个证据是在 2006 年报道的，Frp4 被确定为组蛋白异构酶，位于组蛋白 H3 尾巴 30 和 38 位脯氨酸。P38 的构象状态对于诱导组蛋白 H3 的36 位赖氨酸（H3K36）的甲基化和异构化是必需的，能抑制 Set2 对 H3K36 甲基化的能力。

二、SUMO 化修饰

　　SUMO 化修饰是一个包含 100 个氨基酸的"小泛素相关修饰蛋白（Small Ubiquitin-related MOdifier protein，SUMO）"混合体。类似泛素化，SUMO 总是通过活化酶联成员（E1-E2-E3）共价连接到其他蛋白。组蛋白 SUMO 化在 2003 年第一次被 Shiio 等报道，发现 H4 可以被 SUMO 修饰，暗示这些修饰通过招募 HDACs 和 HP1 蛋白导致转录活性受抑。最近的研究表明，在酵母中所有 4 个核心组蛋白可以 SUMO 化。经鉴定推测 SUMO 化的区域位于 H2B 上的 K6/7 和相对短的 K16/17，H2A 上的 K126 和 H4 上氨基端的 4 个赖氨酸部位。组蛋白 SUMO 化通过相对于其他活化标记诸如乙酰化和泛素化在转录阻抑中发挥重要作用。

三、泛素化

泛素是真核生物中高度保守的 76 个氨基酸。泛素化（或者泛素化修饰）是指一组 ε-氨基酸的翻译后修饰，赖氨酸残基通过一共价结合的一个（单泛素化）或多个（多聚泛素化）泛素单体。通常情况下，多聚泛素化通过 26S 蛋白酶体标记蛋白质直到被降解，而单泛素化仅修饰蛋白质功能。

组蛋白 H2A 是第一个被鉴定可被泛素化的组蛋白。后来，组蛋白 H2B（K119、K120、K143），H3 和 H1 也被报道可泛素化。尽管 H2A 和 H2B 可能被多聚泛素化，但组蛋白主要表现为单泛素化。至于非组蛋白，组蛋白泛素化包含经过由 E1 激活、E2 共轭、E3 连接酶的连续作用使得泛素 C 端和组蛋白赖氨酸侧链之间异肽键形成。E2 和 E3 在指定蛋白泛素化过程中起关键作用。E3 连接酶在大多数情况下属于 HECT（Homologous to E6APC-Terminus，同源 E6 相关蛋白羟基端）或者 RING（Really Interesting New Gene，诱人的新基因）蛋白家族。H2BK123 在酵母中专属 E2，Rad6 是 20 世纪初确定的第一组组蛋白 E2，Rad6 的活化被结合到 RING 指状 E3 连接酶 Bre1 处。与 Rad6 同源的果蝇中 Rhp6 和人类的 HR6A/B，同样和 Bre1 同源的果蝇中 Brl1 和人类中的 RNF20 均在 H2B 的泛素化中起作用。组蛋白 H2A 的泛素化依赖于多梳抑制复合物 1（PRC1）；PRC2 建立 H3K27me3 标记由 PRC1 复合体识别，后者可以泛素化 H2A 和沉默基因表达。最近在酵母 PRC1 中的两个成员 RING1b（也有称为 Rnf2）和 BMI1，发现可形成异（源）二聚体能泛素化 H2A。PRC1 复合体由四核心蛋白形成，包括 PcG 蛋白家族、多聚同源、后性梳状结构（Psc）和 RING（也称为性梳状突出结构）加上许多其他蛋白。PRC1 和 RING1b 同源也存在源于 PRC1 的独特复合体中，它们是 RING 相关因子（dRAF）存在于果蝇和哺乳动物中的 bCL6 辅阻遏物（bCoR）中。这些 PRC1 类似的复合物也可以泛素化 H2A。组蛋白的部分泛素化可通过可逆的去泛素化酶活性，包括由泛素羧基端水解酶和泛素特异性蛋白酶（UBPs）处理，到目前为止在酵母中已经被鉴定出 16 个 UBPs。这些 UBPs 的不同是由其氨基端部分长度不同而赋予了不同的特异性。最好的 UBPs 研究是 H2B 中特定的 UBP8 和 UBP10。UBP8 属于 SAGA 复合体，同源体也发现于果蝇（Nonstop）和人类（USP22）中，参与 SAGA 复合体背景下 H2B 的去泛素化。UBP10 的活性是非 SAGA 依赖的，但是 SIR 依赖的，它还被确定同源于更高级的真核生物中。

研究显示，H2A 上 K119（uH2A）的泛素化在转录激活中起重要作用，几个激活的基因也显示含有高百分比的 uH2A。令人惊讶的是，uH2A 也与转录抑制相关，泛素化 H2B 与转录激活和抑制有联系。在转录调节中 H2B（uH2B）单泛素化作用的不确定性主要是由于缺乏特异性抗体进行研究。然而，通过采用分支肽确定合适的抗 uH2B 单克隆抗体作为抗原部分弄清楚了这件事，即 uH2B-K120 和基因表达之间的正相关关系。实际上，这一抗体也被用于在平铺阵列中 CHIP-CHip 的实验中，其研究结果揭示 uH2B-K120 与高表达基因转录区域的优先联系。由于这个标记不是相关的远端基因启动子，而是转录起始位点（TSS），进一步是活化基因的体部，这暗示它可能与转录延伸有关而不是开始。对于 uH2B 和转录活化相关性的进一步证据，来源于 Tom Muir's 实验室的精妙生化研究。在这个研究里，笔者使用了两个无痕正交表达的蛋白杂交（EPL）反应，化学和专门泛素化 H2B-K120 掺和入化学意义上的核小体反应。实验结果表明，一个由 hDot1L 引导直接激活 H3-K79 的甲基化反应，是一个与基因活化有关的标记。

组蛋白泛素化可以影响其他组蛋白修饰。例如，显示组蛋白去乙酰化酶 6（HDAC6）通过锌指结构与泛素化紧密联系。H3K4 和 H3K79 甲基化也显示是不依赖于 Rad6 介导的 H2BK123 泛素化。在组蛋白甲基化中泛素化作用可以解释其在转录激活和抑制中的作用。例如，有人提出 H2B 的泛素化发生在大多数常染色质中，导致 H3K4 和 H3K79 的甲基化，这可以阻止 Sir 蛋白与活化的常染色质发生联系，因此，可以阻止 Sir 蛋白到异染色质区域从而介导基因沉默。同时在常染色质中，泛素化可以通过甲基化 H3K4 和促进转录延伸激活转录。

四、ADP-核糖基化

ADP-核糖基化是翻译后修饰，定义为使用 NAD+ 作为底物由 ADP 核糖部分加入到一种蛋白上。如果转移发生在一个氨基酸受体上，它被称为单或者多聚（ADP 核糖基）反应（PARation）；如果发生在一个乙酰基上被称为 O-乙酰 ADP 核糖基化。单 ADP 核糖基化反应是由 ADP 核糖基转移酶介导的，负责 PAR 反应的酶是聚 ADP 核糖聚合酶

（PARPs）。所有核心组蛋白和连接组蛋白 H1 与单 ADP 核糖基反应有关，要么是基因毒性应激反应或是在生理条件下有赖于细胞周期、增殖活性的终末分化程度。多聚核糖基反应也可以在大多数组蛋白类型中被发现。这似乎是组蛋白上 PARP 蛋白激活中的一些特性。例如，PARP1 似乎优先聚合 ADP 核糖基到连接组蛋白 H1 上，而 PARP2 更易聚合到核组蛋白。为了适应单链断裂（SSB），PARP1 和 PARP2 聚合 ADP 核糖基到 H1 和 H2B 组蛋白的羧基端和氨基端。这导致染色质结构松解，促进单链断裂修复（SSBR）和碱基切除修复（BER）因子进入损伤区域的进程。这已经被解释，至少部分被解释，组蛋白 PAR 反应的事实导致他们从染色质上移除。组蛋白的移除导致了染色质结构的开放，同样的机制导致了转录的激活。而且 PAR 反应（聚 ADP 核糖基反应）标记 DNA 受损影响的区域，根据 PAR 部分存在的信号标记损伤的长度允许适当的细胞反应。另外，近来的研究揭示 PARP 依赖的核糖基化反应反映的 DNA 损伤可能导致局部染色质凝聚而不是松解。实际上，PAR 部分被认为是组蛋白不同的 macroH2A1 的大区域。这区域可以导致短暂的凝聚或成环，在这个区域的断裂可以增加 H2AX 的磷酸化水平和减少 Ku70/80 的招募反应改变 DNA 损伤的反应。在最近的研究中关于 PARP 在 DNA 修复中的作用很难达到一致。明确的解释是聚 ADP 核糖基反应导致了一个快速而短暂的染色质的压缩，这可以防止 DNA 发生额外的损伤和快速逆转可允许的 DNA 修复的发生。在聚 ADP 核糖基化水平降低后 PAR-macroH2A1.1 相互作用依赖的染色质凝聚逐渐消失这一快速和短暂的本质支持这个假说。

单或聚 ADP 核糖基化反应在 DNA 修复和转录中的作用可能被组蛋白核心背景下其他染色质修复的相互作用所解释。例如，组蛋白 H1.3 中精氨酸 33 的单 ADP 核糖基化反应可以降低环 AMP 依赖的丝氨酸 36（S36）磷酸化水平。

五、磷酸化

蛋白的磷酸化是指将磷酸盐（PO4）加入到一个蛋白分子中。磷酸化由许多特异性蛋白酶所催化，而磷酸酶介导磷酸基的移除。组蛋白也可以获得磷酸化，大多数研究的组蛋白磷酸化区域是在组蛋白 H3（H3S10）的丝氨酸 10，在有丝分裂中由两极激酶 B 所保存、H2A 变体的 S139（酵母中 S129）、H2AX，由 ATM 和 ATR 介导的 DNA 损伤修复是赖磷酸化作用的。H2AX 可以额外被酪氨酸 142 所磷酸化。研究也揭示 H4（S1）和其连接组蛋白 H1（S18、S173、S189、T11、T138 和 T155）也可以分别被 CK2 和 DNA-PK 所磷酸化。

（一）组蛋白磷酸化在转录调节中的作用

组蛋白磷酸化和基因表达的相互关系还远未被理解。H3S10（H3S10P）的磷酸化在有丝分裂和减数分裂中最初被联系到染色质浓缩和分离中。有丝分裂标记的细节研究工作一直由 David Allis 实验室领衔，这些研究者一直着重于有丝分裂中常染色体等位基因 HP1-α，HP1-β 和 HP1-γ 的状态研究。这些蛋白通过与 H3K9me3 的相互作用而获得招募，从而发生异染色质化。然而，在有丝分裂中即使保留了 H3K9me3 标记，这些标记仍然会从染色质中喷出。这些研究表明 H3S10P 的增加有助于这些蛋白的回收。虽然这一假设仍有待实验确认，但已有研究暗示这可能吸引更多的研究者来从事更合适的染色质的浓缩和分离。H3S10P 在染色质凝聚中的作用暗示其转录的抑制作用。然而逐步积累多的证据暗示这一标记在不同有机体的基因转录激活中发挥相当重要的作用。例如，在果蝇中热休克基因的诱导伴随着一个 H3S10P 的高度增加。H3S10P 的去磷酸化反应是通过一个叫 PP2A（蛋白磷酸酶 2A）实现的，也导致了转录的抑制。另外，诸如早且快基因如 c-fos 和 c-jun 一样，H3S10P 显示在 NFKB 调节基因的激活上起重要作用。研究暗示磷酸化过程可以诱导荧光结合蛋白 14-3-3 的积累，在发芽酵母菌的宽基因组芯片分析中也得到显示，有几种激酶不仅存在于细胞质而且存在于染色质的特殊基因中，这也暗示激酶信号传导级联可能通过特殊基因和基因启动子的组蛋白磷酸化来直接影响基因表达。

（二）组蛋白磷酸化在 DNA 修复中的作用

除了在染色质的凝聚和转录中，组蛋白的磷酸化，特别是在 H2AX 的磷酸化中，还在 DNA 损伤应答和修复中起重要作用。H2AX 的快速磷酸化，由 PI3K 激酶介导在双链断裂（DSB）的区域即在丝氨酸 129（rH2AX），是最早被发现的一种翻译后的 DNA 损伤信号事件，而与 H2AX 上酪氨酸 142 磷酸化是不相关的。实际上，最近的研究显示，H2AX 的酪氨酸 142 构成磷酸化是在生理条件下由 WSTF（Williams-Beuren，综合征转录因子）激活的，而去磷酸化是为适应 DNA 损伤，通过 Eya 酪氨酸磷酸酶激活，从而与丝氨酸磷酸化增加相互关联的。WSTF 激酶的活化和 Eya 磷酸酶激活显示在磷光体 ATM 和 MDC1 到 DNA 损伤区域的早期招募反应中发挥重要作用，因此，是优先处理 DNA 修复而不是先诱导细胞凋亡。在 DSBs 区域 γH2AX 在酵母中有超过千碱基或者在哺乳动物细胞可发现巨碱基，它是修复蛋白的积累和保留所必需的。γH2AX 在内聚黏合环绕 DSB 的大区域也发挥重要作用，有事件证实其还在姐妹染色单体的复制修复中起重要作用。有趣的是，γH2AX 对于 NuA4 组蛋白乙酰基转移酶（HAT）复合体（酵母的同源的是人类的 TIP60）招募到由 HO 核酸内切酶诱导的 DNA DSBs 区域是必需的。这 HAT 复合体招募到 γH2AX 是由 Arp4 介导的并导致环绕断裂区域的染色质乙酰化，进而促进 DNA 损伤的有效修复。同时，作为 NuA4 的 HAT 复合体的一部分，Arp4 是 ATP 依赖的染色体重建复合体 INO80/SWR1 的一个亚基。研究显示 INO80/SWR1 也可以被招募到围绕 DNA 断裂点的 γH2AX 周围，它的再塑活性似乎对于 DNA 的 DSBs 修复是必需的。因此，这显得细胞可以为了促进 DNA 修复而利用激活组蛋白的修饰和重塑复合物。

γH2AX 在 DSBs 中的精妙作用尚在争论中。起初，H2AX 的磷酸化暗示通过他们的 BRCT（BRCA1 羟基末端）区域招募 DNA 修复酶是必需的。然而，Celeste 等的一项研究表明，改变了我们对于 γH2AX 的 DNA 修复蛋白作用的理解，包括 Brca1 和 Nbs1，被招募到 DNA 断裂甚至 γH2AX 缺乏区域。另外，γH2AX 的存在对于 IRIF（Irradiation-Induced Foci 扩散诱发焦点）的形成是必要的，暗示 H2AX 磷酸化的作用可能对于 DNA 修复因子的最初招募是可有可无的，但对于这些因子在 DNA 断裂区域的聚集和保持是必需的。DNA 断裂相关的组蛋白磷酸化也能够通过酪蛋白激酶 II（CK2）在 H4S1 发生激活，以响应 DNA 损伤和通过非同源终末链接物（NHEJ）促进双链断裂（DSB）的修复。一个来自 Côté's 实验室的研究表明，在磷酸化同时的乙酰化下降暗示 H4 的去乙酰化和这些事件可能在 DNA 修复完成后调节染色质恢复。最后，发现 H1 组蛋白的连接体可为 PI3K 家族成员的 DNA-PKcs 所磷酸化，为 NHEJ 高效 DNA 修复对于这一磷酸化过程是必需的。

六、甲基化

蛋白的甲基化是共价键改性的过程，表示一甲基团的增加过程，源于供体 S- 腺苷甲硫氨酸（SAM），即在谷氨酸、亮氨酸和异戊二烯半胱氨酸上的羧基或赖氨酸、精氨酸侧链上的氮原子和组氨酸残基。然而，组蛋白甲基化仅仅发生在赖氨酸和精氨酸。精氨酸可以单或双甲基化而赖氨酸可以被单、双或三甲基化。精氨酸甲基化可以是对称或非对称的。

组蛋白甲基化相关酶成组入 3 个不同阶层，赖氨酸特异性 SET 区域包含组蛋白甲基转移酶（HMT）参与组蛋白 H3 的赖氨酸 4/9/27/36 及 H4 的赖氨酸 20 之甲基化。非 SET 区域包含赖氨酸甲基转移酶参与组蛋白 H3 赖氨酸 79 的甲基化。精氨酸甲基转移酶参与组蛋白 H3 的精氨酸 2/17/26 甲基化，同样与组蛋白 H4 的精氨酸 3 甲基化有关。

然而，大多数共价组蛋白修饰是可逆的，直到最近还不清楚是否甲基团能活跃地从组蛋白上脱落。第一个被发现的组蛋白脱甲基酶是 LSD1，它主要可以对 H3K4 进行脱甲基，而且当存在于雄激素受体复合体中时也可以脱甲基 H3K9。接着，一些其他相关酶也发现，分为两个组蛋白赖氨酸脱甲基家族：JMD2 和 JARID1。JMD2[①] 家族包含 JHDM3A[②]、JMJD2C/GASC1，这也包含脱甲基酶 H3K9 和 H3K36；JMJD2B 和 JMJD2D 脱甲基 H3K9、JHDM1[③] 和 UTX。JARID1 蛋白包含 RBP2、PLU1、SMCY/Jarid1ds 和 SMCX。发现组蛋白精氨酸甲基化标记是可逆的。第一篇关于精氨酸去甲基化的报道揭示在组蛋白 H3（R3）和 H4（R17）的精氨酸甲基化通过肽基精氨酸脱亚胺酶 4（Pad4）蛋白的激活起作用可被改变为瓜氨酸，因为甲基团和精氨酸的亚胺基团一同被移除，这个过程被称为精氨酸瓜化。Pad4 可以精氨酸瓜化组蛋白 H3（R2、R8、R17 和 R26）和 H4（R3）上的多重精氨酸区域。除了其功能作为组蛋白去甲基化的一个中间过程中，精氨酸瓜化一直参与雌激素信号通路。另外，一个直接组蛋白精氨酸甲基化酶，又称为 JMJD6，最近被鉴定发现属于 JMD2 家族。

（一）组蛋白甲基化在转录调节中的作用

组蛋白甲基化标记可能与基因表达激活、延伸和抑制有关。例如，H3K4me、H3Kme2 和 H3Kme3 被发现在激活启动子和链接转录起始和延伸中，而 HK36me2、HK36me3 与转录延伸有关。为了获得沿基因组蛋白甲基化分布更多细节图像，CHIP-Chip 和 ChIP 序列实验中发现在 5'端和活化基因启动子近侧区的 H3K3me2 峰，活化基因体的 H3K3me2 峰在活化基因体及大多数活化基因的 3'端是富集的。精确的 H3Kme 依赖的潜在转录调节机制还不是很清楚，一个可能性是组蛋白修改复合体或者染色体重建因子，如 Taf3，可以通过它们的 PHD（Plant Homeo Domain，植物顺势区域）识别和结合到甲基化标记，既而激活转录。H3K36 甲基化标志由 Rpd3S HDAC 亚单位 Eaf3 染色结构域所识别。这会导致基因体脱乙酰作用而在基因体隐藏区域阻止转录的起始。H3K79 的甲基化也涉及转录的激活和延伸。然而，这必须被小心进行，因为它主要基于这样一个事实，即这个标记与 HOXA9 的激活和它通过防止 Sir2 和 Sir3 伸展到常染色质从而限制异染色质的伸展。此外，详细宽泛的整组遗传基因研究揭示，当酵母和果蝇基因体 H3K79me2 和 H3K79me3 富集时，仅果蝇的 H3K79me2 与活化转录相互关联。

---

① JumonjiC（JmjC）区域包含蛋白。

② JumonjiC（JmjC）区域包含组蛋白脱甲基酶 3A，也称为 JMJD2A。

③ JmjC 区域包含组蛋白脱甲基酶 1、脱甲基酶 H3K36。

三赖氨酸甲基化区域联系着转录抑制区：H3K9、H3K27 和 H4K20。相对于大量对其他两个抑制标记的研究，关于 H4K20 甲基化的抑制功能知道得非常少。H3K9 甲基化是由人体中 SUV39H1 和 SUV39H2 执行的[1]。这些 HMT 显示包含一个 SET 区域，SET 区域通常包含 130～140 个氨基酸，Trithorax（Thx 果蝇胸板）和多梳状结构蛋白的一个普通的结构，分别涉及转录的激活和抑制。Su（var）3-9 和它的同源物揭示对于合适的异染色质形成是很重要的。这些发现提示 H3K9 甲基化在基因沉默中的作用是通过正确的异染色质折叠。现在可以很好建立的概念是 HP1 通过它的染色结构区域识别甲基化的 H3K9，部分有助于异染色质的形成。那么 H3K9me2、H3K9me3 和随后的异染色质化是怎么在开始就定位到 DNA 序列的？两个可能机制在最初充当 H3K9me 的触发：DNA 结合因子，如转录因子或 RNAi。由 RNAi 直接对 H3K9me 靶向作用的证据首先来源于这些研究，即核心 RNAi 机制包括 S 线虫中 Dicer（DCR）、Argonaute（ago）和依赖于 RNA 的 RNA 聚合酶（RdRp）。随后，几个不同有机体中的研究揭示在异染色质重建中 RNAi 作用。在靶向异染色质化中涉及的转录因子如 Atf1、PCR1 和 Taz1 被报道。尽管 H3K9me 传统意义上是与抑制相联系，近来的一个研究揭示 H3K9me3 能够和 HP1 一起定位于活化基因的基因体中。这个观察导致当前可用的模型，即位于编码区域的 H3K9me 是激活剂而在启动子区域的 H3K9me 是抑制的。H3K27 的甲基化涉及 HOX 基因表达的沉默，这些表明相同标记在基因组印记的时候也涉及 X 染色体的失活和沉默。有趣的是，在胚胎干细胞 CHIP-CHip 和 CHIP- 序列的研究中，提示一些基因本身并不在胚胎干细胞中表达同样在它的启动子有抑制（H3K27me3）和激活（H3K4me3）标记，形成所谓的二价体区域。和分化一样，二价体区域基因通过去除一个相关标记决定单价体而因此获得要么稳定地激活或稳定地抑制。因此，这些二价体区域被认为可以在某一个发育窗口保持基因抑制，而不是在另一个以后发育阶段保持稳定的激活状态。

精氨酸甲基化被认为是一个激活标记，事实暗示是蛋白质赖氨酸甲基转移酶通过转录因子被招募到启动子。一个例子是，有组蛋白赖氨酸甲基化调节的启动子是 pS2 启动子，在 ER（雌激素受体）途径的一个下游靶点。实际上，Metivier 和他的同仁揭示这个基因经历 ON/OFF 的转录是在一个精确控制和特定模式下形成激活的循环。pS2 转录激活相关于蛋白质赖氨酸甲基转移酶 1（PRMT1）的招募和辅因子相关精氨酸甲基转移酶 1（CARM1）的招募。然而近来相同组织的一些研究发现这些激活循环可能实际上起源于

---

[1] 在裂殖酵母属，它的同源物 Clr4，隐藏部位调节因子 4，和果蝇中的位置效应花斑抑制器，Su（var）3-9。

DNA甲基化和去甲基化循环，可能也不是来自精氨酸甲基化标记。我们现在知道在转录中的精氨酸甲基化作用，要么激活要么抑制，依赖于其中的赖氨酸甲基化转移酶（RMT）的类型。例如，I型RMT，它包括CARM1、PRMT1和PRMT2，以及产生单甲基赖氨酸和不对称二甲基精氨酸诱导剂，都涉及激活过程。而II型精氨酸甲基转移酶PRMT5，产生单甲基赖氨酸和对称二甲基精氨酸诱导剂，涉及抑制过程。它和mSin3/HDAC、Brg1/hBrm有关，被招募到涉及细胞增殖控制的基因（如c-Myc靶点基因、cad和肿瘤抑制剂、ST7与NM23），从而与它们的功能抑制相关。

（二）组蛋白甲基化在DNA修复中的作用

组蛋白甲基化在DNA损伤反应中的作用和DNA修复还远没有组蛋白乙酰化作用和磷酸化作用那样研究得清楚。然而赖氨酸甲基化作用的介入，除了转录调节以外的进程，近来已经相当被关注和接受。由Set9组蛋白赖氨酸甲基转移酶的作用H4甲基化定位于Crb2，这是在裂殖酵母中的一种DNA损伤感受器和检查点蛋白，它定位到DNA损伤区域，因此，在基因毒性压力下可以增加细胞生存率。Crb2招募到DNA修复焦点是通过双倍的Crb2的tudor区域依赖于对于甲基化H4K20而获得认识。紧接着，电离辐射诱发的DNA损伤发生在DNA修复区域的核集聚点，它包含甲基化H4K20和细胞周期检查蛋白Crb2。同样的，Crb2的哺乳动物同源体53BP1，也在DNA的DSBs区域结合到甲基化的H3上。有趣的是，Crb2和53BP1确实不能识别来源于K20的三甲基形式，它可能揭示在适应DNA损伤的修饰中的一个不同作用。

七、乙酰化作用

乙酰化是指一种引入一个乙酰功能基团进入一个有机复合物中的反应。组蛋白和非组蛋白都可以被乙酰化。组蛋白乙酰化存在于在组蛋白氨基端，从乙酰辅酶A（CoA）中转移一个乙酰基到赖氨酸 ε - 氨基端。这个有酶催化的活性酶被称为组蛋白乙酰转移酶（HATs）。乙酰辅酶A（-CoA）在HATs中可以识别出一个特异性区域即AT区域，Arg/Gln-X-X-Gly-X-gly/Ala。HAT酶经常存在于多亚单位复合体中而计算一个HAT催化亚基，衔接蛋白质，几个其他的未知功能的分子。在很多例子里，一个大的支架蛋白称为TRRAP。乙酰化可以发生在所有4种组蛋白（H3、H4、H2B和H2A）的特定赖氨酸中。组蛋白的高乙酰化被认为是一转录活性区域的标志。研究也显示，乙酰化的作用不仅仅唯一与转录有关，而且可以影响DNA为基础的细胞进程如DNA修复和复制。

八、HATs 的分类

两种分类法可以被用于区分 HATs。

（一）第一种分类

它将 HAT 复合物分为两种大的部分，基于他们可疑胞内起源和功能：A 型 HATs 和 B 型 HATs。A 型 HATs 是在染色质背景下基于已经存放组蛋白的位置催化乙酰化的核酶。B 型 HATs 是细胞质酶，被认为是负责乙酰化最新综合组蛋白。后者导致它们从细胞质运输到细胞核中，这里是存放最新合成 DNA 的地方。

（二）第二种分类

取代传统 HAT 分类即基于它们在细胞内的位置，现代分类使用结构标准诸如存在或者不存在染色结构域、布罗莫结构域和锌指结构。这种分类把 HATs 分为两种主要家族 Gcn5- 相关乙酰基转移酶类（GNATs）和 MYST（MOZ、Ybf2/Sas3、Sas2、Tip60）相关 HATs。对于这些家族，我们可以增加 P300/CBP HATs，普通转录因子 HATs，它包括 TFIID 亚单位 TAFII250，以及核激素相关 HATs：SRC1 和 ACTR（SRC3），这些不同家族分类不是基于功能标准。由于空间限制，仅复合物基于第二种分类，其细节将于后面详述。

九、GNAT 超家族

所有的 GNAT 超家族成员共享与 Gcn5 相似的结构和序列。这一超家族由于在 4 个区域不同程度的保守性（A 到 D）具有特征性并跨域了超过 100 个碱基。这些区域首先通过在 Gcn5 和 B 型 Hat1 中比较而确定。MotifA，也称为 AT 区域，包含一个 Arg/Gln-X-XGly-X-Gly/Ala 序列和其他 HAT 家族共享。它相当高保守，对于乙酰辅酶 A 识别和链接非常重要。这个基因序列的三维空间结构到目前为止高度保守在 15GNAT 蛋白晶体中。C 基因序列发现在大多数 GNAT 家族乙酰基转移酶类中，而不在大多数的 HATs 中。GNAT 超家族包含超过 10 000 个成员，分布在所有生命领域包括组蛋白乙酰转移酶（HATs）而且也在非组蛋白 AT 中。GNAT 超家族的主要成员有 Gcn5、PCAF、HAt1、Elp3 和 Hpa2。

十、MYST 家族

MYST 家族是由下面发现的家族成员命名的：MOZ、Ybf2/Sas3、SAS2 和 Tip60。这些蛋白被集合在一起，基于相近的序列相似性和特定乙酰转移酶同源区所占位处（GNAT超家族 motif A 的部分）结合在乙酰辅酶 A，再加上锌指结构区域称为 C2HC（C-X2-C-X13-H-X-C）和一个 E-R motif（Esa1-Rpd3），这对于酶的活化及底物的识别是必需的。近来，这个家族的其他成员被鉴定出来，包括酵母中 Esa1、果蝇中的 MOF、哺乳动物中的 HBO1 和 MORF。除了他们的结构相似性以外，这个超家族成员在不同的有机体中有不同功能。它们相似于 GNAT 家族的成员都有一个 AT 区域，但不同在于他们有不同的 C 端和 N 端，导致了不同的作用物。另外，MYST 家族成员具有染色结构域或额外的称为 PHD 区域的锌指结构。

十一、P300/CBP

P300 和 CBP 经常被看为一个信号实体，两种蛋白都被看作结构和功能的同源染色体，随后两种蛋白即都显示出功能上的互换，但两种蛋白分别有几种功能和结构性质。实际上，一些研究提示磷酸化残基，他们对两种蛋白中的每一种都具有特异性。另外一个不同点是，对于电离辐射的反应，P300 而不是 CBP，对于可能通过 P53 途径诱导凋亡是很重要的。另外，鉴于两种蛋白对于凋亡和 G1 期对于胚胎癌细胞捕获的重要性，细胞分化和细胞周期的诱导抑制剂 P21/Cip1 精密地依赖于 P300，而诱导 p27/Kip1 又需要 CBP。最显著的差异来自于功能的研究显示，两种蛋白任何一种被敲除都将导致两种不同表型的损失。两种蛋白质乙酰转移酶活性的特异性至少部分解释，两种蛋白之间的作用不同。例如，CBP 近来被揭示对于组蛋白 H4 上 K12 的乙酰化有优先权。而 P300 优先在体内可以乙酰化组蛋白 H4 上的 K8。然而，研究显示两种蛋白能乙酰化 H3K56 是通过与 ASF1A 组蛋白伴侣蛋白协作。另外一个组蛋白伴侣蛋白 CAF1，对于协同 H3K56Ac 进入染色质是必需的，显著地对于 DNA 损伤产生相应。另外的研究揭示，H3K56 能够被乙酰化，在细胞质中由 Gcn5- 含 HAT 复合物称为 Hat3.1 优先转运到细胞核中，这使得 Gcn5 是细胞核和细胞质均可以起作用的。在酵母中的另外一个 HAT 类似复合物，称为 Rtt109p，被确定在细胞质里，有助于 H3K56 乙酰化。P300/CBP 是大分子蛋白（约 300 kDa）包含超过 2400 个残基。在整个序列 4 个相互作用域具有特征性。它们包括一个 bromodomain 基序，这被发现在几个其他的 HATs 中，诸如 Gcn5 和 PCAF 中。P300/CBP 在很多后生动物中含有同源染色体，但不包括酵母等劣等真核生物。它们首先经鉴定为转录衔接子，对于许多不同转录因子而言，这些转录因子直接接触 DNA 结合动力器官。在体外研究似乎暗示 P300/CBP 优先乙酰化 H2B 的 K12 和 K15，H3K5 的 K14、K18 和 K56，H4 的

K8。HAT 蛋白通过获得激素信号直接参与转录的激活。人类辅激活蛋白 ACTR、SRC-1 和 TIF2 的 HAT 激活与核激素受体相互作用，证实在另外的转录调节系统中涉及乙酰化，被定义为 HATs 的唯一家族。这个家族成员共享几种相似性包括羧基末端和氨基末端的 HAT 区域，基本的螺旋环螺旋 /PAS 区域，还有受体和辅激活蛋白相互作用区域。

十二、HAT 复合物

大多数 HAT 酶单独在核小体的背景是不能够乙酰化组蛋白的。然而，当存在多亚基复合物，这些酶就具有更稳定和更多的组蛋白型特异性。此外，HAT 酶的底物可能会改变 HAT 复合物及其所属物。此修饰的特异性进一步证实了这样的事实，即不同的 HAT 复合物具有不同的底物特异性并可能共享亚基。例如，TRRAP 共享几种 HAT 复合体，STAGA 和 TFTC 复合物共享它们所有的亚基（除了一些高分子重量的 TAFs），后者不是 STAGA 的部分。HAT 复合物在人和酵母中已被纯化，功能上相当于两种有机物，并被分为几个家族。

在所有 HAT 复合物之间，GNAT 或 SAGA 类似 HAT 复合物（SAGA、SLIK、PCAF、STAGA、TFTC），事实上由于它们包含 TAFs 而具独特性。这些复合物酶的亚基能被 Gcn5 或 PCAF 所代表。迄今为止，隶属于这组中的两种复合物在酵母中已经被发现（SAGA 和 SALSA/SLIK），有 3 种被发现在人类中（PCAF，STAGA，TFTC）。在苍蝇和老鼠中存在 GNAT 或 SAGA 类似复合物的重要性也被提及。复合物的亚单位包括 Ada 蛋白、Spt 蛋白、TAFs、SAP130 和 TRRAP。NuA3（nucleosomal acetyltransferase of histone H3，组蛋白 H3 核小体乙酰基转移酶）是一种酵母 HAT 复合物，在 Grant 等研究中被鉴定出来。它是一种包含 500 KDa 的复合物，是组蛋白 H3 核小体中的唯一乙酰化物。在 NuA3 复合物中被纯化的肽蛋白序列被鉴定为 Sas3，一种 MYST 蛋白与基因沉默有关，作为复合物的 HAT 催化亚基。NuA3 也包含 TBP 相关因子 yTAF（II）30。另外，Yng1 被作为 NuA3 的亚基鉴定出来，近来被发现属于 PHD 指含蛋白，和 H3K4me3 相关。在 Yng1 和 H3K4me3 之间相互作用似乎促进 H3 上 K14 的 NuA3 之 HAT 激活和一组锚定 ORFs 的转录。对于 NuA3 的体外研究，类似于那些在 ADA 的研究，表明两种复合物不能与激活区域相互作用或者在一个特殊途径来激活转录。NuA4（组蛋白 H4 核小体乙酰基转移酶）/TIP60 复合物是另外一个酵母 HAT 复合物被 Grant 等所鉴定。复合物 2，同时如 SAGA、NuA3 和 ADA，它的人类同源体称为 TIP60。与 Gcn5、NuA4 和 TIP60 酶一样在游离形式时可以乙酰化组蛋白 H4、H3 和 H2A，但不能乙酰化组蛋白折叠进入核小体中，它们的活化似乎在多亚基复合体的背景下依赖于其他蛋白的存在。这些复合物近来也在果蝇（dmTIP60）中被鉴定发现。

进一步的研究鉴定了 3 种新的复合物共享 TIP60/NuA4 复合物的几个亚基。这第 1 种复合物在人体体内被鉴定出来，他们和 TIP60 非常相似，是 p400 复合物和另外一种复合物包含 TRRAP-BAF53-TIP48-IP49。p400 使得一些 HAT 活性丧失，也能水解 ATP。第 2 种复合物有一 HAT 活性，然而酶活性还没有被确定。第 3 种复合物在酵母中被鉴定，它代表一种小 NuA 复合物仅有 3 个亚单位（Tip60p/NuA4-Ing3-Epc1）。这个复合物被称为 Piccolo NuA4 和它的同源体也存在于人类，似乎代表为 TIP60 的催化核心。

十三、组蛋白的去乙酰化

这里有 3 个不同的家族参与组蛋白去乙酰化：Ⅰ型和Ⅱ型组蛋白去乙酰化酶，Ⅲ型 NAD 依赖的 Sir 家族酶。它们涉及多重信号途径和存在多重抑制染色质复合物。类似于 HATs，这些酶作为一个特殊乙酰基不出现显示许多特异性。然而，酵母酶 Hda1 似乎有对 H3 和 H2B 高度特异性，而 Hos2 对 H3 和 H4 有特异性。裂体生殖酵母菌Ⅲ型去乙酰化酶 Sir2 及它的人类同源体 SirT2 有限地去乙酰化 H4K16ac。近来的报道揭示 Sir2/SirT2 也能够去乙酰化 H3K56。

（一）组蛋白乙酰化在转录调节中的作用

传统的组蛋白乙酰化作用是转录调节。第一个证据是在转录中涉及 HATs，追溯到 1964 年，那时候研究表明活化的转录基因染色质区域往往有高乙酰化组蛋白。乙酰基附加到组蛋白尾提示中和组蛋白电荷，弱化组蛋白 DNA 相互作用，松解染色质结构和促进转录机制进程。例如，来源于 CraigPeterson's 实验室的工作提示，掺和 H4K16Ac 进入核小体阵列阻止染色质丝的形成和防止 ATP 依赖的染色质重塑因子调节核小体滑动。另外，组蛋白促进转录的两种其他的机制被揭示。第一，证据显示组蛋白乙酰化可能为转录调节因子招募充当一个特殊的停泊位点。第二，组蛋白乙酰化可能作用在结合其他组蛋白修饰（甲基化、磷酸化和泛素化作用）到形成组蛋白密码，这决定包括基因转录的生物学结果。来源于 GNAT 和 MYST 的 HAT 复合物被揭示被招募激活绑定核小体导致转录激活作用。SAGA 的招募导致 H3 启动子近端的乙酰化，而 NuA4 的招募发生了较广泛区域的 H4 乙酰化（>3 kbp）。组蛋白的高乙酰化与转录激活联系在一起，NuA4 依赖的组蛋白 H4 乙酰化揭示影响特异性基因的转录，如 His4、Lys2、核糖体蛋白和热休克蛋白。Arabi 和他的同事发现 TRRAP（许多 HAT 复合物的一个亚单位）由 c-Myc 所招募到 Pol1 转录基因的启动子处。TRRAP 的招募导致了组蛋白乙酰化的增加，紧接着 RNA 聚合酶 I 的招募和 rRNA 转录的激活。几种激活子和 Tra1（酵母中 TRRAP 的同源体）辅因子间的相互作用在酵母中被发现，这种相互作用对于有效的转录激活是必需的。例如，c-Myc 绑定在组蛋白乙酰化区域相互作用。在染色质结构中 Myc 癌基因蛋白类的作用在很多细节上 Knoepfler 和他的同事有进行研究，他们发现可能通过上调 GCN5 使得 c-Myc 和 N-Myc 涉及广泛的活化染色质维护。在哺乳动物中，TRRAP 也涉及转录的调节。例如，TRRAP 通过 Tip60 和 Gcn5/PCAF 招募到他们的启动子处，激活靶向基因的转录，随后组蛋白 H4 和 H3 依次分别乙酰化。H3K56Ac 也涉及转录的激活，H3K56 残基在核小体中面向 DNA 的大沟，所以乙酰化时它在一个特别好的位置影响组蛋白 /DNA 相互作用。

（二）组蛋白乙酰化在 DNA 修复中的作用

HAT 酶在转录调节中的作用被很好确定，近来很多报告涉及在 DNA 损伤的发现和 DNA 修复时 HATs 和组蛋白乙酰化。TATA box 自由结合蛋白 TAFII（TFTC），一个包含 Gcn5 HAT 的复合物，在包含 UV 损伤 DNA 的哺乳动物核小体中出现优先乙酰化组蛋白 H3，而 STAGA（SPT3-TAFII31-GCN5L，乙酰化转移酶），另外一种 Gcn5 含 HAT 复合物，与 UC 损伤结合因子有关。突变的酵母菌组在组蛋白 H4 的 N 端尾，一个易受乙酰化的部位显示，在 DNA 的 DSB 修复组和成对复制是有缺陷的，Esa1（酵母菌 NuA4 的催化元件）显示对乙酰化是负责的。Tip60（哺乳动物的 Esa1 的同源体）显示在基因毒性压力下 DNA 的 DSB 修复是很重要的。另外，在 Yng2 的突变，一种酵母 NuA4 复合物的组元，最终导致对于 DNA 损伤的低效率修复和高度敏感性，这些都源于基因毒性物质和诱导复制叉的停顿。最后，位于组蛋白 H3 或者酵母乙酰化转移酶 HAT1 上特异性赖氨酸残基的突变，导致对 DNA 的 DSB 诱导基因的高敏感性。

在 DNA 修复中乙酰化作用的机械数据增加来自于近年来的几篇报道。在 DNA 损伤区域的 NuA4HAT 复合物与区域特异性组蛋白 H4 乙酰化的结合在 DSBs 被诱导后被发现协同作用了组蛋白 H2A 磷酸化。另外，组蛋白 H3 乙酰化是大量修复最新重组的组蛋白和这一乙酰化过程中容易出现缺陷导致对于 DNA 损伤物敏感和复制过程中引起 DNA 断裂。此外，局限于组蛋白 H3 和 H4 乙酰化和去乙酰化是由同源 DSBs 直接修复触发的。与这些发现相一致的是，Gcn5 和 Esa1HATs 在酵母内是由 HO 核酸内切酶所招募到染色质环绕在一个 DSB 周围的。在组蛋白氨基尾端靠组蛋白修饰，组蛋白核心修复也在 DNA 修复中发挥重要作用。对于 DNA 损伤反应的 H3K56 乙酰化作用可以被例证，在发芽酵母菌的 H3K56 乙酰化被放置在最新综合的组蛋白中，发生在 S 期和消失在 G2 期。然而，DNA 损伤的存在使得去乙酰化酶对于 H3k56、Hst3 和 Hst4（Sir2 的两种间接同源体）发生下调和修饰持续存在。Rtt109 酶，它乙酰化 H3K56，近来被发现涉及基因稳定和 DNA 的修复。此外，近来证据显示组蛋白由 TRRAP/TIP60HAT 介导的乙酰化反应对于招募和装载修复蛋白到 DNA 的 DSBs 区域和同源直接 DNA 修复是重要的。这些发现导致了一个模型，在这个模型中诱导 DSBs，导致 TIP60/NuA4 复合物到 DSBs 的招募和伴随 H4 在氨基末端尾的乙酰化发生。

第三节　组蛋白修饰的生物学效能

组蛋白的氨基端末尾可以进行多种修饰：乙酰化、甲基化、泛素化和磷酸化等，即所谓的组蛋白修饰。这些共价修饰相互组合构成调控基因表达的"组蛋白密码"。组蛋白密码是一种动态转录调控成分，它可以作为一种识别标志，为 DNA 与其他蛋白的结合产生协同或拮抗效应。已知组蛋白修饰在 DNA 复制、转录调控、转录后翻译的过程中起着重要的生物作用。尤其，近期相关研究中发现组蛋白修饰在各种恶性肿瘤（如乳腺癌、前列腺癌、卵巢癌、肺癌、胰腺癌、肾癌等实体肿瘤）和血液系统肿瘤中发生的改变具有重要的临床应用价值，可作为判断患者预后的指标、监测对某些化疗药物的治疗反应、肿瘤早期诊断的标记物、肿瘤治疗的靶点等。

一、组蛋白乙酰化与肿瘤

作为组蛋白修饰最重要的方式，组蛋白乙酰化和去乙酰化分别激活和抑制基因转录，对于维持组蛋白功能和 DNA 转录是必需的，而催化这些变化的组蛋白乙酰化酶（HAT）和组蛋白去乙酰化酶（HDAC），也可以针对非组蛋白类蛋白质，如转录因子，其表达失调可以对细胞增殖产生重要作用。HDAC 和（或）HAT 基因表达水平可能成为多种肿瘤预后的指标，而组蛋白乙酰化水平也可用来预测肿瘤的侵袭性。目前已经被鉴定出来的 HDAC 抑制剂有四大类：羟肟酸类、环四肽类、苯酰胺类和短链脂肪酸类，包括：短链脂肪酸丁酸苯酯和丙戊酸（VA）、trapoxin A、单肽环缩酚酸肽（FK228）和 apicidin、MS27-275 和 CI-994、异羟肟酸（SAHA）、oxamflatin、曲古菌素 A（TSA）等。组蛋白乙酰化状态的失衡与肿瘤的发生密切相关。体内外研究结果显示，HDAC 过度表达或活性异常在血液系统肿瘤和实体肿瘤的发生发展中起着重要作用，抑制 HDAC 的功能活性具有显著的体内外抗肿瘤效果。HDAC 抑制剂可使细胞周期停滞、抑制细胞增殖、诱导细胞分化和促进细胞凋亡，从而达到治疗肿瘤的目的。以 HDAC 为标靶的抗肿瘤药物研发正在全球范围内展开，有多个药物正处在临床试验阶段，适应证包括血液系统肿瘤（AML 和 MM 等）和实体瘤（非小细胞肺癌、乳腺癌等）。因为 HDAC 抑制剂有良好的耐受性和产生较少的毒性作用，所以被用于抗肿瘤治疗的新尝试，包括联合化疗或放疗、联合免疫治疗和维持治疗等。由于肿瘤的发生机制复杂性、高度异质性，不可能依赖于单一药物或治疗方法获得理想效果，随着表观遗传调控剂抗肿瘤治疗研究的生物，开展包括 HDAC 抑制剂在内的综合评估、综合治疗方案等临床探索具有深远现实意义。

二、组蛋白甲基化与肿瘤

组蛋白甲基化的生物功能主要参与基因转录活化、沉默、X 染色体失活和异染色质致密状态等。组蛋白甲基化位点多位于 H3 和 H4 的精氨酸和赖氨酸残基，其中精氨酸残基可发生单甲基化和双甲基化，而赖氨酸残基可发生单甲基化、双甲基化和三甲基化。组蛋白甲基转移酶（HMT）和组蛋白去甲基化酶，如 KDM1 / LSD1，分别催化和逆转组蛋白的甲基化。通过不同位置的甲基化标志可以判断基因是被激活还是被抑制的，H3K9、H4K20 的甲基化目前认为与基因沉默有关。因此，组蛋白甲基化在肿瘤的发展过程中起着重要作用，具有调节相应位点的基因表达及维持染色质结构的作用，检测肿瘤细胞中组蛋白的甲基化状态有助于肿瘤的诊断、预后判断及治疗。例如，有研究发现，在无甲状腺转录因子 -1（TTF-1）表达的一种甲状腺癌细胞中，组蛋白 H3K9 的双甲基化增强通常与 TTF-1 启动子区 CpG 岛的超甲基化同时存在，二者表达呈正相关，可以把TTF-1 作为诱导分化的一个靶点。应用 PARP（DNA 损伤修复基因）抑制剂 PJ34 处理甲状腺癌细胞 TPC-1 后，其钠碘同向转运体（NIS）启动子区 H3K4 和 H3K27 的三甲基化表达增加。H3K9 甲基化部位可被异染色质蛋白 1（HP1）识别并与之结合，Moss 和Wallrath 研究发现，晚期甲状腺癌中 HP1α 表达水平下调，HP1β 蛋白表达的增加可降低肿瘤细胞的浸润和转移能力。

三、组蛋白泛素化与肿瘤

组蛋白泛素化是一种可逆的共价修饰过程，与肿瘤的发生、发展有密切关系。研究发现，组蛋白的泛素化修饰与甲基化修饰之间存在着复杂的联系。其中，H2B 的泛素化水平降低使 H3 出现低甲基化。H2A 泛素化可抑制 H3K4 二甲基化和三甲基化，这种作用是通过泛素化的 H2A 抑制甲基转移酶的作用而达到的。组蛋白的 SUMO 化主要涉及转录沉默和抑制组蛋白的乙酰化和甲基化，而类泛素蛋白 SUMO 化修饰与多种肿瘤相关。在肝癌、肺癌、卵巢癌、乳腺癌、前列腺癌中均发现 SUMO 相关酶升高，但甲状腺嗜酸细胞瘤中却发现去 SUMO 化酶升高。这些研究表明 SUMO 化修饰参与肿瘤复杂的调控过程。

四、组蛋白磷酸化与肿瘤

组蛋白磷酸化后破坏组蛋白与 DNA 间的相互作用使染色质结构不稳定而影响转录水平，且不同磷酸化形式与不同的细胞过程相关，如有丝分裂、转录的激活、细胞凋亡以 DNA 损伤的修复等。目前，对组蛋白 H3 磷酸化的研究较多，其与有丝分裂染色体凝集紧密联系，目前已知组蛋白 H3 的磷酸化主要在其第 10、第 28 位丝氨酸（S10、S28）和第 3、第 11 位苏氨酸（T3、T11）上。组蛋白 H3 的磷酸化也和 DNA 的损伤修复机制和异染色质形成有关。如人体中 H2A 的突变体 H2AX 在 DNA 诱变剂的作用下迅速发生磷酸化。

五、组蛋白 ADP- 核糖基化与肿瘤

ADP- 核糖基化是一种可逆的蛋白转录后修饰形式。细胞 DNA 损伤后，机体会即刻对其进行修复，如修复过程受阻或修复发生差错时，DNA 的结构或功能便会发生改变，从而导致细胞死亡或异常增生（肿瘤）。而聚 -ADP- 核糖基化在 DNA 修复中发挥重要作用，从而影响肿瘤的发生与发展。例如，在 DNA 双链断裂的应答反应中，组蛋白 H2A 和 H2B 的聚 -ADP- 核糖基化急剧增加。PARP 酶家族在 DNA 修复、重组、凋亡和保持基因组稳定性方面起作用。PARP 缺失的小鼠对具有遗传毒性的应激物极其敏感并且增加了姐妹染色单体交换危险度。PARP 与 P53 基因的关系密切，有文献报道，PARP 活性高低影响 P53 基因对 DNA 反应的时间：PARP 活性越低，P53 反应的时间越长，而对其反应的程度无影响；通过对不同 P53 类型的成胶质细胞瘤细胞在 γ 射线照射后，比较在有无 3 - 氨基苯甲酰胺抑制 PARP 活性情况下 P53 的表达差异，发现在 DNA 损伤后，P53 序列特异性 DNA 结合、转录及其表达都需要 PARP 的参与。以上证据显示组蛋白 ADP- 核糖计划在 DNA 损伤导致肿瘤的发展过程中起着重要的作用，并可以影响其乙酰化、甲基化、

磷酸化等修饰过程。作为组蛋白修饰的一种重要形式，在 DNA 复制、转录、核染色质重塑等一系列细胞进程中均可发生，已在其生物学效应方面取得了很大进展，但其在肿瘤细胞中具体作用机制仍不清楚，尚待开展深入研究。

与遗传变异不同，表观遗传具有可逆性，肿瘤中部分细胞在治疗过程中，通过表观遗传改变产生的与耐药、转移活性相关的表型变化，可以通过表观遗传调控剂类药物进行逆转，逆转表观遗传修饰，从而改变基因表达状态，可能使恶性肿瘤细胞正常化，称为表观基因治疗。表观遗传调控剂类药物在对正常细胞组织影响较弱的前提下，有望作为肿瘤综合治疗方案的一部分，成为提高现行肿瘤临床治疗持续疗效的突破口之一。除了 DNA 甲基化酶抑制剂较早在临床应用外，药物 3-deazaneplanocin 阻断 HMT 的活性有可能称为新兴的抗肿瘤药物，而组蛋白去乙酰化酶（Histone Deacetylase，HDAC）抑制剂更有希望是另一类临床肿瘤治疗研究进展较快的表观遗传调控药物。

六、总结和展望

最近出现的这个表观遗传学领域是对于染色质修复的新的研究方向，有希望的是，对于肿瘤基因理解的深入和促进一个对于预防、诊断和治疗肿瘤的新兴策略产生。染色质修复是在一个协调、整齐的模式下进行调节细胞的进程，如转录、DNA 复制和 DNA 修复。这些进程可能通过 TRRAP/HAT 调节的，这也是直接和自我增强相互干扰作用及相互依赖的组蛋白修饰复合物和其他组蛋白的修饰活动，如乙酰化、磷酸化和甲基化。在关键细胞进程中和组蛋白修饰关键功能一样，作用不可小视。大量的依据暗示，这些复合物亲密的和人类的病理过程相联系。特别显著的是，近年来的基因和分子研究也直接的提示在人类癌症中组蛋白修饰和组蛋白调节复合物的作用。存在的事实是后基因变化不同于基因改变，它是可逆的，对于人类癌症治疗具有重要含义，异常组蛋白修饰对人类肿瘤治疗的潜在影响，使其成为人类恶性肿瘤治疗干预的分子靶点。

（王磊）

参考文献

[1] Bird A. DNA methylation patterns and epigenetic memory. Genes & Development, 2002, 16（1）：6-21.

[2] Fyodorov D V, Kadonaga J T. The many faces of chromatin remodeling: Switching beyond transcription. Cell, 2001, 106（5）：523-525.

[3] Loizou J I, Murr R, Finkbeiner MG, et al. Epigenetic information in chromatin: the code of entry for

DNA repair. Cell Cycle, 2006, 5（7）: 696-701.

[4] Kouzarides T. Chromatin modifications and their function. Cell, 2007, 128（4）: 693-705.

[5] Jenuwein T, Allis C D. Translating the histone code. Science, 2001, 293（5532）: 1074-1080.

[6] Ramachandran G N, Venkatachalam C M. Stereochemical criteria for polypeptides and proteins. IV. Standard dimensions for the cis-peptide unit and conformation of cis-polypeptides. Biopolymers, 1968, 6（9）: 1255-1262.

[7] Nelson C J, Santos-Rosa H, Kouzarides T. Proline isomerization of histone H3 regulates lysine methylation and gene expression. Cell, 2006, 126（5）: 905-916.

[8] Nathan D, Ingvarsdottir K, Sterner D E, et al. Histone sumoylation is a negative regulator in Saccharomyces cerevisiae and shows dynamic interplay with positive-acting histone modifications. Genes & Development, 2006, 20（8）: 966-976.

[9] Zhou W, Wang X, Rosenfeld M G. Histone H2A ubiquitination in transcriptional regulation and DNA damage repair. International Journal of Biochemistry & Cell Biology, 2009, 41（1）: 12-15.

[10] Tanny J C, Erdjument-Bromage H, Tempst P, et al. Ubiquitylation of histone H2B controls RNA polymerase II transcription elongation independently of histone H3 methylation. Genes & Development, 2007, 21（7）: 835-847.

[11] Wang H, Wang L, Erdjument-Bromage H, et al. Role of histone H2A ubiquitination in polycomb silencing. Nature, 2004, 431（7010）: 873-878.

[12] Zhang X Y, Pfeiffer H K, Thorne A W, et al. USP22, an hSAGA subunit and potential cancer stem cell marker, reverses the polycombcatalyzed ubiquitylation of histone H2A. Cell Cycle, 2008, 7（11）: 1522-1524.

[13] Zhang X Y, Varthi M, Sykes S M, et al. The putative cancer stem cell marker USP22 is a subunit of the human SAGA complex required for activated transcription and cell-cycle progression. Molecular Cell, 2008, 29（1）: 102-111.

[14] Osley M A. Regulation of histone H2A and H2B ubiquitylation. Briefings in Functional Genomics & Proteomics, 2006, 5（3）: 179-189.

[15] Nickel B E, Allis C D, Davie J R. Ubiquitinated histone H2B is preferentially located in transcriptionally active chromatin. Biochemistry, 1989, 28（3）: 958-963.

[16] Laribee R N, Fuchs S M, Strahl B D. H2B ubiquitylation in transcriptional control: a FACT-finding mission. Genes & Development, 2007, 21（7）: 737-743.

[17] Minsky N, Shema E, Field Y, et al. Monoubiquitinated H2B is associated with the transcribed region of highly expressed genes in human cells. Nature Cell Biology, 2008, 10（4）: 483-488.

[18] McGinty R K, Kim J, Chatterjee C, et al. Chemically ubiquitylated histone H2B stimulates hDot1L-mediated intranucleosomal methylation. Nature, 2008, 453（7196）: 812-816.

[19] Krogan N J, Kim M, Tong A, et al. Methylation of histone H3 by Set2 in Saccharomyces cerevisiae is linked to transcriptional elongation by RNA polymerase II. Molecular & Cellular Biology, 2003,

23（12）：4207-4218.

[20] Hassa P O, Haenni S S, Elser M, et al. Nuclear ADP-ribosylation reactions in mammalian cells: where are we today and where are we going. Microbiology & Molecular Biology Reviews Mmbr, 2006, 70（3）：789-829.

[21] Timinszky G, Till S, Hassa P O, et al. A macrodomain-containing histone rearranges chromatin upon sensing PARP1 activation. Nature Structural & Molecular Biology, 2009, 16（9）：923-929.

[22] Fischle W, Tseng B S, Dormann H L, et al. Regulation of HP1-chromatin binding by histone H3 methylation and phosphorylation. Nature, 2005, 438（7071）：1116-1122.

[23] Macdonald N, Welburn J P, Noble M E, et al. Molecular basis for the recognition of phosphorylated and phosphoacetylated histone h3 by 14-3-3. Molecular Cell, 2005, 20（2）：199-211.

[24] Cook P J, Ju B G, Telese F, et al. Tyrosine dephosphorylation of H2AX modulates apoptosis and survival decisions. Nature, 2009, 458（7238）：591-596.

[25] Downs J A, Allard S, Jobin-Robitaille O, et al. Binding of chromatin-modifying activities to phosphorylated histone H2A at DNA damage sites. Molecular Cell, 2004, 16（9）：979-990.

[26] Cheung W L, Turner F B, Krishnamoorthy T, et al. Phosphorylation of histone H4 serine 1 during DNA damage requires casein kinase II in S. cerevisiae. Current Biology Cb, 2005, 15（7）：656-660.

[27] Kysela B, Chovanec M, Jeggo P A. Phosphorylation of linker histones by DNA-dependent protein kinase is required for DNA ligase IV-dependent ligation in the presence of histone H1. Proceedings of the National Academy of Sciences of the United States of America, 2005, 102（6）：1877-1882.

[28] Clarke S. Protein methylation. Current Opinion in Cell Biology, 1993, 5（6）：977-983.

[29] Metzger E, Wissmann M, Yin N, et al. LSD1 demethylates repressive histone marks to promote androgenreceptor-dependent transcription. Nature, 2005, 437（7057）：436-439.

[30] Tsukada Y, Fang J, Erdjument-Bromage H, et al. Histone demethylation by a family of JmjC domaincontaining proteins. Nature, 2006, 439（7078）：811-816.

[31] Shin S, Janknecht R. Diversity within the JMJD2 histone demethylase family. Biochemical & Biophysical Research Communications, 2007, 353（4）：973-977.

[32] Klose R J, Yamane K, Bae Y, et al. The transcriptional repressor JHDM3A demethylates trimethyl histone H3 lysine 9 and lysine 36. Nature, 2006, 442（7100）：312-316.

[33] Iwase S, Lan F, Bayliss P, et al. The X-linked mental retardation gene SMCX/JARID1C defines a family of histone H3 lysine 4 demethylases. Cell, 2007, 128（6）：1077-1088.

[34] Denis H, Deplus R, Putmans P, et al. Functional connection between deimination and deacetylation of histones. Molecular & Cellular Biology, 2009, 29（18）：4982-4993.

[35] Kizer K O, Phatnani H P, Shibata Y, et al. A novel domain in Set2 mediates RNA polymerase II interaction and couples histone H3K36 methylation with transcript elongation. Molecular & Cellular Biology, 2005, 25（8）：3305-3316.

[36] Xiao B, Wilson J R, Gamblin S J. SET domains and histone methylation. Current Opinion in Structural

Biology，2003，13（6）：699-705.

[37]　Mikkelsen T S，Ku M，Jaffe D B，et al. Genome-wide maps of chromatin state in pluripotent and lineagecommitted cells. Nature，2007，448（7153）：553-560.

[38]　Rao B，Shibata Y，Strahl B D，et al. Dimethylation of histone H3 at lysine 36 demarcates regulatory and nonregulatory chromatin genomewide. Molecular & Cellular Biology，2005，25（21）：9447-9459.

[39]　Li B，Gogol M，Carey M，et al. Combined action of PHD and chromo domains directs the Rpd3S HDAC totranscribed chromatin. Science，2007，316（5827）：1050-1054.

[40]　Steger D J，Lefterova M I，Ying L，et al. DOT1L/KMT4 recruitment and H3K79 methylation are ubiquitously coupled with gene transcription in mammalian cells. Molecular & Cellular Biology，2008，28（8）：2825-2839.

[41]　Richards E J，Elgin S C. Epigenetic codes for heterochromatin formation and silencing：rounding up the usual suspects. Cell，2002，108（4）：489-500.

[42]　Cam H P，Sugiyama T，Chen E S，et al. Comprehensive analysis of heterochromatin-and RNAi-mediated epigenetic control of the fission yeast genome. Nature Genetics，2005，37（8）：809-819.

[43]　Grewal S I，Elgin S C. Transcription and RNA interference in the formation of heterochromatin. Nature，2007，447（7143）：399-406.

[44]　Hansen K R，Ibarra P T，Thon G. Evolutionary-conserved telomere-linked helicase genes of fission yeast are repressed by silencing factors，RNAi components and the telomere-binding protein Taz1. Nucleic Acids Res，2006，34（1）：78-88.

[45]　Pan G，Tian S，Nie J，et al. Whole-genome analysis of histone H3 lysine 4 and lysine 27 methylation in human embryonic stem cells. Cell Stem Cell，2007，1（3）：299-312.

[46]　Zhao X D，Han X，Chew J L，et al. Whole-genome mapping of histone H3 Lys4 and 27 trimethylations reveals distinct genomic compartments in human embryonic stem cells. Cell Stem Cell，2007，1（3）：286-298.

[47]　Lee D Y，Teyssier C，Strahl B D，et al. Role of protein methylation in regulation of transcription. Endocr Rev，2005，26（2）：147-170.

[48]　Kangaspeska S，Stride B，Metivier R，et al. Transient cyclical methylation of promoter DNA. Nature，2008，452（7183）：112-115.

[49]　Wysocka J，Allis C D，Coonrod S. Histone arginine methylation and its dynamic regulation. Front Biosci，2006，11（1）：344-355.

[50]　Xu W，Cho H，Kadam S，et al. A methylation-mediator complex in hormone signaling. Genes Dev，2004，18（2）：144-156.

[51]　Pal S，Vishwanath S N，Erdjument-Bromage H，et al. Human SWI/SNF-associated PRMT5 methylates histone H3 arginine 8 and negatively regulates expression of ST7 and NM23 tumor suppressor genes. Mol Cell Biol，2004，24（21）：9630-9645.

[52] Botuyan M V，Lee J，Ward I M，et al. Structural basis for the methylation state-specific recognition of histone H4-K20 by 53BP1 and Crb2 in DNA repair. Cell，2006，127（7）：1361-1373.

[53] Allis C D，Chicoine L G，Richman R，et al. Deposition-related histone acetylation in micronuclei of conjugating Tetrahymena. Proc Natl Acad Sci USA，1985，82（23）：8048-8052.

[54] Vetting M W，Carvalho L P S D，Yu M，et al. Structure and functions of the GNAT superfamily of acetyltransferases. Arch Biochem Biophys，2005，433（1）：212-226.

[55] Akhtar A，Becker P B. The histone H4 acetyltransferase MOF uses a C2HC zinc finger for substrate recognition. EMBO Rep，2001，2（2）：113-118.

[56] Doyon Y，Cote J. The highly conserved and multifunctional NuA4 HAT complex. Curr Opin Genet Dev，2004，14（2）：147-154.

[57] Kalkhoven E. CBP and p300：HATs for different occasions. Biochem Pharmacol，2004，68（6）：1145-1155.

[58] Das C，Lucia M S，Hansen K C，et al. CBP/p300-mediated acetylation of histone H3 on lysine 56. Nature，2009，459（7243）：113-117.

[59] Tsubota T，Berndsen C E，Erkmann J A，et al. Histone H3-K56 acetylation is catalyzed by histone chaperonedependent complexes. Mol Cell，2007，25（5）：703-712.

[60] Taylor B L，Zhulin I B. PAS domains：internal sensors of oxygen，redox potential，and light. Microbiol Mol Biol Rev，1999，63（2）：479-506.

[61] Kusch T，Florens L，Macdonald W H，et al. Acetylation by Tip60 is required for selective histone variant exchange at DNA lesions. Science，2004，306（5704）：2084-2087.

[62] Taverna S D，Ilin S，Rogers R S，et al. Yng1 PHD finger binding to H3 trimethylated at K4 promotes NuA3 HAT activity at K14 of H3 and transcription at a subset of targeted ORFs. Mol Cell，2006，24（5）：785-796.

[63] Sapountzi V，Logan I R，Robson C N. Cellular functions of TIP60. Int J Biochem Cell Biol，2006，38（9）：1496-1509.

[64] Boudreault A A，Cronier D，Selleck W，et al. Yeast enhancer of polycomb defines global Esa1-dependent acetylation of chromatin. Genes Dev，2003，17（11）：1415-1428.

[65] Vaquero A，Loyola A，Reinberg D. The constantly changing face of chromatin. Sci Aging Knowledge Environ，2003，2003（14）：RE4.

[66] Shogren-Knaak M，Ishii H，Sun J M，et al. Histone H4-K16 acetylation controls chromatin structure and protein interactions. Science，2006，311（5762）：844-847.

[67] Cruz X D L，Lois S，Sanchez-Molina S，et al. Do protein motifs read the histone code. Bioessays，2005，27（2）：164-175.

[68] Vignali M，Steger D J，Neely K E，et al. Distribution of acetylated histones resulting from Gal4-VP16 recruitment of SAGA and NuA4 complexes. EMBO J，2000，19（11）：2629-2640.

[69] Arabi A，Wu S，Ridderstrale K，et al. c-Myc associates with ribosomal DNA and activates RNA

polymerase I transcription. Nat Cell Biol, 2005, 7（3）: 303-310.

[70] Knoepfler P S, Zhang X Y, Cheng P F, et al. Myc influences global chromatin structure. EMBO J, 2006, 25（12）: 2723-2734.

[71] Schneider J, Bajwa P, Johnson F C, et al. Rtt109 is required for proper H3K56 acetylation: a chromatin mark associated with the elongating RNA polymerase II. J Biol Chem, 2006, 281（49）: 37270-37274.

[72] Xu F, Zhang K, Grunstein M. Acetylation in histone H3 globular domain regulates gene expression in yeast. Cell, 2005, 121（3）: 375-385.

[73] Herceg Z, Wang Z Q. Rendez-vous at mitosis: TRRAPed in the chromatin. Cell Cycle, 2005, 4（3）: 383-387.

[74] Qin S, Parthun M R. Histone H3 and the histone acetyltransferase Hat1p contribute to DNA double-strand break repair. Mol Cell Biol, 2002, 22（23）: 8353-8365.

[75] Tamburini B A, Tyler J K. Localized histone acetylation and deacetylation triggered by the homologous recombination pathway of doublestrand DNA repair. Mol Cell Biol, 2005, 25（12）: 4903-4913.

[76] Maas N L, Miller K M, DeFazio L G, et al. Cell cycle and checkpoint regulation of histone H3K56 acetylation by Hst3 and Hst4. Mol Cell, 2006, 23（1）: 109-119.

[77] Driscoll R, Hudson A, Jackson S P. Yeast Rtt109 promotes genome stability by acetylating histone H3 on lysine 56. Science, 2007, 315（5812）: 649-652.

[78] Murr R, Vaissiere T, Sawan C, et al. Orchestration of chromatin-based processes: mind the TRRAP. Oncogene, 2007, 26（37）: 5358-5372.

[79] Kurdistani S K. Histone modifications in cancer biology and prognosis. Prog Drug Res, 2011, 67（1）: 91-106.

[80] Russo D, Damante G, Puxeddu E. Epigenetics of thyroid Cancer and novel therapeutic targets. J Mol Endocrinol, 2011, 46（3）: R73-R81.

[81] Mosashvili D, Kahl P, Mertens C. Global histone acetylation levels: prognostic relevance in patients with renal cell carcinoma. Cancer Sci, 2010, 101（12）: 2664-2669.

[82] Adler J T, Hottinger D G, Kunnimalaiyaan M, et al. Inhibition of growth in medullary thyroid Cancer ceils with histone deacetylase inhibitors and Lithium chloride. J Surg Res, 2010, 159（2）: 640-644.

[83] Robert T, Vanoli F, Chiolo I. HDACs link the DNA damage response, processing of double-strand breaks and autophagy. Nature, 2011, 471（7336）: 74-79.

[84] Wang Y, Shang Y. Epigenetic control of epithelial-to-mesenchymal transition and cancer metastasisl. Exp Cell Res, 2013, 319（2）: 160-169.

[85] Sadoul K, Wang J, Diagouraga B. HDAC6 controls the kinetics of platelet activation. Blood, 2012, 120（20）: 4215-4218.

[86] Poke F S, Qadi A, Holloway A F. Reversing aberrant methylation patterns in Cancer. Curr Med Chem, 2010, 17（13）: 1246-1254.

[87] Lavarone E，Puppin C，Passon N. The PARP inhibitor PJ34 modifies proliferation.NIS expression and epigenetic marks in thyroid Cancer cell lines. Mol Cell Endocrinol，2013，365（1）：1-10.

[88] Moss T J，Wallrath L L.Connections between epigenetic gene silencing and human disease.Mutat Res，2007，618（1-2）：163-174.

[89] Meginty R K，Kim J，Chatterjee C. Chemically ubiquitylated histone H2B stimulates hDot1L-mediated intranucleosomal methylation. Nature，2008，453（7196）：812-816.

[90] Nakagawa T，Kajitani T，Togo S. Deubiquitylation of histone H2A activates transcriptional initiation via trans-histone cross-talk with H3K4 di-and trimethylation. Genes Dev，2008，22（1）：37-49.

[91] Agboola A，Musa A A，Ayoade B A，et al.Clinicopathological and molecular significance of Sumolyation marker ubiquitin conjugating enzyme 9（UBC9）expression in breast Cancer of black women. Pathol Res Pract，2014，210（1）：10-17.

[92] Pérez-Cadahía B，Drobic B，Khan P，et al. Current understanding and importance of histone phosphorylation in regulating chromatin biology. Curr Opin Drug Discov Devel，2010，13（5）：613-622.

[93] Hottiger M O，Hassa P O，Lüscher B，et al. Toward a unified nomenclature for mammalian ADP-ribosyltransferases. Trends Biochem Sci，2010，35（4）：208-219.

[94] Wang X，Ohnishi K，Takahashi A，et al. Poly（ADP-ribosyl）ation is required for p53 dependent signal transduction induced by radiation. Oncogene，1998，17（22）：2819-2825.

[95] Messner S，Altmeyer M，Zhao H，et al. PARP1 ADP-ribosylates lysine residues of the core histone tails. Nucleic Acids Res，2010，38（19）：6350-6362.

[96] Dobosy J R，Roberts J L，Fu V X，et al. The expanding role ofepigenetics in the development，diagnosis and treatment of pro-tare cancer and benign prostatic hyperplasia. J Urol，2007，177（3）：822-831.

[97] Ellis L，Atadja P W，Johnstone R W. Epigenetics in Cancer：targeting ehromatin modifications. Mol Cancer Ther，2009，8（6）：1409-1420.

[98] Ahuja N，Sharma A R，Baylin S B. Epigenetic therapeutics：a new weapon in the war against cancer. Annu Rev Med，2016，67（1）：73-89.

[99] El-Araby A M，Fouad A A，Hanbal A M，et al. Epigenetic pathways of oncogenic viruses：therapeutic promises. Arch Pharm（Weinheim），2016，349（2）：73-90.

第四章

染色质重塑

第一节　染色质重塑概述

在真核生物中，核小体是染色质结构的基本单位，DNA 长链包装进串联重复的核小体之中。每个核小体由长约 146 bp 的双螺旋 DNA，围绕核心颗粒 1.65 圈形成超螺旋；核心颗粒是核心组蛋白八聚体（相对分子质量 108×10^3）；核心颗粒间由 $8 \sim 114$ bp 的连接 DNA 和连接组蛋白 H1 组成。如此形成的 DNA 的初级包装为 11 nm 的串珠样结构；根据细胞功能状态还可进一步的折叠缠绕，形成更高水平的染色质包装。核心组蛋白富含赖氨酸等带正电荷的碱性氨基酸，与 DNA 具有高度亲合性。DNA 被紧密包装进核小体中，导致其在转录、修复和重组等过程中与各种调节蛋白可结合能力降低。这种结构阻止基本转录单位蛋白复合体进入启动子结合位点，使转录阻抑，但组蛋白氨基末端可从核小体中心伸出，在多种酶作用下，中和碱性氨酸残基上的正电荷，从而减弱核小体中碱性蛋白与 DNA 间的结合，降低相邻核小体之间的聚集，核小体的结构及其与 DNA 相对序列位置发生改变，增加转录因子的进入，最终促进基因的转录。这种染色质结构的动态变化过程即称之为重塑（Remodeling）。染色质重塑（Chromatin Remodeling）是以染色质构型改变为基础的表观遗传学机制，目前已发现的染色质重塑机制主要有两种，即组蛋白的翻译后修饰和 ATP 酶依赖的染色质重塑。

一、组蛋白修饰

近年来的研究表明，生物进化至真核生物阶段才产生组蛋白，核心组蛋白在组成核小体时起关键作用，组蛋白在基因表达调控中的作用可能甚至超过 DNA。组蛋白是进化上高度保守的蛋白，核小体中组蛋白尾区和球核心区的特定修饰及其各种组合，构成贮存表观遗传学信息的"组蛋白密码"（Histone Code），确定并调节与其他染色质成分的相互作用，同时还携带了所在位点的转录状态的信息。组蛋白的末端共价修饰对基因表达调控有着很明显的作用，它可以通过影响组蛋白与 DNA 双链的亲和性改变染色质的疏松或凝聚状态，或通过影响其他转录因子与结构基因启动子的亲和性发挥基因调控作用。组蛋白修饰包括赖氨酸的乙酰化、赖氨酸和精氨酸的甲基化、丝氨酸和苏氨酸的磷酸化、赖氨酸的泛素化、谷氨酸的多聚 ADP 核糖基化和赖氨酸的苏素化等。这些携带特定表观遗传学信息的组蛋白修饰，能被含有特殊结构域的效应分子识别并结合。例如，能识别乙酰化组蛋白、并能与之结合的结构域-bromodomain，常是组蛋白乙酰转移酶的组成部分，后者又参与构成更大染色质重塑复合物，从而促进下游染色质修饰和重塑，使之处于转录活性状态；又如，能识别甲基化组蛋白、并能与之结合的结构域 Chromotodomain，通常是组蛋白甲基转移酶的组成部分，后者催化邻近的、能被 Chromodomain 结构域识别组蛋白的甲基化，促进异染色质播散呈现出转录抑制状态。总之，一方面，组蛋白末端修饰通过组蛋白修饰酶的作用，破坏了核小体之间及组蛋白尾部与基因组 DNA 之间的相互作用，引起染色质的重塑，解了与基因组 DNA 间的联结，参与染色质重塑；另一方面，翻译后修饰在募集染色质重塑复合物和修饰酶至染色体特定区中起关键作用，此时这些修饰的组蛋白作为染色质特异性位点的标志，为相应染色质重塑复合物及与基因表达相关的蛋白，提供了识别位点和作用平台。其中，尤以乙酰化和去乙酰化平衡为典型，甚至有人认为它可以作为染色质具有转录活性的标志。

（一）组蛋白乙酰化修饰基础

核心组蛋白明显分为两个区域，即羧基末端的疏水区和氨基末端的亲水区。羧基端形成球形结构参与核小体核心的形成，氨基末端位于核小体的外部，与周围环境作用，为基因表达调控所必需。未修饰组蛋白的 N- 端带正电荷，与邻位核小体上带负电荷 DNA 结合，促进核小体间的压缩，降低 DNA 的可及性。作为组蛋白翻译后修饰的主要方式，组蛋白乙酰化主要由组蛋白乙酰基转移酶（Histone Acetyltransferase）[1] 和组蛋白去乙酰化酶（Histone Deacetylase，HDAC）催化完成，由此形成组蛋白的乙酰化平衡。对于某一些特定的基因而言，其染色质的结构和基因转录与否取决于乙酰化酶和去乙酰化酶的比例。组蛋白乙酰化只在两种氨基酸（Lys 和 Ser）中进行，以乙酰辅酶 A（CoA）为乙酰基的供体。

---

[1] 亦称组蛋白乙酰化酶（Histone Acetylase，HAT）。

（二）组蛋白乙酰化机制

1. 组蛋白乙酰基转移酶、组蛋白去乙酰化酶结构

目前，已经发现的含有组蛋白乙酰转移酶活性的分子主要有两类：A 类主要存在于细胞核中，与染色质上的组蛋白结合，使其乙酰化，与基因转录及相应的生物学效应有关；B 类主要存在于细胞质中，使细胞质中新合成的游离组蛋白乙酰化，以利于其转运入细胞核。组蛋白乙酰基转移酶通常以复合物的形式存在。尽管单一的 HAT 就能乙酰化游离的组蛋白，然而对于核小体中组蛋白的乙酰化作用则必须通过包括 HAT 在内的多蛋白复合物共同参与。重组的 Gcn5 只能乙酰化组蛋白 H3、H4 单体而不能乙酰化处于核小体结构的 H3、H4；体内分离出含有 Gcn5 的两大复合物 ADA 和 SAGA 却能将核小体中的组蛋白乙酰化，表明复合物中其他成分的作用是不可忽视的。

HDACs 与 HATs 一样也存在于复合物中。哺乳动物细胞和酵母 HDACs 复合物中的一个共同成分是 Sin3（SWI-independent），哺乳动物细胞 HDACs 复合物还包含 N-CoR（Nuclear Receptor Corepressor）、SMRT（Silencing Mediator for Retinoid Thyroid Hormonereceptor）、NuRD、CoREST 等。HDACs 的复合物形式可调节其本身的酶活性。复合物 Sin3、NuRD 和 CoREST 就比单独的 HDAC1 和 HDAC2 具有更高的活性。此外，复合物中不同的成分使其各自具有不同的底物特异性、细胞间定位及翻译后修饰。组蛋白去乙酰化酶主要作用为稳定核小体结构并抑制基因的转录。

2. 组蛋白乙酰基转移酶、组蛋白去乙酰化酶作用机制

核小体核心组蛋白的 N 末端尾巴上保守的赖氨酸是组蛋白的乙酰化位点，HATs 可将乙酰辅酶 A 的乙酰基转移至其赖氨酸残基的 ε - 氨基上。当组蛋白乙酰基转移酶（Histone Acetyltransferase，HAT）在组蛋白赖氨酸的 N 端残基上引入疏水的乙酰基后，使组蛋白与 DNA 间的静电引力下降，空间位阻增大，二者间的相互作用减弱，染色质呈转录活性结构，DNA 易于解聚、舒展，有利于转录因子与 DNA 模板相结合，进而激活转录，因此改变其稳定性、DNA 结合能力、激活能力、细胞核定位及与共激活因子相互作用的能力。组蛋白乙酰化引起染色质结构改变及基因转录活性变化的机制至少包括以下几个方面：①组蛋白尾部赖氨酸残基的乙酰化能够使组蛋白携带的正电荷量减少，降低其与带负电荷的 DNA 链的亲和性，导致局部 DNA 与组蛋白八聚体解开缠绕，从而促使参与转录调控的各种蛋白因子与 DNA 特异序列结合，进而发挥转录调控作用。②组蛋白的 N 末端尾巴可与参与维持染色质高级结构的多种蛋白质相互作用，更加稳定了核小体的结构。而组蛋白乙酰化却减弱了上述作用，阻碍了核小体装配成规则的高级

结构。③组蛋白乙酰基转移酶对相关的转录因子和活化因子进行乙酰化修饰。

相反，HDAC 将乙酰基从组蛋白尾端移除，使去乙酰化后带正电的组蛋白与带负电的 DNA 紧密结合，染色质呈致密卷曲的阻抑结构，降低了模板的可及性，可抑制转录。在染色质水平上，局部组蛋白的去乙酰化可以稳定核小体结构，并且恢复组蛋白与 DNA 及组蛋白与组蛋白之间的作用，进而阻碍 DNA 与转录因子及转录机器结合。另外，HDACs 还可促进其与沉默子间的相互作用，共同发挥转录抑制作用。

二、依赖 ATP 的染色质重塑

染色质重塑，除上述组蛋白化学修饰机制外，更为重要的是依赖 ATP 染色质的物理修饰，即在染色质重塑复合物或重塑因子（Remodelers）介导下，应用 ATP 水解的能量移动、松解、排出或重建核小体，调控染色质的包装状态。组蛋白修饰亦可通过募集重塑因子参与染色质重塑。在真核生物这一需能的、染色质的动态结构改变，范围从转录调节所需的局部改变，至染色体分离所需的整体的改变，是由多种含有 ATP 酶活性的重塑复合物打断组蛋白 -DNA 间的相互作用实现的。在不同的生物，已鉴定了不同的复合物，如酵母的 SWI/SNF、人类的 hSWI/SNF、果蝇的 NURF 等。

（一）染色质重塑因子

所有 ATP 依赖的染色质重塑因子（染色质改构复合物）都含有一个 ATPase 亚基，是一组以 ATP 酶为催化中心的、多蛋白亚单位组成的复合体，依靠水解 ATP 提供能量完成染色质结构的改变。根据 ATP 酶和其他组成蛋白亚单位的不同，可将重塑因子分为 4 个家族：SWI/SNF、ISWI、CHD（Mi-2）和 INO80 家族。所有的重塑因子都具有 ATP 酶结构域，它被分成 DExx 和 HELICc 两个部分。不同的重塑因子家族之间，在 ATP 酶结构域中间插入部分长短，以及邻近结构域的不同而相互区别。如 SWI/SNF 家族的侧翼结构域是 Brom 结构域和 HAS（解旋酶 -SANT），ISWI 家族特有 SANT-SLIDE 模块，CHD 家族有串联的 chromo 结构域，而 INO80 特有 HAS 结构域。

1. SWI/SNF 家族

染色质重塑因子的典型代表是 20 世纪 90 年代初首先在酿酒酵母（Saccharomyces cerevisiae）中发现的 SWI/SNF 家族（Yeast mating-type switching/sucrosenon-fermenting），约由 11 个亚单位组成，以具有解旋酶功能的 Swi2 或 Snf2 作为催化亚单位，即 Swi1/Adr6、SWB、SNFI、SNP5、SNF6、SWP59、SWP61、SWP73、SWP82、rfg3/Anel 等，

分子量约为 2×10^3 kDa。

对于酵母而言，SWI/SNF 复合物还包括 RSC（Remodels the Structure of Chro-matin）复合物，以 Sth1 为 ATP 酶亚基。同样，在果蝇中也鉴定出与酵母 SWI/SNF 同源的复合物。该复合物以 Brahma 为催化亚基，有与 Brahma 结合的相关蛋白（Brahma Associated Proteins，BAP）和与多溴区相关的 BAP（Polybromo-associated，BAP）两种形式。前者包含 OSA 亚基，后者包含多溴区及 BAP170 亚基。

人类 SWI/SNF 家族包括两种染色质重塑因子：BAF（BRG1/hBRM-associated factors）和 PBAF（Polybromo-associated BAF），分别以 hBRM 或 BRG1 为其 ATP 酶催化亚单位，两者约有 74% 的序列同源，在体外表现出相似的生化活性，在细胞增殖、分化等生命活动中发挥着不同的作用。BRG1 由许多结构域组成，包括一个进化上保守的 ATP 酶催化结构域、保守的 C 端溴区、AT-hook 基序，以及包含 QLQ、HAS 和 BRK 结构域的 N 端区域。研究表明，BRG1 的 C 端溴区能够识别组蛋白 H3 和 H4 尾部乙酰化的赖氨酸。在体外系统证实，hSWI/ SNF 复合物能促进正常染色质构象和已改变且转录因子易于接近的染色质构象间的相互交换。这种交换是可逆的，因而在两种状态间摆动，为转录因子结合到 DNA 上提供了机会。

SWI/SNF 复合物中 BAF250 只存在于 BAF 复合物中，而 BAF200 和 BAF180 是 PBAF 的特有亚基。SWI/SNF 复合物有 10 ～ 12 个 BAFs，且绝大多数在酵母 SWI/SNF 和 RSC 复合物中都存在同源物。尽管 BRG1 单独作用时就能够对核小体进行有效的改构，但在核心 BAF 亚基（BAF170、BAF 155、BAF47）的共同参与下，能使染色质改构接近最佳水平。事实上，SWI/SNF 复合物不仅分为两种类型，还可有多种形式，可以由组织特异性的亚基组成，也可以与其他因子结合。例如，与存在于威廉姆斯综合征转录因子（Williams Syndrome Transcription Factor，WSTF）复合物中的 CAF-1、TOPO Ⅱ等结合。

2. ISWI 家族

ISWI（Imitation Switch）家族重塑因子具有 2 ～ 4 亚单位，它的 ATP 酶亚单位是 ISWI 蛋白，其中研究较多的是核小体重塑因子（Nucleosome Remodeling Factor，NURF）、染色质可及性复合物（Chromatin Accessibility Complex，CHRAC）和依赖 ATP 染色质组装和重塑因子（ATP dependent chromatin assembly and remodeling factor，ACF）。最早是从果蝇分离出来的，目前包括人在内的所有真核细胞生物均已发现 ISW1 复合体的同源物，提示这些蛋白在真核细胞中起重要作用。

3. CHD 家族

CHD（chromodomain，helicase，DNA binding）家族的重塑因子广泛存在于各种真核生物中，其中 Mi-2/NuRD（nucleosome remodcling and deacetylase）复合物由 1 ~ 10 个亚单位组成，最早发现于光滑爪蟾。它含有组蛋白脱乙酰基酶（histone deacety1ases，HDAC1/2）和 CpG 结合区（methyl CpG-binding domain，MBD）蛋白，因而具有抑制基因转录的作用。CHD 家族的变异性部分来自于 chromo 结构域的多样性。

4. INO80 家族

INO80（inositol requiring 80）家族重塑因子含有 10 个以上的亚单位，最初是从啤酒酵母中提纯的。高度同源物包括 hINO80、hSRCAP（SNF2 related CREB-activator protein）和 p400，具有组蛋白乙酰基转移酶（Histone Acetyltransferase）活性。INO80 具有多样的功能，包括促进转录激活和 DNA 修复；与 INO80 高度相关的 SWR1，通过用 H2A. Z-H2B 二聚体替换常见 H2A-H2B 二聚体，重建核小体。

（二）依赖 ATP 的染色质重塑的机制

核小体抑制了 DNA 转录、修复和重组等相关过程。依赖 ATP 的重塑因子通过导致核小体的移动、排出或成分重建等动态变化，解除核小体对 DNA 相关过程的抑制，以帮助转录因子接触调控 DNA 序列。目前研究主要有以下 3 种模型。

1. 滑动模型

研究表明，重塑因子能够使围绕核小体表面的 DNA 发生暴露。对于该现象的一个可能的解释是滑动模型，即 SWI/SNF 以 ATP 水解释放的能量对核小体进行重塑，导致组蛋白多聚体滑行到同一个 DNA 分子的另一位点，称为顺式滑行，或滑行到不同 DNA 分子的某一位点，称为反式滑行。顺式滑行还是反式滑行可能取决于 SWI/SNF 相对于核小体的比率。研究表明，SWI/SNF 能在较低的比率（1∶200）下高效地进行顺式滑行，而反式滑行则需要高出前者 10 倍以上的比率才能进行。经过重塑因子的作用，组蛋白八聚体与 DNA 发生相对移动，改变了核小体的位置，同时使核小体 DNA 的限制性酶切位点暴露，并促使转录因子与相应序列元件结合。

几乎所有重塑因子都能改变核小体的平移位置。有实验通过对由 240 ~ 350 bp DNA 围绕且能区分不同平移位置的寡聚核小体进行研究，首次证明了重塑因子 ISWI（Imitation Switch）能够改变核小体相对 DNA 的位置。另外，通过已知 DNA 片段对核小体起始和终点的不同位置进行分析，证明了酵母 SWI/SNF 能通过顺式滑行的方式使核小体的相对位置改变。但是，滑动模型不能解释大量裸露 DNA 是如何在紧密排列的核小体区域产生的。因为该模型发挥作用，要求平移性的安放核小体以暴露 DNA，所以滑动并不能增加裸露核小体 DNA 的数量，而仅仅是改变它们的位置，因此，染色体重塑可能还有其他的机制存在。另外，有研究表明，人 SWI/SNF 和酵母 SWI/SNF 均能引起闭合的环状核小体阵列拓扑结构的改变，核小体的平移性安放并不能引起稳定的拓扑结构变化，因为核小体在标准的构象中已经适应了一种拓扑结构，且其后的变化不大。由核小体运动引起的对连接 DNA 扭转后的任何瞬时改变，都会在未扭转的模板上得到迅速的恢复。所以，此方式应用上存在一定的局限性，应该会有一些染色体重塑的其他机制存在。

2. 组蛋白突变体交换模型

Swr1（Sick With Rat8 ts）复合物，包含约 13 个亚基的复合物，可以与组蛋白突变体 H2A.Z 相作用，含有 H2A.Z 的核小体在转录激活中较含有 H2A 的核小体更易于发生解离，表明前者较不稳定，更容易被取代。Swr1 复合物的催化亚基 Swr1 能水解 ATP，使 H2A/H2B 与 H2A.Z/ H2B 二聚体发生交换。

3. 重获环模型

该模型认为 SWI/SNF 能直接与核小体 DNA 的大部分相结合，这种相互作用有助于将核小体 DNA 从组蛋白八聚体表面剥离，并于核小体表面形成 DNA 环，使得转录激活子或抑制子与裸露的 DNA 相结合，但该过程中整个核小体没有发生平移性的位置改变。根据此模型，脱离的 DNA 部分可以重新与原先的核小体结合，或与组蛋白八聚体的不同位点相作用，在核小体表面产生 DNA 环或泡。DNA 环围绕着组蛋白八聚体沿着一定的方向传播，从而使核小体 DNA 的不同位点发生裸露。这个过程仅需要很少的能量，因为每次传播时，DNA 环前方的 DNA 与组蛋白之间相互作用的破坏，致使环后方这种相互作用同样发生变化。

近期的研究结果倾向于该模型，认为 SWI/SNF 利用 ATP 水解的能量使组蛋白和 DNA 解聚并与组蛋白八聚体一起沿 DNA 双螺旋随即转位，从而使整个 DNA 双链上的位点都有机会与其他因子接触，呈开放状态。

除以上所述模型之外，核小体 DNA 或核心组蛋白，或两者共同发生构象变化，使核小体改变原有的标准构象，也可能导致其相对位置的改变。另外，核心组蛋白八聚体的部分或全部的解离，随后又在新的 DNA 位点重新组装，也会使原先核小体 DNA 裸露。

4. 依赖 ATP 的重塑因子、HATs、转录装置协同发挥作用

ATP 依赖的改构复合物和 HATs 可以具有协同作用调控基因的表达。两类复合物之间直接的相互作用能够增强它们与染色体模板的结合能力，还能影响每个复合物的活性。另外，一个复合物对染色质的改变能对另一个复合物发挥作用提供更好的底物。例如，

ATP 依赖的染色质重塑因子对核小体的重塑，能够增加组蛋白 N 末端被乙酰化或去乙酰化的机会；同样，核小体特异位点的乙酰化能使 ATP 依赖的重塑因子与模板的结合更加紧密。

　　由于两类复合物都具有较大的体积，所以它们同时与启动子结合的可能性似乎很小，目前也没有相关证据。那么，这两类复合物是如何与启动子依次结合的？有研究表明，存在于 SWI/SNF 的 Swi2/Snf2 亚基及 SAGA 的 Gcn5 和 Spt7 中的溴区，能特异地与组蛋白尾部的乙酰化赖氨酸相互作用，且 Gcn5 的溴区为核小体重塑及乙酰化发生后的一系列转录激活事件所必需，还能使 SWI/SNF 稳固地结合于启动子处。因此，认为组蛋白乙酰转移酶先于重塑因子，即启动子首先被乙酰化，这样乙酰化的核小体可以作为重塑因子被募集的标志；乙酰化还可以改变染色质的结构，可能使重塑因子与启动子结合更加稳固，从而促使重塑因子更好地发挥作用。另外，通过对酵母 HO 启动子的研究发现，依赖于 SWI/SNF 的改构作用发生在依赖于 SAGA 的乙酰化之前。实验表明，依赖于 SWI/SNF 的 SAGA 的募集不仅是针对 HO 基因的调控，而且在 Swi5 所调控的一系列减数分裂细胞中所表达的基因（包括 SICI、PCL2、PCL9、CDC6 等）中普遍存在，可能是由于减数分裂时染色质高度凝集的缘故。由此看来，对于所有启动子而言，似乎这两类复合物作用的先后顺序不是绝对的，可能与每个启动子的性质、所参与的转录因子及启动子区域染色质的具体结构有关。

　　对于基因的表达还需要基础转录装置的参与。研究表明，激活子 GAL4 在启动子的结合，可以使该处核小体发生顺式或反式移动，从而产生了无核小体的区域。在转录延伸过程中，RNA 聚合酶Ⅱ能够移动组蛋白 H2A/H2B 二聚体或整个组蛋白八聚体，使染色质的结构发生变化。这些研究结果表明，转录因子和调控复合物与染色质的结合先于染色质重塑因子和组蛋白修饰酶，同样能够改变染色质的结构，三者协同发挥作用。ATP 依赖的染色质重塑因子通过特异转录因子和诸如转录前起始复合物的成员之一 TBP 的介导，增强了与染色质模板的结合，而乙酰化的模板反过来能增强转录因子的结合；在体外的转录系统中，HATs 和 ATP 依赖的重塑因子能够在核小体模板上显著提高转录的整体水平。总之，基础转录装置和染色体重塑因子与启动子的结合可能没有绝对的先后顺序，即不同的启动子会有不同的激活途径。尽管如此，转录起始结束时，染色质模板的结构状态及与转录装置适时的结合都是一致的。在这些不同的途径中，每一步都有利于下一步的结合，重塑因子利于转录因子的结合，而后者有利于前者重塑功能的有效发挥。可以说，每个途径都为相应基因表达的特异性和调控的高效性提供了最有效的方式。对于该领域将来的研究将集中在涉及这三类复合物参与的其他基因的研究，从而更好地理解它们之间的相互联系。此外，染色质重塑因子在肿瘤发生、发育、核受体所介导的激素应答，DNA 复制、修复和重组等方面也扮演着重要的角色。今后随着对该复合物的深入探索，将会使人们对其广泛参与各种细胞生命活动的机制获得更为深入的了解。

（三）染色质重塑结果

染色质重塑产生以下结果：① 辅助染色质组装：移开已存在的组蛋白八聚体，为新沉积组蛋白八聚体预留空间；② 重塑因子作用于核小体的排列，结果使原被组蛋白八聚体封闭的 DNA 结合蛋白（DNA-binding protein，DBP）的位点暴露出来，能引发核小体滑动（重定位）、核小体排出或局部松解；③ 协助改变核小体成分：核小体的成分通过二聚体的置换而改变，如 H2 A-H2 B 被含有组蛋白变体的二聚体所交换；二聚体排出亦可改变核小体的组成。在核小体滑动的情况下，染色质重塑结构（Remodeling Structure of Chromatin，RSC）的染色质重塑复合物与核小体结合，使 DNA 从组蛋白表面释放；RSC 中的 Sthl 亚单位，是解旋酶 / 移位酶的 DEAD/H 一盒家族成员，启动 DNA 移位，沿组蛋白八聚体周围滑行，间距从一个至数个碱基对不等；其结果在游离核小体颗粒的一端或连接区暴露 DNA，此时并不改变核小体的结构。作为表观遗传学机制之一的染色质重塑，在 DNA 复制、修复和重组，以及染色质组装和组织化等生物学过程中发挥重要的作用，因此，参与细胞正常生长发育和对环境应答的调控，如发生异常，可引发人类肿瘤在内的各种疾病和健康问题。

第二节 染色质重塑的生物学意义

一、染色质重塑与生长发育

染色质重塑异常能引起一系列生长发育畸形、智力发育迟缓等疾病。其中，编码 SWI/SNF 复合物相关的 ATP 酶的基因（如 ATRX、ERCC6、SMARCAL1 等）突变会引起 DNA 甲基化异常，从而导致数种遗传性的智力迟钝疾病，如 X 连锁 α- 地中海贫血综合征、Juberg-Marsidi 综合征、Carpenter-Waziri 综合征等。这些疾病与核小体重新定位的异常引起的基因表达抑制有关。ERCC6 的突变将导致 Cerebro-Oculo-Facio-Skeletal 综合征和 B 型 Cockayne 综合征。前者表现为出生后发育异常、神经退行性变、进行性关节挛缩、夭折；后者表现出紫外线敏感、骨骼畸形、侏儒、神经退行性变等症状。另外，引起生长发育畸形的染色质重塑异常与组蛋白的乙酰化和去乙酰化异常有关。CREB 结合蛋白 CBP、E1A 结合蛋白 p300（EP300）和锌指蛋白 220（ZNF220）均为乙酰化转移酶。CBP 是 cAMP 应答元件结合蛋白的辅激活蛋白，通过乙酰化组蛋白使和 cAMP 应答元件作用的启动子开始转录，它的突变导致 Rubinstein Taybi 综合征，患者智力低下、面部畸形、拇指和拇趾粗大、身材矮小。

二、染色质重塑与疾病

染色质重塑是人类表观遗传的重要方面，因此，任何过程发生异常都会导致人类基因组的不正常表达，从而引起许多疾病。其中，染色质重塑异常引发的人类疾病基本是由于重塑复合物中的关键蛋白发生突变，导致染色质重塑失败，即核小体不能正确定位，并使修复 DNA 损伤的复合物、基础转录装置等不能接近 DNA，从而影响基因的正常表达而引起的。如果突变导致抑癌基因或调节细胞周期的蛋白出现异常将导致癌症的发生。乙酰化酶的突变导致正常基因不能表达，去乙酰化酶的突变或一些和去乙酰化酶相关的蛋白的突变使去乙酰化酶错误募集将引发肿瘤等疾病。

目前的研究发现，CBP 和 EP300 均可抑制肿瘤的形成，在小鼠瘤细胞中确定了 CBP 的突变，在结肠和乳房瘤细胞系中确定了 EP300 的突变，另外 ZNF220 异常和人的急性髓性白血病相关。

BRG1 相关因子 250A 是 ATP 依赖的染色质重塑因子 SWI/SNF 重塑复合物成员，是一种胚胎干细胞保持相关因子，在细胞增殖、分化和发育过程中均发挥重要作用。它的失活性高频基因突变与卵巢癌、膀胱癌和胃癌等肿瘤的发生、发展密切相关。

急性早幼粒细胞白血病（APL）会导致多种染色体异常，结果形成 PML-RARα、PLZF-RARα 融合蛋白。然而在生理浓度的 RA 存在时，PML-RARα 并非激活转录而是阻抑转录，这是由于 PML-RARα 和 N-CoR/Sin3/HDAC1 辅助抑制因子复合物间相互作用增强所致。当配基水平足以释放与野生型 RARα 结合的辅助阻抑复合物时，PML-RARα 仍然和辅助阻抑复合物牢固结合，使 RA 反应基因的启动子维持去乙酰化构象、阻抑转录，产生与 RARα 显性负抑制剂作用后相同的表型。

另外，混合谱系白血病（MLL）的产生与 ATP 依赖的重塑丧失或功能获得性异常有关。MLL 基因通过 N 端结构域的 AT 钩（AT-hook）与 DNA 小沟连接而与靶基因的顺式作用元件结合，促进相关基因在发育过程的不同阶段表达。MLL 蛋白 N 端尚有与 DNA 甲基转移酶调控区（非催化结构域）同源的结构域，功能可能是参与染色质结构的识别。

MLL 蛋白 C 端是进化过程中高度保守的 SET 结构域。目前认为，MLL 作为染色质结合蛋白，通过 SET 结构域募集 SWI/SNF 复合物，改变核小体的结构，维持染色质的开放构象，有助于基因转录。白血病时染色体易位产生的 MLL 融合蛋白虽保留了 N 端的 AT 钩和甲基转移酶结构域，但也丢失了 C 端的 SET 结构域，导致它募集 SWI/ SNF 复合物的能力丧失，从而使 MLL 作为基因表达调控蛋白的功能受到破坏。另外，已发现 MLL 的两种融合伙伴蛋白是 SWI/SNF 复合物中一些亚单位的同源蛋白，它们可与 MLL 中负责和 DNA 结合的 AT 钩融合，导致 SWI/SNF 样复合物持久地固定在 MLL 靶基因上，造成 SWI/SNF 染色质重塑复合物组成性激活。另一种可能是融合蛋白通过募集 HAT 破坏 MLL 靶基因处的染色质结构，如 MLL-ENL 融合蛋白可通过保留的 ENL 中转录激活结构域将包含 HAT 的辅助激活因子复合物固定在 MLL 靶基因上。

对染色质重塑的研究的重要意义为可以为目前难以医治的白血病或肿瘤及部分生长发育畸形症提供新的分子靶点。但目前较多的研究集中在 HAT 和 HADC 上，对于其他可能的致病途径研究较少，并且染色质重塑的机制尚为完全清楚，染色质重塑与肿瘤的关系仍然比较模糊，这些都是今后相关研究的努力方向！

（张立新）

参考文献

[1] Luo R X，Dean D C. Chromatin remodeling and transcriptionalregulation. J Natl Cancer Inst，1999，91（15）：1288-1294.

[2] Wang G G，Allis C D，Chi P. Chromatin remodelin cancer，part I：covalent histone modifications. Trends Mol Med，2007，13（9）：363-372.

[3] Morinière J，Rousseaux S，Steuerwald U，et al. Cooperative binding of two acetylation marks on a histone tail by a single bromodomain. Nature，2009，461（7264）：664-668.

[4] Dai Z，Dai X，Xiang Q，et al. Genome-wide analysis of interactions between ATP-dependent chromatin remodeling and histone modifications. BMC Genomics，2009，10（1）：304.

[5] Barrett R M，Wood M A. Beyond transcription factors：the role of chromatin modifying enzymes in regulating transcription required for memory. Learn Mem，2008，15（7）：460-467.

[6] Boulard M，Bouvet P，Kundu T K，et al. Histone variant nucleosomes：structure，function and implication in disease. Subcell Biochem，2007，41：71-89.

[7] Kouzarides T. Chromatin modifications and their function. Cell，2007，128（4）：693-705.

[8] Kouzarides T. Histone acetylases and deacetylases in cell proliferation. Curr Opin Genet Dev，1999，9（1）：40-48.

[9] Wolffe A P. Histone deacetylase：a regulator of transcription. Science，1996，272（5260）：371-372.

[10] Maldonado E，Hampsey M，Reinberg D. Repression：targeting the heart of the matter. Cell，1999，99（5）：455-458.

[11] Clapier C R，Cairns B R. The biology of chromatin remodeling complexes. Annu Rev Biochem，2009，78：273-304.

[12] Gangaraju V K，Bartholomew B. Mechanisms of ATP dependent chromatin remodeling. Mutat Res，2007，618（1-2）：3-17.

[13] Trotter K W，Archer T K. The BRG1 transcriptional coregulator. Nucl Recept Signal，2008，6：e004.

[14] Zhang H S，Gavin M，Dahiya A，et al. Exit from G1 and S phase of the cell cycle is regulated by repressor complexes containing HDAC-Rb-hSWI/SNF and Rb-hSWI/SNF. Cell，2000，101（1）：79-89.

[15] Chandrasekaran R，Thompson M. Polybromo-1-bromo-domains bind histone H3 at specific acetyl-lysine positions. Biochem Biophys Res Commun，2007，355（3）：661-666.

[16] Shen W，Xu C，Huang W，et al. Solution structure of human Brg1 bromodomain and its specific binding to acetylated histone tails. Bio-chemistry，2007，46（8）：2100-2110.

[17] Belandia B，Parker M G. Nuclear receptors：rendezyous for chromatin remodeling factors. Cell，2003，114（3）：277-280.

[18] Whitehouse I，Flaus A，Cairns B R，et al. Nucleosome mobilization catalysed by the yeast SWI/SNF complex. Nature，1999，400（6746）：784-787.

[19] Sudarsanam P，Winston F. The Swi/Snf family nucleosome-remodeling complexes and transcriptional control. Trends Genet，2000，16（8）：345-351.

[20] Längst G，Bonte E J，Corona D F V，et al. Nucleosome movement by CHRAC and ISWI without disruption or trans-displacement of the histone octamer. Cell，1999，97（7）：843-852.

[21] Guyon J R，Narlikar G J，Sullivan E K，et al. Bility of a human SWI-SNF remodeled nucleosomal array. Mol Cell Biol，2001，21（4）：1132-1144.

[22] Kwon H，Imbalzano A N，Khavari P A，et al. Nucleosome disruption and enhancement of activator binding by a human SW1/SNF complex. Nature，1994，370（6489）：477-481.

[23] Henikoff S. Nucleosome destabilization in the epigenetic regulation of gene expression. Nat Rev Genet，2008，9（1）：15-26.

[24] Fan H Y，He X，Kingston R E，et al. Distinct strategies to make nucleosomal DNA accessible. Mol Cell，2003，11（5）：1311-1322.

[25] Strohner R，Wachsmuth M，Dachauer K，et al. A "loop recapture" mechanism for ACF-dependent nucleosome remodeling. Nat Struct Mol Biol，2005，12（8）：683-690.

[26] Narlikar G J，Fan H Y，Kingston R E. Cooperation between complexes that regulate chromatin structure and transcription. Cell，2002，108（4）：475-487.

[27] Gutiérrez J L，Chandy M，Carrozza M J，et al. Activation domains drive nucleosome eviction by SWI/

SNF. EMBO J，2007，26（3）：730-740.

[28] Krebs J E，Fry C J，Samuels M L，et al. Global role for chromatin remodeling enzymes in mitotic gene expression. Cell，2000，102（5）：587-598.

[29] Workman J L，Kingston R E. Nucleosome core displacement in vitro via a metastable transcription factor-nucleosome complex. Science，1992，258（5089）：1780-1784.

[30] Kulaeva O I，Gaykalova D，Studitsky V M，et al. Transcription through chromatin by RNA polymerase II：histone displacement and exchange. Mutat Res，2007，618（1-2）：116-129.

[31] Armstrong J A. Negotiating the nucleosome：factors the allow RNA polymerase II to elongate through chromatin. Biochem Cell Biol，2007，85（4）：426-434.

[32] Ikegami K，Ohgane J，Tanaka S，et al. Interplay between DNA methylation，histone modification and chromatin remodeling in stem cells and during development. Int J Dev Biol，2009（2-3），203-214.

[33] Euskirchen G，Auerbach R K，Michael S. SWI/SNF Chromatin-remodeling factors：multiscale analyses and diverse functions. J Biol Chem，2012，287（37）：30897-30905.

[34] Saladi S V，Serna I L D L. ATP dependent chromatin remodeling enzymes in embryonic stem cells. Stem Cell Rev，2010，6（1）：62-73.

[35] 王蕊，曾宪录. ATP 依赖的染色质改构复合物及其作用机制. 遗传，2010，32（4）：301-306.

[36] 龚燕华. ATP 依赖的染色质重塑复合体. 国外医学分子生物学分册，2002，24（6）：329-333.

[37] 朱静. 染色质的重塑与基因表达调控. 国外医学临床生物化学与检验学分册，2005，26（1）：12-14.

[38] 郭晓强，张巧霞，黄卫人，等. 染色质重塑因子 ARID1A 的肿瘤抑制作用. 遗传，2013，35（3）：255-261.

[39] 张建伟. 染色质重塑与血液肿瘤. 国际输血及血液学杂志，2009，32（2）：163-167.

[40] 薛开先. 肿瘤表遗传学（六）. 国际遗传学杂志，2010，33（3）：188-192.

[41] 易霞，尚永丰. 依赖 ATP 的染色质物理修饰. 中国生物化学与分子生物学报，2003，19（4）：418-422.

第五章

非编码 RNA

第一节　非编码 RNA 概述

非编码 RNA（non-coding RNA，ncRNA）是一类不翻译成蛋白质的 RNA 分子。功能性的 ncRNA 包括基本 ncRNA 和调控 ncRNA。其中，基本 ncRNA 主要指转运 RNA、核糖体 RNA、核内小 RNA（small nuclear RNA，snRNA）和核仁小 RNA（small nucleolar RNA，snoRNA）。根据转录的长度，调控 ncRNA 可以分为小调控 RNA 和长度大于 200 bp 的长非编码 RNA（long non-coding RNA，lncRNA），如表 5.1 所示。基本 ncRNA 主要参与 mRNA 的翻译、剪接、rRNA 修饰及染色体的维持与分离等，而调控 ncRNA 则参与基因表达的各个层面。

小调控 RNA 主要包括 miRNA、siRNA 和 piRNA（Piwi-interacting RNA），它们在很多物种中调控转录基因沉默、mRNA 降解及翻译抑制。miRNA 是约 22 个核酸长度的非编码 RNA，源自具有茎环结构的 miRNA 前体，是当前研究最为透彻的内源性小调控 RNA。在真核生物中，通过与 Argonaute 蛋白结合，成熟 miRNA 首先组装进 RNA 诱导沉默复合物（RNA-induced silencing complexes，RISCs），然后以碱基互补配对的方式识别 mRNA 中的靶标位点，并主要在转录后水平抑制基因的表达。在植物中，miRNA 主要以完全互补或较高互补的方式与开放阅读框中的靶标位点结合；而在动物中，miRNA 的靶标位点一般位于 3'UTR。miRNA 以部分互补的方式与靶标位点结合，从而抑制目标基因的表达。miRISC 抑制基因表达的可能机制有：与 eIF4E 竞争结合 5' 端的加帽；招募 eIF6 阻止核糖体亚基的结合；通过脱腺苷化阻止环化 mRNA 的形成；促使核糖体与 mRNA 分离，抑制 mRNA 的翻译；介导脱腺苷化并使 mRNA 去帽（decapping），从而导致 mRNA 的降解。

siRNA 长度约为 21 个核苷酸，源自双链 RNA 或具有长茎环结构的 RNA 分子，主要通过 RNA 干扰防御病毒、转座子和转基因等外来核酸分子。与 miRNA 类似，siRNA

的形成也需要 Dicer 相关复合物处理双链 RNA 前体，然后在 Argonaute 相关复合物的引导下，siRNA 才能以碱基互补配对的方式发挥功能。siRNA 的经典调控机制为：siRNA 首先组装入 RISC，然后以接近完全互补的方式与 mRNA 结合，此时 RISC 的蛋白质组分 slicer 即可在结合区域的中间位置剪切 mRNA，剪切后的 mRNA 进一步被细胞内的核酸外切酶降解。有时，siRNA 可与目标 mRNA 非完全互补，以类似 miRNA 的方式抑制翻译。另外，siRNA 也可介导异染色质的形成。

piRNA 长度为 24 ～ 32 个核苷酸，是生殖腺特有的、与 AGO 蛋白 Piwi 亚族相关联的小 RNA，主要在生殖腺中以碱基互补配对方式抑制转座子的活性。与 miRNA 和 siRNA 不同，piRNA 来源于单链 RNA 前体，且其合成过程不需要 Dicer 相关复合物的参与。在果蝇中，Piwi、Aub 和 AGO3 三种 Piwi 亚族蛋白都可与 piRNA 结合，特异性地抑制转座子。对于果蝇卵巢生殖细胞，首先，转座子反义转录本经未知核酸酶切割产生初级 piRNA。其次，Aub 与反义 piRNA 结合并切割有义链上的 piRNA 前体，产生可与 AGO3 结合的有义 piRNA，相应地，AGO3 与有义 piRNA 结合也可切割反义链上的 piRNA 前体，从而产生反义 piRNA。这种以初级 piRNA 为引导物，不断产生次级 piRNA 的过程就是所谓的 ping-pong 循环模型。而在果蝇卵巢体细胞中，与 Piwi 结合的 flamingo piRNA 的产生则没有 ping-pong 循环。一些 piRNA 的作用并不局限于转座子，如 Su（ste）-piRNA 源自果蝇 Y 染色体的 SU 位点，可以抑制编码基因的表达。

调控 ncRNA 中相当大一部分是长链非编码 RNA，小调控 RNA 主要参与转录后水平的调控，而长非编码 RNA 则可从表观遗传、转录水平、转录后水平等多个层次来影响基因的表达。lncRNA 介导染色质修饰的可能机制有：直接招募染色质修饰复合物到特定的基因组区域；与远端的染色质修饰复合物相互作用并形成染色质环，长程影响染色质结构；与特定的 DNA 序列形成三股螺旋，从而特异地招募染色质修饰复合物；改变染色质修饰复合物的构象，从而影响复合物的活性。在转录水平，lncRNA 可以通过影响染色质结构来抑制或激活转录。例如，HOTAIR 可同时结合 PRC2 和 LSD1，通过影响染色质结构来抑制转录，这是因为 PRC2 可导致 H3K27 甲基化，而 LSD1 可使 H3K4 去甲基化；在 HOXA 位点的一端，HOTTIP 可长程招募 WDRS-MLL 来激活转录，WDRS-MLL 是可甲基化 H3K4 的组蛋白修饰因子。另外，lncRNA 也可直接影响转录因子的活性，从而在转录水平调控基因表达，如糖皮质激素受体 GR 因与 GasS ncRNA 结合而无法与相应的响应元件 GRE 结合，从而抑制 GR 目标基因的表达。在 mRNA 的剪接、编辑、运输、翻译和降解等转录后水平，lncRNA 也有着重要的调控作用，如锌指同源盒 mRNA Zeb2 的 5'UTR 内含子中的剪接位点可与反义 ncRNA 互补结合，ncRNA 的表达将致使剪接体无法剪接该内含子，从而使内含子中含有的内部核糖体位点可促使 Zeb2 高效地翻译和表达。

目前，人们对基本 ncRNA 的功能已经有了清楚的认识，小调控 RNA 的研究也取得了重大进展，但对于 lncRNA 功能的研究还处于初级阶段，与小调控 RNA 或蛋白质不同，lncRNA 缺乏保守性，因此，不能从序列或结构来推测 lncRNA 的功能。另外，lncRNA 调控方式的多样性也增加了功能分析的复杂性。调控 ncRNA、染色质修饰酶和反式作用因子相互作用形成复杂的调控网络，从而控制真核基因在特定的时空表达。对于小调控 RNA，重构小调控 RNA 的功能网络并分析它们在疾病发生发展中的作用，将是未来持续关注的方向。对于 lncRNA，分析 lncRNA 的结构和功能及 lncRNA 与其他调控因素之间的相互作用关系，将是 lncRNA 研究中应该关注的问题，这将有助于我们在各个层次解码真核基因的表达调控（表 5.1）。

表 5.1　调控基因表达的非编码 RNA

名称	英文名称	结构特点	基因位置	主要作用
piRNA	PIWI-inter-acting RNA	24 ～ 32 nt，5' 端第一个核苷酸有尿嘧啶倾向	着丝粒和端粒周围的转座子或重复序列区域	抑制转座子的活性，维持生殖细胞和干细胞的功能
miRNA	microRNA	19 ～ 25 nt，由 RNA 聚合酶 II 转录	基因间区域、外显子或内含子区域	抑制或降解靶 mRNA，参与组蛋白修饰
lncRNA	long non-cod ing RNA	大于 200 nt，由 RNA 聚合酶 II 转录	基因间区域、外显子或内含子区域	激活邻近基因的表达，促进特定基因的表达
endo-siRNA	endogenous smallinterfering RNA	21 ～ 23 nt，5' 端有单磷酸，3' 末端被甲基化修饰	由内源假基因、转座子的转录产物	抑制或降解靶 mRNA，抑制转座子的活性
circRNA	circular RNA	单链环状，含有多个 miRNA 结合位点	基因间隔区域、外显子区域	与 miRNA 结合，抑制 miRNA 功能

第二节　微小 RNA 与相关临床研究

MicroRNA（miRNA）是一类长度为 22 个核苷酸左右的非编码调节 RNA，参与 RNA 介导的基因沉默。研究表明，miRNA 调控人体内约 1/3 的信使 RNA 的表达，不仅在细胞发育、分化及生理方面发挥重要作用，而且与肿瘤、病毒感染等多种疾病的发生发展密切相关。深入研究 miRNA 分子的表达和功能对探索生命进化和疾病防治具有重要意义。

一、miRNA 的生物学形成过程及其作用机制

在生物体内，miRNAs 基因以单拷贝、多拷贝或基因簇等多种形式存在于基因组中，绝大部分定位于基因间隔区。在细胞核内，miRNAs 基因由 RNA 聚合酶 II（Pol II）转录生成含有茎环结构的初级 miRNAs（primary miRNAs，pri-miRNAs），长度通常为几百到几千个核苷酸。pri-miRNAs 再由 RNA 聚合酶 III 型蛋白 Drosha 切割成约 70 个核苷酸的小发卡状结构，称为 miRNAs 前体（pre-miRNAs）。之后在外输蛋白 5（exportin-5）的作用下转运到胞浆中，由 Dicer 内切酶切割加工成大约 22nt 的成熟 miRNA 双链体。人类双链体中的功能链进入 miRNA 诱导的沉默复合体（miRNA-induced silencing complex，miRISC）中，通过碱基对相互作用指导复合物识别靶标分子的 3' 非翻译区（3' untranslated regions，3' UTRs），对靶 mRNAs 进行调控，而双链 miRNA 的伴随链则在胞质中迅速降解。

根据 miRNA 与靶 mRNA 的配对程度不同，将其作用机制分为两种：靶 mRNA 的切割和翻译抑制。前者是 miRNA 与靶 mRNA 几乎或完全配对，通过 RNA 诱导的沉默复合体（RISC）作用，来直接降解靶 mRNA。大多数动物体内 miRNA 的作用机制属于后者：miRNA 通过与靶 mRNA 的 3'- 非翻译区（untranslated region，UTR）部分互补，同样通过以 RNA 诱导沉默复合体的形式来抑制转录后翻译水平的基因表达，而不影响 mRNA 本身。除此之外，近年来研究发现 miRNA 还能作用于靶基因的 5'-UTR 区域，促进靶基因的复制。但是，miRNA 的表达具有时间和空间特异性，表现为动态调控模式。此外，miRNA 的作用具有多向性，一种 miRNA 可以靶向多种 mRNA，而一种基因的 mRNA 也可能受到多种 miRNA 的调控，这些都增加了认识 miRNA 功能的复杂性。

二、miRNA 与病毒感染

研究表明，miRNA 在病毒感染中发挥重要作用，它可以直接作用于病毒编码基因来调控病毒的复制，也可以作用于宿主 mRNA 来间接调控病毒感染周期及病毒感染细胞的内环境，为病毒维持其潜伏性感染提供了一种重要途径。此外，病毒基因表达也可受宿主细胞编码 miRNA 的调控。HBV 持续感染可导致肝硬化、肝癌等，miRNA 在 HBV 相关肝病的发病机制中可能起重要作用。Ma 等利用 miRNA 芯片技术检测人正常肝脏、乙型肝炎肝硬化、HBV 相关性肝癌组织中 miRNA 表达谱的差异。结果发现，与正常肝脏组织相比，乙型肝炎肝硬化和 HBV 相关性肝癌组织中表达上调超过 2 倍的

microRNA 有 6 个，表达下调超过 2 倍的 miRNA 有 8 个，这些正常肝脏组织相比有差异表达的 miRNA，在乙型肝炎肝硬化和 HBV 相关性肝癌组织中表达量无明显差别。提示从 HBV 感染到肝硬化再到肝癌进程中伴有 microRNA 表达谱的变化，且变化主要发生在进程早期。

血清和组织中 miRNA 的表达检测已经在部分肿瘤疾病的诊断和预后判断中得到应用，而在 HBV 感染诊断中的研究报道很少。Li 等对 HBV 感染和 HBV 阳性的肝癌患者血清中 miRNA 的表达模式进行研究，结果发现在 HBV 感染者血清中筛选出差异表达的 13 种 miRNA，进一步分析发现其中 6 种 miRNA 在肝癌患者的表达上调，应用 3 种 miRNA（miR-25、miR-375、miR-92a）可以清楚地区分肝癌患者和正常对照。miR-375 诊断 HCC 的特异性为 96%，敏感性 100%，首次证明了血清中 miRNA 的表达模式可以作为 HBV 感染和肝癌患者新的非创伤性的生物标记物。Zhang 等在对慢性 HBV 感染者血清中 miRNA 表达研究发现，miR-122 可作为肝组织损伤的标志物，具有良好的敏感性和特异性。

目前研究认为，大多数 RNA 病毒不编码 miRNA，但容易受到宿主编码 miRNA 的调控。人编码靶向病毒基因的 miRNA 可能是在随机突变中产生，作为机体抗病毒免疫反应的重要补充，可能在病毒感染的早期发挥重要作用。miRNA 的表达受到一系列分子的调节，Dicer 和 Drosha 是其中两种主要的功能蛋白。研究显示，用特异性 siRNA 阻止内源性 Dicer 和 Drosha 的表达可显著提高 HIV-1 的复制水平，说明 Dicer 和 Drosha 对 HIV-1 的复制具有间接的抑制作用。Wang 等报道应用 Dicer 的抑制剂增强了 HCV 亚基因组复制子的复制能力，而 Randall 等在对 HCV-1 型细胞复制子模型的研究中发现，抑制 Dicer 的表达对 HCV 的复制产生抑制作用。进一步应用含 HCV 全基因组的 HCV-2a 型细胞复制模型研究发现，抑制内源性 Dicer 和 Drosha 的表达也抑制了 HCV 的复制和病毒颗粒的产生，但是对细胞的活力无明显影响。

Marquez 等对 HCV 感染者肝组织中 miR-122 和 miR-21 的表达与临床指标的相关性进行研究，结果发现 miR-21 的表达与病毒载量、纤维化和肝内炎症水平呈正相关；miR-122 的表达与病毒载量、肝内炎症水平及患者年龄呈负相关。在动物模型的研究中也证明 miR-122 和 miR-21 的表达与肝组织纤维化分别成正相关和负相关。进一步研究发现 miR-21 靶向 SMAD-7，增强 TGF-β 介导的信号转导，从而加速肝纤维化的进展。Lanford 等应用针对 miR-122 的反义核酸（SPC3649）治疗慢性 HCV 感染的黑猩猩，每周一次，共 12 周。结果发现 SPC3649 可以持续抑制 HCV 的复制，改善肝组织病理变化，而且没有发现病毒抵抗和明显不良反应的证据，为治疗慢性 HCV 感染提供了新的手段。

三、miRNA 与肿瘤

miRNA 参与调控肿瘤的多个方面，包括转录、细胞周期调节、细胞凋亡、血管生成、肿瘤的浸润和转移。已发现在多种人类恶性肿瘤中，一些 miRNA 作为抑癌因子常发生突变或缺失。Calin 等首次报道 miR-15a 和 miR-16-I 聚集在染色体 13q14 位点，而该区域在慢性 B 细胞淋巴细胞性白血病中经常缺失，提示 miR-ISa 和 miR-16-I 可能具有肿瘤抑制基因的功能。这个发现促进所有 miRNA 基因图谱在染色体上定位，并发现人和小鼠中一些重要的 miRNA 位于肿瘤相关的基因区域，提示染色体异常（如染色体缺失或重复）与 miRNA 调控异常和肿瘤发生相关。研究发现，let-7 家族成员的缺失导致 RAS 癌基因过量表达。Calin 等发现，miR-15a 和 miR-16-I 作用于一个抑制细胞凋亡的癌基因 Bcl-2。显然，miRNA 的缺失导致癌基因功能异常从而诱导了肿瘤的恶性转变。然而，在多种人类肿瘤中也发现 miRNA 表达量增加，并有证据提示其中一些 miRNA 起癌基因的作用。最早发现在肿瘤中过表达的 miRNA 是 miR-155 和 miR-17-92 基因簇。有趣的是，在上皮来源的实体肿瘤、白血病和淋巴瘤中，miR-155 表达量升高并起致癌基因的作用；而在内分泌肿瘤中，miR-155 表达下调，可能起抑癌作用，这提示 miRNA 在肿瘤中的作用存在组织特异性和肿瘤特异性。

miRNA 表达谱可反映肿瘤的来源、分级和其他病理学参数，故可作为肿瘤诊断和判断预后的工具。在 miRNA 缺失或过量表达的肿瘤中可予以相应的 miRNA 或抗 miRNA 作为治疗。肿瘤抑制基因的缺失是肿瘤发生过程中非常普遍的现象。重新表达缺失的肿瘤抑制性 miRNA 在肿瘤治疗中有极大的应用前景。一个常见的例子就是 let-7，其在多种肿瘤中表达下调。let-7 的基因缺失及其合成过程损伤是导致成熟 let-7 水平下降的两个原因。因此，在某些肿瘤治疗中，恢复 let-7 的表达能起到良好的疗效。非小细胞肺癌（NSCLC）可诱导的 Kras 原生性模型中，在 Kras 表达的同时，能将 let-7a 或 let-7g 传递至肺部，这能将肿瘤体积减少 66%。

Kola 等报道肝脏中有多种 miRNA 与肝细胞癌发生相关，其中 miR-145a、miR-16、miR-26a 表达显著下调。这些差异表达的 miRNA 可作为预诊断肝细胞癌的指标。Ji 等通过对 455 例接受治疗的乙肝病毒感染的肝癌患者的跟踪研究发现，在 miR26 表达较低的患者接受干扰素治疗后，5 年生存率由 30% 左右提高到 65% 左右，而 miR-26 表达较高的患者无论是否接受干扰素治疗，5 年生存率相似。miR-26 的表达水平可以作为判断肝癌患者是否适宜接受干扰素治疗的重要筛选指标。

虽然大量的研究报道循环 miRNA 可以作为潜在的肿瘤标志物，但目前尚存在以下几大问题：① miRNA 表达谱尚不完善，需要更多的基础研究来充实；②大多 miRNA 在不同肿瘤均有相同的表达，尚需找到某种肿瘤特异表达的单个或多个 miRNAs；③缺乏大样本、多心的联合检测数据。miRNA 作为一种潜在的肿瘤标志物，目前的迫切任务是规范这些研究所用的实验方法并探索实践新的检测方法，使其能被大多数研究机构接受。

第三节　长链非编码 RNA

长链非编码 RNA（long non-coding RNA，lncRNA）是指长度超过 200 nt 的 RNA，其本身不编码蛋白，而是以 RNA 的形式多层面调控基因的表达。通常 lncRNA 存在于核内或细胞质中。随着研究的不断推进，人们发现 lncRNA 与物种进化、胚胎发育、物质代谢及肿瘤发生等都有密切联系，其功能的深入研究也将为未来临床疾病尤其是肿瘤的诊断和治疗提供非常有价值的科学依据。研究表明长度在 50 ～ 500 nt 的全长非编码 RNA 有 1000 多个，而长度更长的非编码 RNA 数量就更多，即使在很简单的多细胞生物中长链非编码 RNA 的数量也远大于 microRNA 和 piRNA 的数量。

lncRNA 的表达水平相对于编码蛋白的基因一般比较低，与蛋白质编码基因不同，ncRNA 基因不形成大的同源家族。已有的研究表明 lncRNA 可能通过几种方式产生：如一个蛋白质编码基因发生一次插入，生成与编码序列合并的一个功能 lncRNA；非编码基因通过反转录转座作用复制，产生没有功能的非编码反转录假基因 lncRNA；染色质发生重排后，两个不转录且相隔较远的序列合并，产生一个多外显子 1n-cRNA；两次连续的重复事件在 ncRNA 内部产生具有重复序列的 lncRNA。lncRNA 数量庞大，种类繁多，调节遗传信息流的方式及调控基因表达的模式也多种多样。

一、长链非编码 RNA 的功能及作用机制

（一）lncRNA 的主要功能

lncRNA 主要具有以下功能：①通过在蛋白编码基因上游启动子区发生转录，干扰下游基因的表达。②通过抑制 RNA 聚合酶 Ⅱ 或者介导染色质重构及组蛋白修饰，影响下游基因的表达。③通过与蛋白编码基因的转录本形成互补双链，干扰 mRNA 的剪切，产生不同的剪切形式。④通过与蛋白编码基因的转录本形成互补双链，进一步在 Dicer 酶作用下产生内源性的小干扰 RNA（siRNA），调控基因的表达水平。⑤通过结合到特定蛋

白质上，改变该蛋白的细胞质定位，调节相应蛋白的活性。⑥作为结构组分与蛋白质形成核酸蛋白质复合体，调控基因的表达水平。⑦作为小分子 RNA，如 miRNA 和沉默小 RNA 的前体分子转录，调控基因的表达水平。

（二）lncRNA 的调控机制

lncRNA 是细胞中的重要调节因子，能够通过多种途径发挥作用。一般来说，lncRNA 主要从表观遗传学调控、转录调控、转录后调控 3 种层面实现对基因表达的调控。

1. 表观遗传学调控

在个体生长发育过程中，基因印记通常是 lncRNA 调控 DNA 甲基化沉默的结果。Mohammad 等研究表明，lncRNA-Kcnq1otl 对维持 Kcnql 基因区内印记基因的沉默起重要作用，其能调节印记基因两侧区域 CpG 岛甲基化，也能识别 Kcnql 基因区域中具有转录活性的非印记基因的组蛋白 H3K4me1 和 H3K27ac 修饰，从而避免 lncRNA-Kcnqlotl 对 Kcnql 活性区域的影响。lncRNA 招募染色质重构复合体到特定位点进而介导相关基因的表达沉默，如 lncRNA 基因高频率出现在印记基因形成的印记区，提示 lncRNA 基因转录受基因组印记调控。

哺乳动物细胞中有 4% ~ 9% 的基因组序列在 RNA 聚合酶 II 的作用下转录生成 lncRNA，部分 lncRNA 具有类似 mRNA 的 5' 帽和 3' 尾结构，但缺乏功能性开放阅读框架。lncRNA 可以通过自身形成的茎环结构与核心蛋白抑制复合体 PRC2（polycombrepressive complex 2）结合，后者促进组蛋白 H3 第 27 位赖氨酸残基甲基化，lncRNA-Xist 即通过类似机制在 X 染色体沉默过程中发挥作用。lncRNA 不仅能引发组蛋白修饰，也能调节组蛋白的去修饰，位于 HoxC 位点的 lncRNA-HOTAIR 如同分子支架，其 5' 末端区域与 PRC2 结合，3' 末端区域与组蛋白赖氨酸特异性脱甲基酶 1（lysine-specific demethylase1，LSD1）结合，将两个功能截然不同的组蛋白修饰物链接到特殊的作用位点，以调节组蛋白的修饰过程。

2. 转录调控

lncRNA 能够通过多种机制在转录水平实现对基因表达的沉默，表现在如下几个方面：① lncRNA 的转录可影响邻近基因的表达，如酵母中 lncRNA（SRUl）的转录会干扰下游 SER3 基因的表达。②蛋白质编码基因启动子区域的 lncRNA 可直接封阻启动子，阻碍启动子结合转录因子，阻止蛋白质编码基因表达。③ lncRNA 能结合 RNA 结合蛋白，将其定位于基因启动子区而调控基因的表达。④ lncRNA 可调节转录因子的活性，如人存在于二氧叶酸还原酶（dihydrofolate reductase，DHFR）基因位点处的 lncRNA，通过形成 RNA-DNA 三螺旋结构抑制 DHFR 转录因子活性，从而抑制此基因表达。⑤ lncRNA 亦可通过调节基本转录因子的活性实现调控基因表达。例如，RNA 聚合酶Ⅱ可被 lncRNA（Alu RNA）抑制。

3. 转录后调控

lncRNA 能在转录后水平通过与其他 RNA 配对形成双链的形式调控基因表达。例如，Zeb2 蛋白表达所必需的核糖体结合位点处于 Zeb2 mRNA 内含子 5'剪切位点区 lncRNA（Zeb2 antisense RNA）可与 Zeb2 mR-NA 内含子 5'剪切位点区形成双链，抑制该内含子的剪切，提高 Zeb2 蛋白表达。

二、lncRNA 与临床疾病

lncRNA 调节着复杂的细胞功能网络，其参与核小体形成、染色体组建及 mRNA 的可变剪切等过程。

如果 lncRNA 突变或功能异常，则会引发一系列复杂疾病，其中 miRNA 与疾病相关的研究已数不胜数，有些已用于临床。与 miRNA 不同的是，lncRNA 能通过多种机制起作用，而且很难依据其序列来推断其功能，实际上目前已知功能的 lncRNA 还不足 1%。然而，越来越多的研究显示，lncRNA 在细胞正常分化和肿瘤发生中都具有重要作用。随着人们渐渐了解到正常和疾病状态下非编码 RNA 的差异，未来则可将非编码 RNA 作为生物指标进行疾病诊断和预测。

（一）lncRNA 与癌症

P53 抑制数百个基因，若下调 P53 相关 lncRNA 的水平，就会影响这些基因的表达。lncRNA 具有肿瘤抑制或致癌的直接作用，将为开发癌症新疗法打下基础。最新进展也显示，约有 80% 的非编码基因组在基因调控中起作用。解析 lncRNA 在人类癌症中的功能，不仅能大大拓展癌症治疗的靶标，也将有助于人们开发新的癌症治疗方法。例如，可以通过反义 RNA 或靶标 lncRNA- 蛋白相互作用来进行基因调控。再如，长链非编码 RNA MALAT1 是多种肺癌进程标志物，MALAT 调节着许多与癌转移有关的基因，癌细胞产生的 MALAT1 越多，则癌转移和疾病恶化的概率就越高。研究发现，MALAT1 缺陷型肿瘤细胞的迁移能力受到损害，更难入侵周围组织，因此，MALAT1 可作为反义链 RNA 治疗肺癌的潜靶标。

1.lncRNA 与肿瘤发生有关

特定 lncRNA 表达变化与某些癌症相关，如研究发现两种 lncRNAs（PRNCRI 和 PCUEMI）在许多前列腺癌症发生中高水平表达，此高表达增强雄激素受体的相关转录程序，进而促进肿瘤生长。雄激素受体产生突变是前列腺癌的诱因。抑制这两种 lncRNA，则可抑制由上述原因引发的前列腺癌细胞的生长。最新研究发现了一个多功能的 lncRNA，即 lncRNA-ATB，它可被转化生长因子 β（TGF-β）活化，活化后促进肝癌的侵袭 - 转移级联反应。lncRNA-ATB 在肝癌组织中高表达，在肝癌转移灶中的表达进一步上调，并与肝癌的侵袭性相关，提示肝癌病人的预后更差。

2.lncRNA 可作为肿瘤的特异性分子标记

某些与肿瘤密切相关的 lncRNA 也可以作为一些肿瘤的标志物，lncRNA 不仅是调控者，也可以作为疾病的生物指标。如成人结肠癌细胞中出现的高水平的 OCG1 RNA。OCG1 基因具备组织特异性表达，可以转录出 2 个具有不同的 5'端和 3'端的 ncRNA，分别长 112 kb 和 113 kb。在肝细胞癌中 lncRNA（HEIH）也高度表达。再如 lncRNA（HOTAIR），其在原发乳腺肿瘤和转移瘤中的表达都会增加，原发肿瘤中 HOTAIR 的表达水平可以用来有效预测癌转移和死亡。还有在前列腺癌中高度过表达的 lncRNA（prostate cancer antigen 3，PCA3），这种 lncRNA 是在尿液中发现的，特别便于临床检测。

（二）lncRNA 与神经系统疾病

研究发现 lncRNA 与许多神经系统疾病密切相关，如阿尔茨海默症、精神分裂症、Prader-Willi 综合征、孤独症、躁动症等。通过反义调节的方式，lncRNA 调节相关蛋白编码基因的表达。lncRNA 调节改变，则一系列相关蛋白的作用模式会变化，最终导致疾病的发生。研究显示 lncRNA 能够稳定阿尔茨海默症关键酶的 mRNA。在对阿尔茨海默症的研究中还找到一个 lncRNA（BACElAS），研究显示 BACElAS 是一个理想的治疗阿尔茨海默症的药物靶点。在 Huntington 舞蹈病研究中发现神经性退化伴随 lncRNA 表达降低，HD 患者大脑中 lncRNA（HAR1）被抑制。lncRNA 调控异常也与短指 / 趾畸形和 HELLP 综合征有关。有越来越多的证据显示 lncRNA 与主要人类疾病密切相关，而且 lncRNA 与蛋白编码 RNA 相比，能够更好地用于疾病诊断和预后。

（三）lncRNA 与心血管系统疾病

大量实验表明，lncRNA 的表达具有明显的时空特异性及组织或细胞特异性。lncRNA 在心肌梗死、心肌肥厚和冠心病等心血管疾病的发生、发展中具有重要意义。

当心肌细胞受到缺血、缺氧等刺激时，心肌损伤因子的表达升高和心肌保护因子的表达降低。有文献报道，特异性 lncRNA 在心肌梗死时有差异表达。lncRNA MIAI 具有 5 个外显子，外显子中单核苷酸多态性的变化可导致心肌梗死相关转录本的表达水平发生改变。研究发现，MIAI 表达水平的改变在心肌梗死的病理过程中起了重要作用。研究发现染色体 9P21 区域的位点变化与动脉粥样硬化的发生、发展密切相关。lncRNA ANRIL 位于染色体 9P21 区域，是一个来自于 INK/ARF 位点的长链非编码 RNA。通过 RNA 多聚酶Ⅱ转录处理成多个转录本表型。ANRIL 的表达增加与动脉粥样硬化的严重程度呈正相关。作为生物标记物，筛查心脏重构的患者。Li 等应用 lncRNA 芯片检测了心力衰竭小鼠心肌组织、全血、血浆的 lncRNA 表达谱，发现 32 个 lncRNA 与心力衰竭相关。Yang 等采用 RNA 测序检测了应用左心室辅助装置前、后心肌组织中 lncRNA 表达，研究发现 lncRNA 可区别缺血心肌和非缺血心肌。

三、展望

小分子调节性 ncRNA 的研究已取得突破性进展，但仅有少量 lncRNA 的作用机制被发现。目前科学家对 lncRNA 的研究应特别关注从基础到应用领域的发展，因为 lncRNA 在生物体内的特殊作用决定了 lncRNA 研究是一个紧密结合实际，且可迅速用于实际的领域。lncRNA 研究可揭示编码基因以外的疾病调控机制，因此，利用 lncRNA 可解决一些人类疾病问题，如调节性 ncRNA 可作为新药靶标，lncRNA 可作为肿瘤诊断标志物。通常新药研发的靶标为具有调节功能的蛋白或蛋白复合体，目前大部分药物或作用于蛋白质，或者药物本身即为蛋白。近几年以 RNA 作为靶标进行药物开发的研究逐渐增加，未来非编码 RNA 会成为人们抵御疾病的有力武器之一。如果以 lncRNA 作为药物靶标，因为没有蛋白产生，人们必须寻找能影响 RNA 转录的新途径。目前人们只了解一小部分 lncRNA，尚有大量 lncRNA 还有待探寻。因此，lncRNA 未来的研究应着眼于发现具有不同作用的新 lncRNA 及探寻其作用机制。

（邢同京　朱坚胜）

参考文献

[1] Mercer T R, Dinger M E, Mattick J S. Long non-coding RNAs：insights into functions. Nat Rev Genet，2009，10（3）：155-159.

[2] Dykxhoorn D M, Lieberman J. The silent revolution：RNA interference as basic biology，research

tool，and therapeutic. Annu Rev Med，2005，56：401-423.

[3]　Esuu C C，Moniu B P. Theraeutic potential for rnicro-RNAs. Adv Drug Deliv Rev，2007，59（2-3）：
101-114.

[4]　Bartel D P. MicroRNAs：genomic，biogenesis，mechnism，and function. Cell，2004，116（2）：
281-297.

[5]　Triboulet R，Mari B，Lin Y L，et al. Suppression of microRNA-silencing pathway by HIV-1 during
virus replication. Science，2007，315（5818）：1579-1582.

[6]　Randall G，Panis M，Cooper J D，et al. Cellular cofactors affecting hepatitis C virus infection and
replication. Proc Natl Acad Sci USA，2007，104（31）：12884-12889.

[7]　Wang Y，Kato N，Jazag A，et al. Hepatitis C virus core protein is a potent inhibitor of RNA silencing-
based antiviral response. Gastroenterology，2006，130（3）：883-892.

[8]　Jopling C L，Schütz S，Sarnow P. Position-dependent function for a tandem microRNA miR-122-binding
site located in the hepatitis C virus RNA genome. Cell Host Microbe，2008，4（1）：77-85.

[9]　Marquez R T，Bandyopadhyay S，Wendlandt E B，et al. Correlation between microRNA expression
levels and clinical parameters associated with chronic hepatitis C viral infection in humans. Lab Invest，
2010，90（12）：1727-1736.

[10]　Lanford R E，Hildebrandt-Eriksen E S，Petri A，et al. Therapeutic silencing of microRNA-122 in
primates with chronic hepatitis C virus infection. Science，2010，327（5962）：198-201.

[11]　Ma Z L，Yang L，Chen LB，et al. Differential expression profile of microRNAs in the different stages
of hepatitis B virus infection-related hepatocarcinogenesis. World Chinese Journal of Digestology，
2009，17（20）：2112-2116.

[12]　Li L M，Hu Z B，Zhou Z X，et al. Serum microRNA profiles serve as novel biomarkers for HBV
infection and diagnosis of HBV-positive hepatocarcinoma. Cancer Res，2010，70（23）：9798-9807.

[13]　Zhang Y，Jia Y，Zheng R，et al. Plasma microRNA-122 as a biomarker for viral-，alcohol-，and
chemical-related hepatic diseases. Clin Chem，2010，56（12）：1830-1838.

[14]　唐珍，王含彦，易芳，等 . 长非编码 RNA 以及与疾病发生的研究进展 . 西南师范大学学报：自然
科学版，2015，40（1）：51-55.

[15]　施冰，薛大卫 . 长链非编码 RNA 在心血管疾病的研究进展 . 中华老年心脑血管病杂志，2015，17
（10）：1108-1110.

[16]　杨福兰，饶周舟，陈汉春 . 非编码 RNA 与基因表达调控 . 生命的化学，2014，34（1）：119-125.

[17]　聂玉敏，刘宏德，孙啸 . 调控真核基因表达的非编码序列 . 生物物理学报，2013，29（4）：
249-265.

[18]　梁高峰，何向峰，陈宝安 . miRNA 在肿瘤分子诊断和治疗中的研究进展 . 中国生物工程杂志，
2015，35（9）：57-65.

第六章

肿瘤发生的表观遗传

通常认为肿瘤是由渐进性的遗传异常驱动的一种疾病，这些遗传异常包括肿瘤抑制基因与致癌基因突变和染色体异常。越来越多的证据表明，肿瘤也是由表观遗传改变引起的一种疾病，表观遗传调控的基因沉默是癌症中基因功能缺失的一个重要机制，这种基因沉默与启动子甲基化的异常及转录抑制相关。表观遗传调控的基因沉默发生在人类肿瘤发生的早期（发生转移前的病灶），干扰或激活关键的信号通路。肿瘤早期发生的基因沉默事件，通过使关键的细胞信号通路改变，促使细胞发生异常的早期克隆性扩增。近年来研究表明，在肿瘤形成的早期，表观遗传的改变会引起癌前细胞的扩增。这部分细胞最先是发生表观遗传的改变，表观遗传的改变决定了随后的遗传改变，遗传改变则促使这些克隆恶变。

第一节　表观遗传与肿瘤的发生机制

长期以来，人们普遍认为，癌症是一种"遗传性"疾病，即主要是由若干（至少2~3个）基因突变累积导致靶细胞持续增殖、凋亡失控、侵袭能力增强等变化从而癌变。然而，近年来的研究进展，尤其是癌症基因组测序项目的实施，使得人们开始重新审视这一理论。首先，人们发现基因被激活或失活，并不一定要通过DNA序列改变，表观遗传调控失常也可和基因突变一样造成致癌后果。其次，新近发展起来的测序技术使得人们有可能测定同一种癌症的多个样本的全外显子序列甚至全基因组序列，从而比较全面、彻底地发现致癌原因，该项目除了发现人们熟知的癌基因或抑癌基因外，很重要的方面就是发现了表观遗传调控基因的突变（包括DNA序列中碱基突变、缺失、移位、融合或多拷贝放大等）所导致的癌症种类数量之多及发生率之高远远大于人们之前的认识，为表观遗传在癌症发生发展中的重要作用提供了大量的实验证据。一些肿瘤甚至可能就是表观遗传性疾病,如恶性柱状细胞癌(MRTs)、视网膜母细胞瘤、儿童成神经管细胞瘤和 Wilms' 瘤等。表观遗传调控机制包括 DNA 甲基化、组蛋白修饰、染色质重塑及非编码 RNA 等,以下分别就其在肿瘤发生发展中的作用进行阐述。

一、DNA 甲基化与肿瘤

DNA 甲基化主要发生在 CpG 双核酸位点。通常 DNA 甲基化会抑制所调控基因的表达,从而在组织特异性基因沉默、基因组印记及染色体稳定性维持等过程中发挥重要功能。DNA 甲基化酶包括 DNMTl(维持甲基化)、DNMT3a 及 DNMT3b(催化新的甲基化),而最近发现甲基化的 CpG 可以被 TET 家族的蛋白水解。以下证据显示了 DNA 甲基化在肿瘤发生发展中的重要作用。

首先,正常细胞内,启动子区的 CpG 岛(长度为 300 ~ 500 bp,富含 CpG)呈非甲基化状态,而大部分散在分布的 CpG 二核苷酸多发生甲基化。肿瘤常伴随基因组整体甲基化水平降低和某些基因 CpG 岛区域甲基化水平异常升高(如抑癌基因),而且这两种变化可以在一种肿瘤中同时发生。一方面,基因组整体甲基化水平降低,有利于有丝分裂重组,从而导致缺失和转位,并可诱导染色体重排。此外,基因组整体甲基化水平降低还可导致原癌基因活化(如 IGF2 的活化导致 Wilms 癌症)、转座子的异常表达、基因组不稳定等,这些因素均促进了肿瘤的发生。另一方面,基因启动子区的 CpG 岛发生异常高甲基化,可导致基因转录沉默,使重要基因,如抑癌基因、细胞周期调节基因、凋亡基因等表达极度降低或不表达,进而促进肿瘤的发生。例如,Baylin 实验室早在 1994 年就观察到约 60% 的肾癌起因于肿瘤抑制基因 VHL 的失活性突变,同时也观察到在约 20% 的非 VHL 突变肾癌样本中 VHL 启动子序列的高度甲基化导致该基因的表达被完全抑制;随后,该实验室又观察到 P16 也可以由于其启动子高度甲基化而被抑制,从而导致很多种肿瘤的发生。人们还发现,表观遗传和遗传也可以互相配合,抑制抑癌基因从而导致肿瘤的发生。例如,抑癌基因的一个等位基因因突变而失活,另一个等位基因则可能是因为启动子甲基化而被抑制表达。

其次,异常的 DNA 甲基化还会导致某些抑制细胞转移的基因表达被抑制,进而促使肿瘤发生转移。

这些转移相关基因包括钙黏附蛋白(E-cadherin)基因、乙酰肝素硫酸盐合成途径、蛋白酶类组织抑制剂、轴突生长导向分子、血小板反应蛋白(Thrombospondins)和层粘连蛋白等。最明显的是 E-cadherin 基因(CDH₁),某些原发肿瘤呈现 E-cadherin 超甲基化,但相应转移灶 E-cadherin 基因却未发生甲基化。这些结果显示，在原发肿瘤中 E-cadherin 表达缺失，但远端转移灶中 E-cadherin 表达可恢复。由此可见，转移细胞要正确整合入一个新的正常细胞环境，E-cadherin 去甲基化和再表达是必不可少的。此外，基因内含子 DNA，如 LINE1 和 Alu 重复序列被激活后，可转录或转位至其他基因区域并扰乱基因组。LINE1 和 Alu 元件内较高程度的低甲基化与神经内分泌肿瘤和淋巴结转移相关。还有研究显示，许多具有高侵袭性或具有转移潜能的肿瘤中，某些基因呈现低甲基化，如 SNCG 和 uPAl/PLAU。

影响 DNA 甲基化水平的多种酶，包括 DNMT3a，TET 蛋白的突变或失活也被证明与多种白血病有关。例如，急性髓细胞性白血病（Acute Myeloid Leukemia，AML）和其他几种淋巴细胞白血病中发现 MLL TET1 的异常融合。DNMT1 是 DNA 甲基化的关键酶，DNMT 1 活性增加促进 DNA 异常甲基化。Ang 等通过免疫组化和免疫印记两种方法研究 DNMT 1 在胰腺癌组织和相应的癌旁组织中的表达，免疫组化结果发现 78.7%（37/47）的癌组织中 DNMT 1 呈高表达，而免疫印记的结果显示癌组织中 80%（16/20）高表达。提示 DNMT 1 的异常激活可能在胰腺癌的发生发展中具有重要作用。以上证据提示了 DNA 甲基化在癌症发生和发展中的关键作用。Fan 等应用免疫组化及 real-time PCR 分别检测 DNMT 1 蛋白和 DNMT 1 mRNA 在肝癌组织及癌旁组织中的表达，发现癌组织 DNMT 1 呈高表达状态。利用 DNMT 1 抑制剂使肝细胞 SMMG7721 凋亡，提示 DNMT 1 使肝细胞中的抑癌基因沉默导致肝癌。

二、组蛋白修饰与肿瘤

8 个组蛋白（2 个 H2A，2 个 H2B，2 个 H3，2 个 H4）和约 146 bp 的 DNA 组成染色质的最基本单位——核小体。组蛋白上面的很多氨基酸可以通过各种翻译后的可逆的共价键修饰，包括甲基化、乙酰化、磷酸化、泛素化等，形成理论上数目繁多的特定的"组蛋白密码"来形成"开放"或"关闭"的局部染色质结构，或是决定何种蛋白结合到特定 DNA 区域，从而调节多种 DNA 功能，包括转录、复制及损伤修复。目前研究最多的是组蛋白的乙酰化和甲基化。例如，组蛋白的 H3K4、H3K36、H3K79 三甲基化、H3K9 和 H3K14 的乙酰化及 H4K20 和 H2BK5 的单甲基化都导致基因激活，而 H3K9 的单 / 双甲基化和 H3K27 的三甲基化会抑制基因表达。更有意思的是，在胚胎干细胞（可能也包括其他细胞）内，"预备状态基因（Poised Genes）"有非常特异的"双调节码—H3K4 和 K3K27 的三甲基化"，使得这些基因很容易被激活。迄今已发现数百种蛋白酶参与组蛋白共价修饰的精细调控。组蛋白修饰异常是肿瘤细胞的一个明显标志，例如，肿瘤细胞有着非常显著降低的 H4K20 的三甲基化和 H4K16 的乙酰化。而关于组蛋白修饰酶在肿瘤组织中的突变或表达异常的报道更是层出不穷，现在已知较多的是修饰组蛋白乙酰化和甲基化的酶在多种癌症中的突变，而其他类的酶与癌症的关系则还处于研究初期阶段，如最近发现癌基因 JAK2 其实是一个组蛋白激酶。

（一）组蛋白乙酰化酶和去乙酰化酶

数种组蛋白乙酰化酶基因的移位在许多种血液肿瘤中频繁出现，这些酶包括 EP300、CREBBP、NCOA2、MYST3、MYST4 等，而腺病毒蛋白 E1A 和 SV40T 结合组蛋白乙酰化酶 EP300 和 CREBBP 后可异常激活许多基因，导致细胞增殖分裂加快，从而在很多组织系统中引发癌变。有研究发现 EP300 的突变和另一种组蛋白乙酰化酶 KAT5 的染色体移位可以大大增加结直肠癌、胃癌、乳腺癌及胰腺癌的发病率。HDAC 类和 Sirtuins 类两个家族的组蛋白去乙酰化酶都在很多类型的癌症中高表达，抑制它们的活性即可以抑制肿瘤生长。

（二）组蛋白甲基化酶和去甲基化酶

很多组蛋白甲基化酶和去甲基化酶也被发现与癌症的发生发展密切相关。在许多种癌症中都有由于染色质移位、基因扩增或缺失、突变、融合、过表达或表达抑制等多种方式导致的酶表达水平或活性异常。例如，H3K4 甲基化酶 MLL 在大于 70% 的新生儿白血病和 5%～10% 的成人 AML 淋巴细胞性白血病中发生部分重叠性复制（MLL-PTD）或者基因融合。和 MLL 异常有关的白血病往往对现有治疗方法不敏感，从而预后很差。已发现的可以和 MLL 发生融合的基因有 80 多种，其中一个关键机制是 MLL 和其他蛋白融合后引起的 DOTl L，即一种 H3K79 甲基化酶，其结合到更多的位点可以导致很多促癌基因异常激活。另一个 H3K4 甲基化酶 SMYD3 高表达于结直肠癌和肝癌中，使细胞繁殖和恶变加强。NSD1 是一个 H3K36（还可能包括 H4K20）甲基化酶，其与白血病、胶质瘤、神经母细胞瘤及一种非常容易患癌症的 Sotos 综合征有关。

但在这些组蛋白甲基化酶中，与癌症关联证据最多且最复杂的还是 H3K27 甲基化酶 EZH2。EZH2 是 PRC2 复合物的关键成分，通过影响基因表达而在干细胞自我复制、定向分化、器官形成等生命过程中起着非常关键的作用。EZH2 起初被发现高表达于前列腺癌、乳腺癌、结直肠癌、皮肤癌和肺癌，其诱发癌症的机制为：EZH2 对干细胞特异基因的激活及对很多抑癌基因如 p16、p27 和 BRCA1 的调控等。已有研究发现，抑制

EZH2 活性的确能在小鼠模型中抑制甚至完全阻断肿瘤的生长。在弥散性大 B 细胞癌中 EZH2 的一个等位基因发生突变后和另一个等位基因表达正常的 EZH2 组合会出现更强的酶活性。而新近的研究却发现 EZH2 在 25% 的 T 细胞白血病中发生失活性突变。因此，根据不同的细胞环境 EZH2 既可以是癌基因，也可以是抑癌基因。

此外，关于组蛋白去甲基化酶在癌症中的研究也越来越多，例如，催化双甲基或三甲基化的 H3K4 去甲基化的 JARIDI 家族的多个蛋白在多种癌症中高表达且很可能是致癌原因；对 EZH2 起拮抗作用的 H3K27 去甲基化酶 UTX 在很多癌症中发生突变。催化单甲基化或双甲基化的 H3K4 和去甲基化的 LSDl 在乳腺癌中的表达缺失。研究表明，LSDl 的表达可以抑制乳腺癌细胞的侵袭和转移，并且影响转化生长因子 - β 信号传导，这表明 LSDl 是一个强效的抑癌基因，可能是干预乳腺癌转移的新的分子靶点。

三、染色质重塑与肿瘤

染色质重塑（Chromatin Remodeling）是指在没有 DNA 和组蛋白共价修饰变化的情况下，染色质结构发生的变化，包括核小体的解体（DNA 和组蛋白的分离）、移位、DNA- 组蛋白之间亲和力的变化及染色质三维结构的变化。染色质重塑通常是由一些能水解 ATP 产生能量的较大的复合物催化的，这些复合物包括 SWI/SNF、ISWI、INO80 等，它们通过影响染色质结构而调控转录、复制、 DNA 损伤修复等，从而在干细胞自我复制、分化发育、器官形成等过程中发挥重要作用。近几年研究发现，这些染色质重塑复合物，尤其是 SWI/SNF 复合物与多种癌症相关。SWI/SNF 复合物在从酵母到人的所有整合细胞中都保守存在，影响基因表达、复制等基本 DNA 功能。哺乳动物 SWI /SNF 复合物包含 8 ～ 12 种成分，其组成成分和具体功能呈组织特异性及发育阶段特异性。SWI /SNF 复合物的 ATP 酶可以是 BRGl 或 BRM 其中之一，其他成分包括 SNF5、BAF155、BAF170、ARID1 a 和 BAF180 等。

编码这些成分的基因在多种癌症中发生突变，其中最早发现与癌症有关且证据最多的成分是 SNF5。早在 1998 年，Versteege 等发现，突变基因 SNF5 反复出现在一种高死亡率的儿科恶性肿瘤——恶性柱状细胞癌（Malignant Rhahdoid Tumors，MRTs）中，而且 SNF5 突变和 MRTs 的关系还具有家族性：有单个等位基因 SNF5 突变的家族容易发生另一个 SNF5 等位基因失活，从而发生癌变。随后，研究又发现神经鞘瘤（Schwannomatosis）等多种癌症均存在 SNF5 突变。人为诱导 SNF5 在这些肿瘤细胞中表达，会导致这些细胞生长抑制。为验证 SNF5 的抑癌活性，王先火等构建了条件性 SNF5 缺失的转基因小鼠，研究发现，SNF5 是一个非常强的抑癌基因，在小鼠模型中诱导缺失 SNF5 会导致恶性肿瘤，且越来越多的证据支持其他 SWI/SNF 成分也和癌症有很强的相关性。例如，BRGl 在肺癌、乳腺癌、胰腺癌、前列腺癌等癌症中缺失或突变；ARIDl 在近 50% 的卵巢癌、胃癌、乳腺癌等多种癌症中突变；BAF180 在近半数肾癌中突变等。

四、miRNA 与肿瘤的发生

人类基因组转录生成的 RNA 绝大部分不能编码生成蛋白质，称为非编码 RNA。根据其长度，分为微小 RNA 和长链非编码 RNA（lncRNA）等。非编码 RNA 对于染色质结构与性质、基因沉默等具有重要意义，特别是 miRNA 对基因基细胞周期的调控，是影响肿瘤发生的重要调控因子。miRNA 与表观遗传调控之间存在着复杂的交互作用：一方面，miRNA 的表达受到 DNA 甲基化和组蛋白修饰等经典表观遗传机制的调控；另一方面，由于 miRNA 靶基因繁多，一些 miRNA 也可通过调节 DNA 甲基化水平或改变组蛋白修饰等多种途径而参与构成表观遗传调控网络。其结果不但对组织细胞产生了更加精确的调控作用，同时也可能是诱发肿瘤发生、发展及生物学性状改变的重要原因。

近年来大量研究表明，肿瘤细胞中普遍存在着 miRNA 的表观遗传学调控，许多具有抑癌特性的 miRNA 常可被 DNA 超甲基化所沉默，或关闭启动子区的染色质结构，从而抑制靶基因转录。该作用具有一定的肿瘤特异性。染色质修饰药物如 DNA 甲基化酶抑制剂或组蛋白修饰酶抑制剂等可通过降低启动子区 DNA 甲基化水平或开放异常的染色质结构，重新激活 miRNA 基因初级转录本（pri-miRNA），经一系列加工过程生成成熟的 miRNA，发挥正常的基因调控作用。

长链非编码 RNA 长度大于 200 nt 的 RNA 分子，通过不同的机制从分子水平发挥调控功能，越来越多的证据表明，lncRNA 有很多的细胞功能并且在肿瘤癌变的过程中发挥重要作用。有研究表明，20% 的 lncRNA 通过 PRC2 募集和引导染色质修饰复合物与特定的基因组区域结合从而调控基因转录。lncRNA 类似于转录活化子 / 抑制子，能够直接与各种配体结合。例如，lncRNA TERRA 可以直接与人的端粒酶结合并抑制端粒酶活性。此外，lncRNA 可以作为诱饵与 miRNA 竞争结合位点从而调节靶基因表达。lncRNA HULC 是最先发现的在原发性肝癌（HCC）患者血液中高度上调的 lncRNA，通过下调抑癌基因 p18 促使肝癌细胞大量增殖。此外，HCC 患者体内高表达的 lncRNA MVIH 和 lncRNA HEIH 分别与血管生成和肿瘤复发密切相关。其中，lncRNA HEIH 能够与 EZH2 结合，从而下调抑癌基因 p16 的表达。

五、表观遗传致癌的可能机制

越来越多的证据支持表观遗传在癌症发生发展中的关键作用，然而其作用的分子机制还不很清楚，有待进一步深入研究。第一，表观遗传通过影响基因表达，激活癌基因或抑制抑癌基因，如表观遗传对 VHL、p16 和 Myc 等基因的调控。第二，表观遗传调控异常会导致染色质结构不稳定，从而引发染色体数目异常、大片段缺失或扩增及 DNA 修复机制紊乱。第三，表观遗传可能影响细胞增殖或凋亡，如 Brgl/Brm 缺失后，RB 不再诱导细胞凋亡，其他 SWI/SNF 也和 p53 有密切关系。第四，表观遗传可能影响重要信号传导通路，如 WNT、Hedgehog、TGF-β、细胞表面受体及许多激素受体等，这些信号通路在个体发育中具有关键作用，在癌变过程中也扮演着重要角色。第五，表观遗传也能影响癌症侵袭和转移，如赖氨酸特异性去甲基化酶 1（Lysine specific demethly 1，LSD1）可以显著影响乳腺癌的侵袭和转移能力，SWI/SNF 也被证明与肿瘤转移有关。

第二节　炎症诱导细胞恶性转化的表观遗传机制

病毒和细菌感染与人类癌症发生有着密切关系，在世界范围内，由病毒感染所致的人类癌症占 10%～15%。感染相关癌症包括由乙型肝炎病毒（HBV）和丙型肝炎病毒（HCV）引起的肝细胞癌（HCC），EB 病毒相关的淋巴瘤、鼻咽癌与胃癌；人乳头状瘤病毒所致的宫颈头颈部鳞状细胞癌及幽门螺杆菌引起的胃癌。这些感染相关癌症的致癌机制已有大量研究，集中在病毒和细菌感染和由此产生的炎症影响细胞增殖，细胞信号转导和基因改变。除此之外，病毒性或细菌性感染诱导的表观遗传改变目前被认为是癌症发展的最重要的作用机制。首先报告病毒感染与甲基化的关系可追溯到 20 世纪 70 年代，这些研究表明在由腺病毒和多瘤病毒转化细胞中，整体 5- 甲基胞嘧啶增加。在 20 世纪初，抑癌基因的异常甲基化在 EBV 感染相关的癌症首次被发现，之后在人幽门螺旋杆菌感染的胃黏膜组织中也被发现。

到目前为止，许多研究已经证明病毒或细菌感染和异常甲基化的关系。按时间顺序，异常的 DNA 甲基化可能已经在非癌或癌前组织累积，产生一个"表观遗传缺陷"或"癌变"的表观遗传特征。表观遗传癌变的特点是不同基因的异常甲基化在无克隆性病变的组织中累积，并且缺陷严重程度和癌症风险具有相关性。这一概念的临床价值最近被一项预测胃癌风险的多中心前瞻性队列研究所证明。机制上，正像 EBV 感染，病原体的组成部分诱导可能诱导 DNA 的异常甲基化。更为常见的是，慢性炎症可以诱导异常甲基化，如幽门螺旋杆菌和肝炎病毒感染所致。此外，最近研究表明，慢性炎症可以诱导组蛋白修饰的变化更为频繁，而且早于异常甲基化的发生，一些异常的组蛋白修饰可以作为异常甲基化的一种信号。在此，以肝癌为例，阐述病毒感染所致炎症和表观遗传改变之间的相互作用与肝癌发生发展的关系。

一、肝癌：炎症和表观遗传学的重要性

表观基因组的失调（细胞中的表观遗传标记，包括甲基化、组蛋白修饰和非编码 RNA）已被认为在肿瘤的发生发展中起重要作用。在众多的人类癌症中，可观察到大量肿瘤抑制基因和癌症相关基因的异常表达，表观遗传事件被认为是在调节基因活性的关键机制。表观遗传改变可能为致癌发生的早期事件和先于致癌转化前发生的基因改变。此外，相关表观基因技术的大规模研究，已经确定了由异常的表观遗传改变调控的靶基因，并显示表观遗传模式与不同类型的癌症有关，包括肺癌、结直肠癌与肝癌。这些"表观遗传信号"与遗传因素或临床效果关联，可以被定义为特定的表观遗传变化或与肿瘤的病因或临床病理特征相关的联合变化。

炎症反应是组织对损伤的自然反应。炎症过程的主要功能是保护机体免受有害物质和产物的伤害，去除受损细胞，促进受损组织的更新。然而，慢性炎症可能激活细胞的增殖和感染组织中细胞死亡的失调。炎症是肝癌发展的一个重要因素，慢性肝炎可能通过诱导肝硬化促进肝癌发生，虽然炎症介导肝癌肿瘤也可能在无肝硬化病变的情况下发生。因为表观遗传机制的失调是癌症的标志之一，包括肝癌，炎症很可能通过表观遗传机制促进肝癌的发生。在此，主要讨论炎症介导的表观遗传机制在肝癌发生过程中的潜在作用，探讨炎症和表观基因组之间的相互作用可能在开发预防和治疗肝癌新型高效策略中的应用。

二、肝癌发生过程中炎症反应的失调

肝癌是一个众所周知的炎症相关性癌症的例子，在慢性炎症的背景下缓慢发展。炎症和肝肿瘤之间的分子联系尚不清楚，但是最近的研究已经开始解开基本的机制。在此，我们首先讨论肝脏损伤和病毒感染后慢性炎症的发展，之后阐述细胞因子的分泌在肝癌发展过程中的作用。最后将讨论核转录因子（NF）-κB 和信号转导和转录激活因子 3（STAT3）通路活化及其与肝癌发生有关的后果。

（一）肝损伤和病毒感染所致慢性炎症的发展

解毒是肝脏的主要功能之一。因此，肝细胞不断受到各种感染或有毒的药物影响产生肝损伤，并引发炎症反应。局部炎症的目的是通过激活受感染的细胞凋亡而清除损伤，并通过激活细胞增殖促进组织修复。在正常情况下，当损坏是有限的，可以迅速修复，炎症状态是短暂的。但是，如果组织损伤严重，炎症刺激持续存在，炎症持续发生，就可能进展为慢性炎症及肝细胞的持续增殖（见后文）。在一个较长的炎症反应时，激活的细胞途径可能会引发广泛的潜在有害的过程，如通过活性氧积累诱导 DNA 的损伤。因此，在慢性炎症过程中，肝细胞具有广泛的 DNA 损伤和进行长期的增殖，可能会导致突变和生长优势的获得，从而促进肝癌的发生和发展。

上述情况更可能与过量饮酒或脂肪累积或乙型肝炎病毒或丙型肝炎病毒感染密切相关。HBV 或 HCV 感染可导致肝硬化和肝癌的进一步发展。当免疫系统不能有效清除肝脏病毒，便会导致慢性疾病。在感染过程中，肝炎病毒抗原激活免疫细胞，引发感染的肝细胞的凋亡，从而诱导代偿性增生。慢性感染也可能通过诱导突变和染色体不稳定导致肝癌的发展。这些遗传改变可以在延长细胞的增殖过程中发生，例如，在 HBV 感染的情况下，可诱导病毒 DNA 整合到人类染色体 DNA。乙型肝炎病毒和丙型肝炎病毒也可通过病毒蛋白的作用直接启动细胞转化，干扰控制细胞存活、细胞增殖和凋亡的途径。例如，HBx 基因编码的病毒蛋白能够直接影响多种信号通路相关基因的转录，包括 c-JUN、c-FOS、c-MYC、AP-1 和 p53。在 HCV 中，已知其中核心蛋白（丙型肝炎病毒感染早期阶段合成的病毒基因产物）通过激活 c-MYC 和抑制 p53 基因抑制细胞凋亡。因此，病毒感染相关的慢性肝脏炎症可能通过重要的细胞通路失调有助于肝癌的发生。

（二）细胞因子分泌与肝癌的发展

在慢性肝脏炎症过程中，通过局部和浸润的免疫细胞分泌细胞因子的信号活化细胞增殖。与肝脏炎症反应相关的细胞因子中，TNF-α，白细胞介素（IL-6、IL-1α、IL-1β和 IL-10），和 TGF（转化生长因子）-β 被认为发挥主要作用。一些大型调查研究表明，与健康对照组比较，肝炎患者血清中细胞因子的 IL1β、IL6、TNFα、TGF-β 和 IL10水平明显升高。奇怪的是，血清 IL-6 和 TNF-α 水平在肝癌患者中是降低的，而在实体瘤肿瘤细胞中 TNFα 和 IL1β 水平高于正常组织。这些研究的结果并不一致，因此，细胞因子失调对慢性炎症相关肝癌发展的确切影响仍不清楚。然而，细胞因子表达的变化在癌前阶段如慢性肝炎和肝硬化是可测的。不同形式的肝脏炎症比较表明，IL-6、

TNF-α，IL1β 和 IL-10 在肝硬化患者中表达明显高于未发生肝硬化的 HBV 或 HCV 感染者。因此，细胞因子的表达与疾病进展呈正相关，提示细胞因子表达的失调可能是积极参与肝癌形成的一个早期事件。

（三）NF-κB 和 STAT3 信号通路激活与肝癌的发展

细胞因子激活的细胞途径参与细胞的生长、细胞的存活、细胞增殖和凋亡。在此，我们讨论 NF-κB 和 Janus 激酶（JAK）/ STAT3 通路关键的生物学功能失调在肝癌发展中的重要性。NF-κB 属于 REI 转录因子家族，以一个同源或异源二聚体形式存在。在缺乏刺激的情况下，二聚体在细胞质中保持非活化。在肝细胞中，TNFα 或 IL1α 与细胞膜的结合导致 NF-κB 的活化，进入细胞核，启动多种炎症靶基因的转录。尽管 NF-κB 活化已在多种实体肿瘤中被证实，但 NF-κB 在肝癌中的状态很少有研究。在一项包括 15 个原发肿瘤的小样本研究中发现，与健康对照组相比，活化的 NF-κB 在癌旁组织中检测阳性率为 87%，肿瘤组织中为 80%。一个更大的队列研究表明，NF-κB 在肿瘤样本中活化率为 25%。除了使用人类肿瘤标本进行研究，许多研究应用炎症诱导肝癌动物模型，在体内探讨 NF-κB 在肝癌发展中的作用。这些研究揭示了 NF-κB 具有双重功能。第一，作为在肝细胞中的抗肿瘤成分，NF-κB 可能通过防止细胞过度死亡、限制代偿性增生从而保护肝脏。第二，也可能具有致瘤的功能，NF-κB 的活化可能通过增加转化肝细胞增殖支持肿瘤生长。因此，NF-κB 活化在肝癌的发生和发展过程中的精确功能仍有待于进一步研究。

JAK/STAT3 信号通路的活化可能通过细胞因子 IL-6 与其受体相互作用。IL-6 结合激活 JAK 激酶的磷酸化（主要是 JAK2），随之将 STAT3 Y705 氨基酸磷酸化。STAT3 的活化形成同源二聚体，转运到细胞核，导致多种主要参与细胞存活通路的基因转录。其他的一些研究表明，STAT3 在多数肝癌病例中是组成性激活（60% 或更多的样品）。此外，在体内的机制研究表明，STAT3 的活化不可能为 HCC 的后果，而可能积极参与肝癌晚期阶段的进展。在一个特定的饮食状态诱导的炎症小鼠模型中，肝癌的发病率与 STAT3 的活化相关。在肝脏处于炎性微环境的小鼠中，抑制 STAT3 可减少肝癌的发生。这些结果提示 JAK/STAT3 通路活化在肝癌生长，也可能在肝癌的发生、发展中起致瘤性的作用。

三、肝癌发生过程中的表观遗传机制失调

在癌细胞中，由于异常基因的表达，关键的细胞过程，如细胞存活、细胞生长、细

胞增殖和细胞凋亡均是失调的。基因表达的改变是由于表观遗传失调及遗传改变（即突变）所致。表观遗传机制，如 DNA 甲基化、组蛋白修饰和非编码 RNA 是基因活性状态的关键调节因子。因此，表观遗传紊乱会影响建立和维持细胞的一致性和增殖能力基因的转录。大量的研究表明，表观遗传在肝细胞肝癌中发生变化，可能在肝癌的发生中起着重要的作用。

（一）DNA 甲基化在肝细胞癌的变化

DNA 甲基化是 DNA 的化学修饰，表现为 DNA 甲基化转移酶的作用下将甲基选择性地添加到胞嘧啶上。在人类中，甲基化通常发生在碱基胞嘧啶的第 5 位碳原子（5- 甲基胞嘧啶）。DNA 甲基化在基因转录和基因异常沉默的作用已有大量研究，虽然它也被应用于转座因子的沉默。DNA 甲基化影响染色质的压缩性，这会影响基因与转录因子的相互作用，从而影响基因的表达。研究发现，整体基因组低甲基化在多种实体瘤中是一个普遍的现象，包括肝癌。HCC 肿瘤整体甲基化水平和相匹配的非瘤肝组织的比较显示，肿瘤总 5- 甲基胞嘧啶含量显著减少。与周围肝硬化或非肿瘤组织相比，肝肿瘤组织一些重复元件如 LINE-1、ALU 和 SAT-2 存在低水平的甲基化。

整体的低甲基化可能从两个方面有助于癌症的发生。首先，在正常肝组织，如在其他健康组织中，重复元件的甲基化可能通过沉默它们的转录，有助于基因组的完整性，从而防止潜在的有害的移动遗传元件的活动。DNA 低甲基化可以解释肝癌中发现的染色体结构的改变和基因突变。这个假设是由一个研究显示异染色质序列 1q12 拷贝过剩与甲基胞嘧啶整体损失相关佐证的。因此，DNA 低甲基化可能会改变富含 CpG 的卫星 DNA 和染色质蛋白之间的相互作用，导致异染色质的解聚和破损。其次，整体低甲基化可导致癌基因的激活。有研究发现，在肝癌的进展过程中癌基因启动子去甲基化支持这一点。

与这些全表观基因组的改变相平行，在肿瘤抑制基因的 CpG 岛可检测到区域的高甲基化。这些 CpG 岛高甲基化通常会引起基因沉默。这些靶向基因参与细胞增殖的抑制作用（p21、p27、p16INK4a、RASSF1A、SOCS1-3，RIZ1），细胞凋亡（CASP8、XAF-1、ASPP1、ASPP2），细胞黏附和迁移（E-cadherin，TFPI-2），DNA 修复（GSTP1），它们的沉默能促进细胞转化。研究发现，抑癌基因和其他肿瘤相关基因（如 RASSF1A、DOK1 和 CHRNA3）的高甲基化状态在人类肝癌样本中的比例高。重要的是，肝脏癌前病变，如肝纤维化、肝硬化，也被发现具有抑癌基因异常高甲基化。这些结果表明，在肝癌的进展中，TSG 甲基化可能是肿瘤引发的事件。总之，甲基化状态的变化（包括低甲基化和高甲基化）在肝肿瘤的发生发展中起着关键作用，类似于其他癌症，如结肠癌等。

（二）肝细胞癌中的组蛋白修饰

组蛋白的化学修饰（主要是组蛋白 H3 和 H4 的乙酰化和甲基化）通过聚集转录抑制剂或增强剂参与基因表达。这些修改基本上发生在基因启动子区以刺激或抑制基因的表达。在一个缺乏甲基的肝癌小鼠模型中，可以观察到从癌前结节到发展为肝癌，研究发现 H3K9 和 H4K20 三甲基化水平（分别与抑制和激活转录状态有关的组蛋白标记）在肿瘤进展中的变化。与这些变化是一致的，有研究发现负责 H3K9 和 H4K20 的甲基化酶（Suv39H1 和 Suv4-20h2）表达分别上调和下调。

在细胞重新编程的模型中，可观察到组蛋白标记模式（通过激活或失活的特异的组蛋白修饰复合物）的进行性变化。小鼠肝癌细胞与胚胎干细胞的融合导致了肝癌细胞表型的消失和肿瘤抑制基因 p16INK4a 的激活。这些重编程细胞诱导性分化至恢复初始的 HCC 表型与 p16INK4a 持续沉默有关。在分化过程中，p16INK4a 基因启动子被 H3K27 的三甲基化迅速"入侵"，在后期阶段伴随着 H3K9 的二甲基化。最后，在肝癌中，组蛋白 H3 和 H4 去乙酰化（通常与转录抑制有关）与一些基因表达的改变有关，相关机制研究发现，组蛋白去乙酰化还可能与 DNA 甲基化关联导致基因沉默。尽管缺乏人类样本的大型研究，但这些结果表明，组蛋白修饰可能在肝癌的发生中发挥重要作用。

（三）微小 RNA 与肝细胞癌

microRNA 是一类非编码小 RNA（22 ～ 25 个核苷酸），通过抑制 mRNA 的翻译抑制基因表达。许多研究表明，与非癌组织相比，肝癌肿瘤中 microRNA 的表达发生了明显变化，提示 m icroRNAs 参与肝癌的发展。在肝癌组织中，一些微小 RNA 分子如 microRNA-18（miR-18）、miR-21、miR-221、miR-222 和 miR-224 等表达上调，miR-122、miR-125、miR-130a、miR-150、mir-199 和 miR-200 和 let-7 家族表达下调。为了阐明 microRNA 失调在肝癌中的后果，这些 miRNA 的靶基因需要确定和验证。到目前为止，肝肿瘤 microRNA 的变化与主要参与细胞周期调控和细胞增殖的基因相关。例如，细胞周期蛋白依赖性抑制剂 P27、P57 和 B 细胞淋巴瘤 2（BCL-2）- 修饰因子是 miR-221 和 222 的靶基因，这些微小 RNA 在肝癌中是上调的。与癌旁组织相比，miR-1-1 在肝肿瘤中是下调的，其在肝癌细胞株异位表达诱导细胞周期抑制和细胞死亡。最后，肝癌 miR-122 下调增加 cyclin G1 的产生，在肝癌细胞系中 miR-22 的过表达导致细胞增殖增强，在免疫缺陷无胸腺鼠或裸鼠导致肿瘤快速的进展。总之，这些结果与 miRNA 在肝细胞增殖和凋亡的调节作用相一致，并强调 microRNA 改变在肝癌细胞转化中的重要性。

（四）表观遗传学改变及肝癌病因学

在过去的 10 年中，虽然有关肝癌表观遗传机制失调的证据在不断积累，但其起源尚不清楚。这些变化多数发生在肝癌早期阶段，甚至在癌前病变阶段。其中一些改变可能由于直接暴露于特定风险因素所致，包括 HBV 和 HCV 感染、酒精摄入和黄曲霉毒素 B1，它们的存在可以推动肝癌的发生过程。例如，在 HCC 组织中，p16INK4A、GSPT1 和 RASSF1A 基因的甲基化与病毒感染显著相关。通过对不同肿瘤样本甲基化谱的比较发现，在 HBV 感染、HCV 感染和酒精消费相关的样本中显示出每组特定的 CpG 岛高甲基化。研究表明，甲基化模式和肝癌肿瘤主要的危险因素，包括 HBV 感染和酒精摄入之间显著相关。进一步的研究以检测是否主要的危险因素引起不同的早期表观遗传事件，是否这些变化促进肝癌的发展。

除了已知的危险因素，营养缺乏可能为肝癌的发展提供了有利条件。在缺乏甲基或缺乏 lipotrope 饮食诱导的大鼠肝癌模型研究中发现，整体低甲基化与肿瘤发生发展相关。同样，酒精性肝病和非酒精性脂肪肝的小鼠模型研究提供了 microRNA 失调在肝脏病变的证据。此外，慢性酒精摄入也会导致表观遗传学的改变：来源于饲喂乙醇大鼠肝组织中 40% 甲基化的损失，酒精摄入增加可引起 DNA 整体的低甲基化。最后，饮酒也能影响组蛋白修饰，特别是组蛋白 H3 乙酰化的增加。总之，病毒感染或酒精消费可能引起了一些特定的表观遗传改变，但是总体的变化远远没有阐明。因此，已知的危险因素引发的表观遗传变化确切的机制和精确的靶基因仍有待阐明。

四、表观遗传机制与炎症反应途径的相互作用

许多研究应用不同的模型系统，揭示了炎症途径和表观遗传机制之间的联系。越来越多的证据表明，在肿瘤发生和发展过程中，炎症诱导的变化和表观遗传失调之间存在一种直接的机制性关系。Martin 提出了一个假说，认为表观基因组失调可能是炎症促进肿瘤发展的一个潜在机制。在这种情况下，炎症反应的不同成分可能诱导表观遗传机制的变化或所谓的表观遗传开关，重设细胞内长期的记忆系统（正常情况下保持稳定的转录模式和细胞表型的一个系统）。

如前所述，炎症过程和表观遗传失调是肝癌发生的早期事件。然而，目前尚不清楚在癌症的发生和发展中，炎症和表观基因组失调是否是共同作用引发肝癌还是它们之间有层次性与相互依存性。虽然癌症传统上被认为是由突变积累引起的遗传病，但最近的

证据表明，表观遗传学的改变可能在肿瘤的发展中起着重要作用，也可能作为前驱事件先于和促进遗传变化。基于此，Martin 等提出假设，表观遗传失调可能是炎症促进肝癌发展的一种潜在机制。在这种情况下，炎症反应的不同成分可能直接或间接导致表观遗传机制的变化，包括那些在肝细胞中参与设定和传播 DNA 甲基化、组蛋白修饰和非编码 RNA 正常模式。表观遗传失调通过改变基因的表达状态和加剧慢性炎症状态的正反馈回路，有助于持续的炎症反应。同时，表观基因组失调保持改变的促进细胞增殖和恶性转化的长期记忆系统。这种相互依存和自我增强的炎症和表观基因组之间相互作用保持和放大炎症信号导致在肝癌的发展过程中最终的一系列事件。

一些机制和功能的研究通过阐释炎症途径和表观遗传修饰之间的相互关系，为上述的模型提供了支持。例如，慢性炎症增加细胞质中活性氧的浓度，ROS 水平升高可引起 SNAIL 基因的表达（编码一种上皮间质转化过程的主要调节基因），随之可以聚集 DNMTs（DNA 甲基转移酶）和 HDAC（组蛋白去乙酰化酶）导致特异性的基因沉默。在体内酒精的摄入或体外脂多糖处理（炎性刺激）可诱导细胞因子基因启动子 H3K9/S10 的磷酸化，这些特定的组蛋白标记对 NF-κB 聚集到基因启动子区是必需的。此外，NF-κB 与 HDAC-1 相互作用和 HDAC-1 灭活特定基因的能力要求存在 P50，一个 NF-κB 亚单位。相反，表观遗传机制还可以干扰炎症通路，特别是活化 JAK/STAT3 途径。肝癌肿瘤分析显示，通过 DNA 甲基化，异常沉默 JAK/STAT 抑制性基因 SOCS-1 和 SOCS-3 导致该途径的组成性激活。此外，STAT3 及其靶基因启动子的结合可能依赖于组蛋白的乙酰化状态。所有这些例子都支持这一假设，炎症和表观遗传机制不是独立的而是相互依存的，两者相互作用导致 HCC 发生、发展过程中广泛的失调事件。

基于现有的证据，Martin 提出一个模型，炎症反应的各种成分（包括炎症通路激活）诱导基因的变化（可能通过表观遗传机制如介导 DNA 甲基化、组蛋白修饰和非编码 RNA 失调）。这些变化代表了激活表观遗传开关的起始事件，重设靶细胞的长期记忆系统（肝细胞）。表观遗传开关可以定义为在细胞表型转变中，表观基因组中发生稳定和有丝分裂遗传的变化，这些变化在最初的触发事件已经停止之后仍被保持。这种表观遗传学开关可以通过基因重新表达和放大有助于慢性炎症信号的反馈回路，促进炎症的持续状态。表观遗传失调可以保持改变的转录模式，促进细胞增殖和恶性转化。因此，炎症和表观基因组自我增强的相互作用保持和放大炎症信号，从而产生一系列在肝癌发生发展的最终事件。

总之，在肝脏疾病和肝癌中，经常观察到细胞因子的异常分泌。因此，调节细胞生长、细胞周期和细胞存活的炎症通路在肝细胞是失调的。这些途径可能通过正反馈增强细因子的表达，从而形成一个恶性循环，在肝癌最终达到顶点。越来越多的证据表明，炎症通过失调的表观基因有助于肝癌。许多研究已经发现肝癌存在多种表观遗传学的变化，包括 DNA 甲基化、组蛋白乙酰化和非编码 RNA 异常的表达，这些变化导致转化肝细胞中许多基因表达的失调。一些证据表明，炎症和表观遗传失调在肝癌中不是独立的事件，它们可能相互作用直接或间接地诱导细胞转化。

　　近年来，癌症研究最重要的进展就是发现并证实了表观遗传调控在癌症发生和发展的各个阶段起关键作用。目前，人们已普遍接受染色质结构对基因表达存在影响的观点，大量的关于表观遗传调控在癌症发生和发展的各个阶段所起关键作用的信息已经获得，这些信息对指导临床实践发挥着越来越重要的作用。然而，表观遗传的研究还存在很多的挑战。表观遗传调控在癌症发生和发展的各个阶段所起关键作用的分子机制尚不清楚。例如，引发癌变的表观遗传的变化是如何开始和维持的？表观遗传和现在已知的各种癌基因、抑癌基因、信号通路等是如何相互作用的？表观遗传和 DNA 序列变化在癌症发生发展中孰先孰后，如何相互作用？是否能绘制各种癌症，甚至各种癌症亚型，区别于正常细胞的"表观遗传谱"？这些在癌症中检测出的表观遗传变化哪些是真正的"致癌因素（driver）"、哪些是"从属变化（passenger）"？这些表观遗传变化致癌的组织特异性机制如何？如何设计研发针对某一个特定酶蛋白，甚至是其中一个特定功能基团或变异体的小分子药物？这些问题的逐步解决将会对癌症的防治带来革命性的变化。

（邢同京　陈华忠）

参考文献

[1] Zhang J，Benavente C A，Mcevoy J，et al. A novel retinoblastoma therapy from genome and epigenetic analysis. Nature，2012，481（7381）：329-334.

[2] Martin M，Herceg Z. From hepatitis to hepatocellular carcinoma：a proposed model for cross-talk between inflammation and epigenetic mechanisms. Genome Medicine，2012，4（1）：1-13.

[3] Hattori N，Ushijima T. Epigenetic impact of infection on carcinogenesis：mechanisms and applications. Genome Medicine，2016，8（1）：1-13.

[4] Ang Li，Noriyuki O，Scung-MH，et al. Pancreatic cancer DNMT1 expression and sensitivity to DNMT1 inhibitors. J Cancer Biol Ther，2011，9（4）：1-17.

[5] Fan H，Ghao G J，Chcng J，et al. Overexpression of DNA methyltransferase 1 and its biological significance in primary hepatocellular carcinoma. World J Gastroenterol，2009，15（16）：2020-2026.

[6] Cheetham S W，Gruhl F，Mattick J S，et al. Long noncoding RNAs and the genetics of cancer. Br J Cancer，2013，108（12）：2419-2425.

[7] Khalil A M，Gunman M，Huarte M，et al. Many human large intergenic noncoding RNAs associate with chromatin modifying complexes and affect gene expression. Proc Natl Acad Sci USA，2009，106（28）：11667-11672.

[8] Redon S，Reichenbach P，Lingner J. The non-coding RNATERRA is a natural ligand and direct inhibitor of human telomerase. Nucleic Acids Res，2010，38（17）：5797-5806.

[9] Saito Y，Hibino S，Saito H. Alterations of epigenetics and microRNA in hepatocellular carcinoma. Hepatol Res，2014，44（1）：31-42.

[10] Panzitt K，Tschernatsch M M O，Guelly C，et al. Characterization of HULC, a novel gene with striking up-regulation inlar carcinoma，as noncoding RNA. Gastroenterology，2007，132（1）：330-342.

[11] Yuan S X，Yang F，Yang Y，et al. Long noncoding RNA associated with microvascular invasion in hepatocellular carcinoma promotes angiogenesis and serves as a predictor for hepatocellular carcinoma patients' poor recurrence-free survival after hepatectomy. Hepatology，2012，56（6）：2231-2241.

[12] Yang F，Zhang L，Huo X S，et al. Long noncoding RNA high expression in hepatocellular carcinoma facilitates tumor growth through enhancer of zeste homolog 2 in humans. Hepatology，2011，54（5）：1679-1689.

[13] 王先火，赵秀娟，邱立华，等 . 肿瘤发生的表观遗传学：进展与临床意义 . 北京大学学报（医学版），2012，44（5）：701-707.

第七章

表观遗传与肿瘤的个体化诊疗

　　个体化医学（Personalized Medicine）是指在疾病基因组学、疾病代谢组学、药物基因组学和药物遗传学等学科的基础上，根据每个个体遗传背景的不同而产生的特异性的病情，结合其基因组的特点和环境因素的影响给予个体化的治疗，以期达到最佳的治疗效果。肿瘤的个体化诊疗旨在解决肿瘤的异质性，肿瘤的异质性是肿瘤遗传不稳定性与环境因素导致的分子水平的多样性，而表观遗传的多样性又是肿瘤发生发展中的重要内容。因此，表观遗传学分子可能在肿瘤的早期诊断、靶向治疗、预后评估及疗效预测中扮演重要角色（图 7.1）。

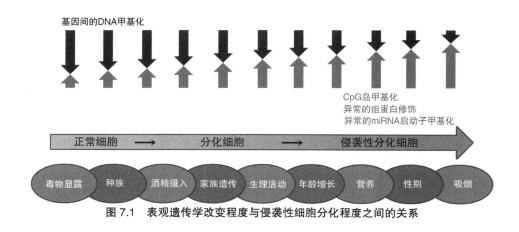

图 7.1　表观遗传学改变程度与侵袭性细胞分化程度之间的关系

第一节　表观遗传与肿瘤的诊断

　　表观遗传修饰异常主要分为两大类：一类是在发育的重新编程过程中造成的特定基因表观遗传修饰的异常，称为表观突变；另一类是与表观遗传修饰相关的蛋白质分子结构或编码基因的突变，如 DNA 甲基转移酶基因或 CpG 岛结合蛋白基因的突变。表观遗传学的异常如甲基化异常、染色质重塑、核小体选位、组蛋白修饰等发生在几乎所有恶性肿瘤中，为恶性肿瘤的诊断提供了宽广的应用前景。

由于肿瘤分子生物学特征的复杂性，肿瘤的诊断将逐渐由以病理学诊断转向形态学、细胞遗传学和分子生物学综合诊断的发展方向。随着分子生物学的逐渐发展并日渐完善，分子诊断将成为中路诊断的内容和手段之一。相比其他改变，表观遗传学异常的检测具有许多突出的优势，表观遗传学检测技术的应用将大大增加肿瘤基因诊断的手段和内容。目前最常见的蛋白质组学标志物在早期癌症患者血清学的水平很少升高，因而其普查和早期诊断的价值不大。而很多癌症与基因的高度甲基化或甲基化沉默有关，使得其可以在癌症组织发生病理形态学改变之前被诊断出来，进而有助于临床上肿瘤的早期发现和诊断。联合检测几个代表性基因和基因位点的高度甲基化，可作为肿瘤早期诊断的标志物之一，虽然对于肿瘤的表观遗传学异常表达的检测在技术上有一定难度，但是目前已经发展出许多方法可以敏感、有效地检测出患者体液中表观遗传的异常表达。例如，MSP 方法的高特异性及高敏感性尤其适合临床上的快速微量检测。这一节我们将着重介绍表观遗传学尤其是甲基化异常表达作为肿瘤诊断标志物的应用。

一、DNA 甲基化异常与肿瘤的诊断

DNA 甲基化异常与肿瘤的发生发展密切相关，它在抑癌基因失活、原癌基因激活、染色体不稳定等过程中发挥着重要作用，目前已经成为表观遗传学和表观基因组学中的重要研究方向。

DNA 甲基化程度与基因表达活性成反比：原癌基因的低甲基化状态（Hypomethylation）和抑癌基因的高度甲基化（Hypermethylation）。低甲基化状态（或甲基化沉默）是癌症组织中整个基因组呈现去甲基化的状态，进而出现原癌基因活化、基因突变、染色体不稳定、转座子异常表达，如 c-Jun、c-Myc、c-H-Ras 等；相反，肿瘤细胞中与 DNA 修复的相关基因，则呈现 CpG 岛高甲基化的状态，进而导致多种 DNA 修复相关基因失活。这些基因的功能涉及细胞周期控制、细胞凋亡、DNA 修复、细胞黏附与转移、细胞代谢解毒及细胞信号转导通路等。

目前已知的经常发生甲基化沉默的肿瘤相关基因包括 P16^{INK4a}/RB1/CDK4 途径、P53/P14^{ARF}/MDM2tu 途径、PTEN/P27^{KIP1} 途径、APC/β- 连环蛋白 /E- 钙黏素途径、DNA 修复、激素受体等。肿瘤患者除肿瘤细胞本身呈现低甲基化，甚至去甲基化状态外，其外周血

细胞中的 DNA 也会呈现低甲基化或去甲基化状态。因此，根据这一特征，可以特异性地检查病患的外周血细胞的甲基化状态，进而成为肿瘤诊断的辅助指标。

相反，高度甲基化指基因的甲基化程度升高，继而出现基因的转录沉默及蛋白表达下调，这种机制与基因突变共同在 TSG（Tumor Suppressor Gene，抑癌基因）失活中发挥作用。高度甲基化基因包括 DAPK、APC、CDH1、PCDH20 等。例如，p16 基因的甲基化可以出现在 15 种以上的肿瘤组织中，而 BRCA1 基因的甲基化主要见于散发的乳腺癌和卵巢癌中。可以推想，在某些肿瘤中具有高度甲基化的一些基因适合作为肿瘤表观遗传学标志物。目前欧洲已经批准用循环性 SEPT9 甲基化筛查结肠癌，用循环型 MGMT 甲基化预测甲基脲类化疗药物敏感性开始用于临床试验，DNA 甲基化阻断剂脱氧杂氮胞苷已经批准用于骨髓异型增生综合征的临床治疗，开始向其他瘤种扩展。

作为理想的肿瘤生物学标志物，不仅应当能够通过最无创的检验材料检测出来，同时应具有癌前病变或癌症早期的特异性和敏感性。DNA 甲基化的检测在分子生物学的检测中的优势之一是 DNA 遗传的稳定性。另外，DNA 甲基化改变可从患者的组织、血清、唾液、尿液等中提取并进行分析，如图 7.2 所示。

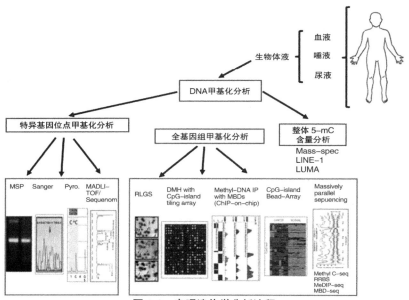

图 7.2　表观遗传学分析流程

甲基化特异性 PCR（Methylation Specific PCR，MSP）是目前检测 CpG 岛甲基化状态中应用最广泛的一种技术。其原理是首先用亚硫酸氢钠修饰处理基因组 DNA，将所有未发生甲基化的胞嘧啶脱氨基转变成尿嘧啶，而甲基化的胞嘧啶则不发生转变。然后分别设计针对甲基化和非甲基化序列的特异性引物并进行 PCR 扩增，通过琼脂糖凝胶电泳分析，进而确定与引物互补的 DNA 序列的甲基化状态。MSP 法灵敏度较高，应用范围广。特别是可以用于快速微量 DNA 分析及肿瘤相关基因的检测，根据每种肿瘤特异的相关基因分析，获得不同肿瘤特异的甲基化谱，进而可以运用到肿瘤诊断中。

肿瘤患者的 DNA 甲基化异常不仅可以用于肿瘤的早期诊断，还可以作为肿瘤患者化疗及预后复发的评估指标。在癌旁组织中 CpG 岛异常的甲基化可以作为肿瘤危险评估的指标。利用甲基化分析技术检测患者外周血和尿液中某些特异性癌基因的 DNA 甲基化水平，可以用于患病风险的预测、临床病程监控和预后疗效评估的指标，如图 7.3 所示。

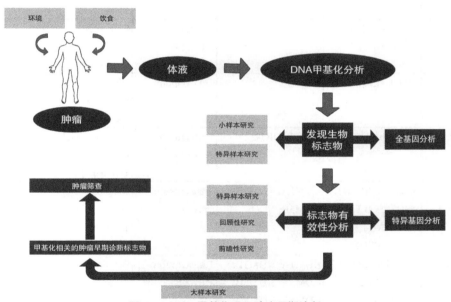

图 7.3　DNA 甲基化用于肿瘤早期诊断

二、组蛋白修饰异常与肿瘤的诊断

组蛋白修饰是指组蛋白在相关酶作用下发生甲基化、乙酰化、磷酸化、腺苷酸化、泛素化、ADP 核糖基化等修饰的过程。组蛋白是染色质的基本组成部分，成对的 H2A、H2B、H3、H4 共同构成一个八聚体，每个八聚体上有 146 对碱基对缠绕其上。癌症细胞中会有许多组蛋白修饰的异常，目前虽然已经有很多关于癌症诊断标记物的研究，但是很少有能够达到临床要求的敏感度和特异度的标志物。由于组蛋白在尿、粪等样本中研究较少，目前一般通过外周血测定组蛋白转录后修饰，如 H3K9me3 和 H4K20me3，外周血测定组蛋白为癌症诊断提供了可能，如表 7.1 所示。

表 7.1　癌症中组蛋白的转录后修饰

组蛋白翻译后修饰点	组蛋白修饰酶	组蛋白去修饰酶	作用	癌症诊断 / 预后 / 治疗
H3K9ac	GCN-5	SIRT-1; SIRT-6	Transcription initiation	Diagnosis: ? Prognosis: Lung, breast, ovarian Treatment: ?
H3K18ac	CBP/p300	?	Transcription initiation and repression	Diagnosis: ? Prognosis: Lung, prostate, breast, esophagus Treatment: ?
H4K5ac	CBP/P300; HAT1; TIP60; HB01	?	Transcription activation	Diagnosis: ? Prognosis: Lung Treatment: ?
H4K8ac	TIP60; HB01	?	Transcription activation	Diagnosis: ? Prognosis: Lung Treatment: ?
H4K16ac	TIP60; hMOF	SIRT-1; SIRT-2	Transcription activation	Diagnosis: Colorectal Prognosis: Lung, breast Treatment: ?
H3K4me	SETD1A; SETD1B; ASH1L; MLL; MLL2; MLL3; MLL4; SETD7	KDM1A; KDM1B; KDM5B; NO66	Transcription activation	Diagnosis: ? Prognosis: Prostate, kidney Treatment: ?
H3K4me2	SETD1A; SETD1B; MLL; MLL2; MLL3; MLL4; SMYD3	KDM1A; KDM1B; KDM5A; KDM5B; KDM5C; KDM5D; NO66	Transcription activation	Diagnosis: ? Prognosis: Prostate, lung, kidney, breast, pancreatic, liver Treatment: ?
H3K4me3	SETD1A; SETD1B; ASH1L; MLL; MLL2; MLL3; MLL4; SMYD3; PRMD9	KDM2B; KDM5A; KDM5B; KDM5C; KDM5D; NO66	Transcription elongation	Diagnosis: ? Prognosis: Kidney, liver, prostate Treatment: ?
H3K9me	SETDB1; G9a; EHMT1; PRDM2	KDM3A; KDM3B$; PHF8; JHDM1D	Transcription initiation	Diagnosis: Myeloma Prognosis: Kidney, pancreas, prostate Treatment: ?

续表

组蛋白翻译后修饰点	组蛋白修饰酶	组蛋白去修饰酶	作用	癌症诊断 / 预后 / 治疗
H3K9me2	SUV39H1; SUV39H2; SETDB1; G9a; EHMT1; PRDM2	KDM3A; KDM3B$; KDM4A; KDM4B;KDM4C; KDM4D; PHF8; KDM1A; JHDM1D	Transcription initiation and repression	Diagnosis: ? Prognosis: Prostate, pancreas Treatment: ?
H3K9me3	SUV39H1; SUV39H2; SETDB1; PRDM2	KDM3B$; KDM4A; KDM4B; KDM4C; KDM4D	Transcription initiation and repression	Diagnosis: Colorectal, myeloma, prostate, breast and lung Prognosis: Lung, prostate, breast, leukemia, stomach Treatment: ?
H3K27me	EZH2; EZH1	JHDM1D	Transcription activation	Diagnosis: ? Prognosis: Kidney Treatment: ?
H3K27me3	EZH2; EZH1	KDM6A; KDM6B	Transcription repression	Diagnosis: ? Prognosis: Breast, pancreatic, ovarian, prostate, stomach, Esophagus, Liver Treatment: ?
H4K20me3	SUV420H1; SUV420H2	?	Transcription repression	Diagnosis: Colorectal, myeloma, prostate, breast and lung Prognosis: Breast, lymphoma, ovarian Treatment: ?

组蛋白乙酰化是组蛋白修饰的一种常见形式，它由组蛋白乙酰化酶（HAT）和组蛋白去乙酰化酶（HDAC）协调调节。组蛋白乙酰化酶（HAT）的异常与多种肿瘤相关，HAT 基因发生异位、扩增、过表达和突变都会增加肿瘤发生的可能性。研究发现结肠癌和胃癌中，大部分 HAT 基因发生突变。80% 的恶性胶质瘤和急性白血病中也发现存在HAT 基因突变；相反，组蛋白去乙酰化酶（HDAC）往往导致某些基因被抑制，进而引起肿瘤发生。HDAC 异常是引起急性粒细胞白血病及非霍奇金淋巴瘤的主要发病机制，HDAC 的过度表达抑制 P53 的功能。

三、miRNA 肿瘤标志物

miRNA 是通过调节相应的 mRNA 进而调节基因转录后的蛋白表达的一组非编码

RNA，它在癌症的发生发展中扮演重要角色，许多癌症组织中都普遍表现出了miRNA的异常表达，因而具有广阔的应用前景。一些常见的 miRNA 标记物，如表 7.2 所示。

表 7.2　常见的 miRNA 标记物

癌症	生物标记物类型	miRNAs 生物标记物
Breast cancer	Diagnostic Prognostic Predictive	miR-10b, -21, -30a, -92a, -125b, -141, -145, -200, -801, -155, -191, -203, -210 miR-10b, -373, miR-210 miR-125b
lung cancer	Diagnostic Prognostic Predictive	miR-21, -155, miR-16, miR-17, -19b, -25, -29c, -30c, -106a, -126, -451, -660, -28-3p miR-221, let-7a, -137, miR-372, -182 miR-1, -15b, -16, -21, -126, -142-3p, -148a, -197 miR-128b
Liver cancer	Diagnostic Prognostic Predictive	miR-222, -223, -181a, -181b, -181c, -200c, -203, -21, -224, -10b, -222, 126, -96 miR-21, -22, -26, -29, -31, -122, -124, -135a, -139, -145, -146a, -155, -200c, -221, -222, -223 miR-21, -200b
Colon cancer	Diagnostic Prognostic Predictive	miR-15b, -18a, -29a, -335, miR-17-3p, -20a, -21, -92, -601, -760, -29a miR-141 miR-127-3p, -92a, -486-3p, -378, let-7g, miR-181b
Pancreatic cancer	Diagnostic Prognostic Predictive	miR-205, -21, miR-642b, -885-5p, -22 miR-145, -150, -223, -636, -26b, -34a, -122, -126*, -145, -150, -223, -505, -636, -885.5p miR-130b, miR-21, -105, -196a-2, -203, -210, -222, -452, -105, -127, -187, -518a-2, -30a-3p miR-21
Prostate cancer	Diagnostic Prognostic Predictive	miR-30c, -622, -1285, miR-10b, -373, let-7c, -7e miR-141, -375, miR-26a, -195 miR-141, -375, miR-20a, -21, -141, -145, -221 miR-21
Ovarian cancer	Diagnostic Prognostic Predictive	miR-200 family, let-7 family, miR-21, -29a, -92, -93, miR-126, -127, -132, -155, -214, -182, -205, -144, -222, -302 miR-410, -645, miR-200 family, miR-141, -429 miR-23a, -27a, -30c, let-7g, -199a-3p, -181a, -181b, -213

　　研究发现，不同胚胎来源的肿瘤表现出不同类型的 miRNA 异常，可以用于肿瘤组织来源的鉴别诊断。例如，一项研究发现 miRNA 确定原发性肿瘤组织来源的准确度可

达 100%，在转移的肿瘤中达到 78%。miRNA 异常的检测对于癌症亚型的确定也同样具有重要作用，例如，一项研究使用特异性的 miRNA 分析系统鉴别 94 种肾细胞癌亚型，其中癌症细胞与正常细胞鉴别的准确度达到 97%，癌症细胞亚型间的鉴别准确度达到 97% ～ 100%。由于癌症组织早期即可表现出 miRNA 的异常，因而 miRNA 的检测在未来可用于临床上癌症的早期诊断。

第二节　表观遗传与肿瘤的治疗

表观遗传现象主要包括 DNA 甲基化、组蛋白修饰、染色体重塑和非编码 RNA 的调控等，它在环境因素相关的疾病如肿瘤、炎症、代谢性疾病等的发生、发展过程中发挥着重要作用。恶性肿瘤的发生、发展、浸润、转移和化疗药物抵抗等不仅仅是基因组突变的结果，也与基因的表观遗传有着很大的联系。不同于基因组突变的是，表观遗传学的改变通常是可逆的，可通过药物、食物和环境的暴露因素而逆转。基于恶性肿瘤细胞中常常存在表观遗传修饰的异常表现，基因表观遗传的研究成为近年来的研究热点，研究人员试图发现更加有效的靶点来设计抗肿瘤药物。其中研究最广泛的有 DNMT 和 HDAC 抑制剂等，它们通过抑制 DNMT 和 HDAC 活性以逆转异常的 DNA 甲基化和组蛋白去乙酰化。

目前肿瘤表观遗传治疗主要研究方向包括 DNMT、HDAC 和靶向 DNA 甲基化等。现在已进入到临床试验阶段的药物有 DOT1L、EZH2、LSD1 等。

一、DNMTi

DNA 甲基化转移酶抑制剂（DNMTi）对于治疗基因启动子区存在高甲基化的癌症具有重要意义。由于 DNA 甲基化是表观遗传修饰的一种重要方式，因此抑制 DNA 甲基化转移酶的活性已成为治疗肿瘤的新的研究思路。DNMTi 根据化学结构可以分为 3 类：核苷酸类、非核苷酸类和反义寡核苷酸类。

（一）核苷酸类 DNMTi

核苷酸类 DNMTi 是一种胞嘧啶的类似物，主要有 5- 氮杂胞嘧啶核苷（Azacitidine，5-Aza-CR）和它的脱氧类似物 5- 氮杂脱氧胞嘧啶核苷。地西他滨（5-aza-2'-

deoxycytidine，5-Aza-CdR）是有效的 DNA 甲基转移酶抑制剂，其主要机制就是在体内通过代谢形成三磷酸脱氧核苷，在 DNA 复制的过程中代替胞嘧啶，是一类 S 期的特异性 DNA 甲基转移酶抑制剂，通过在 DNA 复制过程中取代胞嘧啶及与 DNMT 形成共价键后抑制 DNMT 的活性两种途径来抑制 DNA 甲基化。已被 FDA 批准广泛应用于研究 DNA 甲基化的生物过程和治疗急性髓细胞性白血病及骨髓增生异常综合征（myelodysplastic syndrome，MDS）等血液系统的恶性肿瘤的治疗。但这两种药物在水溶液中不稳定且有毒性，而且两种药物在治疗剂量下出现严重的胃肠道反应和骨髓毒性，因此在临床应用中存在局限性。

扎布拉林(Zebularine)也是胞苷类似物，可抑制 DNA 甲基化，并且具有化学稳定性高、细胞低毒性和对肿瘤细胞选择性高的特点。Cheng 等研究发现 Zebularine 与 T24、HCT15 和 CFPAC-1 等几种癌细胞 DNA 的结合率远高于正常的纤维细胞，并且抑制癌细胞的生长及增殖，对正常细胞影响却很小。Zebularine 不会使抑癌基因 p16 重新甲基化，可用于肿瘤疾病等的长期持续治疗。Zebularine 可全部消除 DNMT1，但只能部分消除 DNMT3a 和 DNMT3b。因此，应与其他两种酶的抑制剂共同使用达到协同的效果，将有效地诱导并稳定 p16 基因的表达。它们可以与组蛋白去乙酰酶抑制剂和化学疗法结合治疗肿瘤，将有效地用于癌症的临床治疗，具有广阔的应用前景。

（二）非核苷酸类 DNMTi

此类抑制剂不包含胞嘧啶核苷酸结构，不整合入 DNA，所以细胞毒性比核苷酸类的 DNA 甲基转移酶抑制剂要小。例如，血管扩张剂肼屈嗪能抑制癌基因 APC 去甲基化而重新表达，一期临床研究评估了它在宫颈癌的治疗效果，证明它可使抑癌基因 ER、P16 及 RAR 去甲基化，重新激活这些基因的表达。肼屈嗪在一定剂量能有效地去甲基化和重新激活抑癌基因，且不影响整体的 DNA 甲基化。再如，局麻药物普鲁卡因和抗心律失常药物普鲁卡因胺，这些广泛用于临床的传统药物制剂已被证实也是两种 DNMT 的抑制剂，普鲁卡因能特异性地抑制并结合 DNMT1，但是由于其本身在心脏方面的作用，限制了其作为一种 DNA 甲基转移酶抑制剂在临床方面的运用。

（三）反义核苷酸靶向诱导 DNA 甲基化

靶向诱导 DNA 甲基化，是特异性诱导靶基因的启动子甲基化，使靶基因沉默的技术。对于低甲基化及高表达的肿瘤相关基因，反义核苷酸靶向诱导 DNA 甲基化可以诱导其本身启动子的甲基化，从而使该基因沉默，进而降低其基因表达水平。针对某基因启动子或其附近的区域设计一段甲基化的寡核苷酸链，使其与靶基因中一条 DNA 链的特定位点结合，从而形成半甲基化的中间体，该中间体成为 DN2MT1 的底物，使 DNA 另一链甲基化，从而使靶基因的特定位点完全甲基化。IGF2 是促进有丝分裂的多肽，在肝癌中 IGF2 基因过度表达。运用靶向诱导 DNA 甲基化的原理设计了一段可诱导人类 IGF2 基因启动子 hP4 邻近区域甲基化的寡核苷酸链（MON1），实验证明 MON1 可特异性地使 IGF2 的启动子 hP4 重新甲基化，阻止 IGF2 的表达。有实验设计了一段与 GSTP1 基因启动子区域互补且甲基化的寡核苷酸，并转染到 A549 肺癌细胞中，结果有效地诱导 GSTP1 基因启动子甲基化，减少了 GSTP1 的表达。MG98 是长度为 20 bp 的反义寡核苷酸，能结合 DNMT1mRNA-3'端 UTR，在不影响 DNMT3 的情况下抑制 DNMT1 的表达。miR29 也能通过 MG98 的抑制方式，与 DNMT3A 和 DNMT3B 的 3'端 UTR 互补结合，抑制其翻译表达。

二、HDACi

组蛋白去乙酰化酶（histone deacetylase，HDAC）会导致肿瘤细胞中基因的乙酰化低表达，进而影响凋亡、细胞周期、信号转导、免疫反应和转移等过程，组蛋白去乙酰化酶抑制剂（HDACi）通过抑制 HDAC 的活性来逆转去乙酰化状态。HDAC 可分为 4 类：第一类 HDACs（HDAC1-3，8）主要存在于细胞核并与许多转录抑制因子有关；第二类 HDACs（HDAC4-7，9，10）存在于细胞核和细胞质内；第三类 HDACs 又被称为沉默信息调节因子（silent information regulators，SIRT），这类 HDACs 依赖于 NAD 辅酶；第四类 HDACs 为 HADC11，反向调节白细胞介素。

HDACi 是一类抑制 HDAC 活性的药物，它通过许多机制起到抗肿瘤作用，其中一种重要机制是通过线粒体通路和调节 Bcl-2 等蛋白的表达及激活死亡受体（DR4，5、Fas）来选择性诱导肿瘤细胞的凋亡。还有报道称 HDACi 还可影响转录因子（Stat3、NF-κB）的表达、调节细胞周期、诱发 ROS 聚积、caspase 激活及抑制许多蛋白的表达等。

迄今为止已经开发出一系列不同结构的 HDACi，其中，羟肟酸衍生物有曲古抑菌素 A、SAHA 等，短链脂肪酸类有丙戊酸、丁酸苯酯、乙酸苯酯等，另外还有环状四肽类、氨基甲酸酯类衍生物、苯甲酰胺类衍生物及酮类等。

除了 DNMT 和 HDACs，越来越多的酶和蛋白被纳入表观遗传靶向治疗的选择。EZH2（Enhancer of Zeste homolog 2）是 PRC2 复合体（polycomh repres-live complex 2）的催化核心单元，参与催化组蛋白 H3 第 27 位赖氨酸上的三甲基化（H3K27 Me3），

H3K27 Me3 是 DNMT 和 HDAC 的停泊位点，与许多在发育、分化相关基因的表达沉默相关。EZH2 的抑制剂 DZNep（3-Deazaneplanocin A）可以降低 H3K27 甲基化水平，从而抑制肿瘤生长。

由于 HDACi 和 DNMTi 缺乏对特定基因的选择性，因而具有较明显的副作用。表观遗传药物的联合，或与化疗药的联合应用可能提高临床疗效。例如，低剂量 AZA 联合 HDACi（Entinostat）可以延长非小细胞肺癌患者的生存时间，并可增加肿瘤对紫杉醇等化疗药物的敏感性。EZH2 的抑制剂 DZNep/GSI126 可以增加 BRGl 和 EGFR 突变的肺癌患者对拓扑异构酶 II 抑制剂的敏感性。未来需要进一步加强这些方面的研究，以期取得更好的疗效。

第三节　表观遗传与肿瘤治疗效果和预后的评价

大量证据表明，在癌变过程中，表观遗传变化先于 DNA 序列变化，且表观遗传相对容易调控和逆转，认识到表观遗传在癌症发生发展中的关键作用，将对癌症的临床诊断、治疗及预后评价产生深远影响。虽然许多分子改变的临床意义尚未明确，但分子标记物的特点使我们能够更好地了解癌症患者预后及患者对治疗的反应程度。例如，对于微卫星不稳定性和 CpG 岛甲基化表型可以用于预测细胞毒性药物治疗结直肠癌患者的疗效；KRAS 可以预测 EGFR 靶向治疗的疗效；NRAS 和 PI3KCA 可用于预测靶向药物治疗的疗效。

一、甲基化异常与肿瘤预后和疗效评价

DNA 甲基化在基因编码的过程中扮演重要角色，甲基化的异常可以导致细胞从正常状态变为疾病状态，这种特征性的基因表达改变使得细胞具有独特的"身份"，利用这种特性可以用来区分或鉴别不同类型的肿瘤细胞。例如，对于乳腺癌细胞进行全基因组学分析可以对乳腺癌特异性甲基化特征进行描述，进而对乳腺癌细胞进行分类，以及是否与特定的临床结果相关联。相比蛋白质、RNA 等，DNA 甲基化具有无可比拟的稳定性，因而具有可观的分子标记物价值，未来可用于某些癌症的诊断、治疗和预后判断等。一篇研究筛选了 144 个乳腺癌基因进行检测，发现其中 48 个基因与乳腺癌患者的预后存在明显的统计学关联；在前列腺癌中，同源结构域转录因子 2（PITX2）的甲基化异常与其

分子生物学水平的复发存在关联；卵巢癌中 CpG 岛的 DNA 甲基化异常与预后相关。除此之外，已经有许多研究表明 DNA 甲基化的异常具有预测患者预后和对治疗反应性的广阔前景。

二、组蛋白修饰异常与肿瘤预后和疗效评价

与 DNA 甲基化异常相似，组蛋白修饰异常也可用于肿瘤预后和疗效的评价，其中尤其以组蛋白乙酰化异常应用范围更广。研究表明，组蛋白去乙酰化酶 -8（HDAC8）异常会导致细胞迁移并预示着乳腺癌患者的预后较差。组蛋白去甲基化酶 JMJD5 的过表达同样促进乳腺癌细胞的转移，预示着预后较差。组蛋白甲基化酶 NSD1 的活性与神经母细胞瘤、DARK 和肺癌、EMPS 和脑癌、CDKN2A 和直肠癌预后相关等。

三、miRNA 与肿瘤预后和疗效评价

miRNA 不仅能用于肿瘤的早期诊断，同时可用于肿瘤的预后和治疗效果的评价。如在肺癌患者的预后中，miR-183 家族的高表达预示着预后较差，又如在乳腺癌的转移检测中，miR-10b 与 miR-373 的高表达可用于淋巴结转移的检测，进而作为预后的标志物。研究表明，miR-150 表达的升高在多种癌症中预示着患者的总体生存期和无进展生存期的缩短。

miRNA 与肿瘤患者对于治疗的反应性之间有着重要的联系，尤其是许多研究已证实 miRNA 可预测患者对于化疗的反应性。在胆管癌细胞株中，通过抑制 miR-21 和 miR-200b 的表达可以提高其对吉西他滨的敏感性，因而可以预见 miR-21 的高表达预示着接受吉西他滨治疗的胆管癌患者的总体生存期更短，同时也代表患者可能需要通过更换其他化疗药物来达到更长的生存期。在结直肠癌中，KRAS 基因突变的出现意味着 miR-127-3p、miR-92a、miR-486-3p 的上调和 miR-378 的下调，也就意味着其对 EGFR 拮抗剂治疗的耐药。miRNA 对于肿瘤的预后和治疗效果的评价不只局限于以上几种肿瘤，近年来这种联系已经越来越多地被挖掘出来。

虽然 miRNA 的研究已经取得了许多成果，但将 miRNA 转化为临床上理想的标志物还困难重重。首先，人体内有 98% 的基因是非编码基因，也就是垃圾基因（无用基因），因而将有用的 miRNA 分离出来任务艰巨；其次，miRNA 尤其是外周的 miRNA 在肿瘤分子生物学中到底扮演怎样的角色仍待解决；最后，理想的检测方法仍待继续探索。

自 20 世纪提出攻克癌症计划至今已 30 多年，全球花费了大量的科研经费和人力物力对肿瘤发生发展的机制有了初步了解，但是人们在攻克癌症的这条道路上依旧任重而道远，在攻克癌症的问题上，表观遗传学的发展为其提供了新的思路。开展肿瘤的个体化治疗，一直是各个国家肿瘤学家努力的方向。肿瘤表观遗传学检测技术的进展，不但可以加深人们对于肿瘤分子水平机制的进一步了解，衍生出新的肿瘤靶向治疗技术，极大地丰富肿瘤分子水平的预后和分子治疗的内容，同时能够使用表观遗传学分子水平的改变与检测来对肿瘤进行早期诊断、治疗、预后的判断及进行合理的个体化诊疗。

（张小曦　姚真真　王梁华）

参考文献

[1] Bishop K S, Ferguson L R. The interaction between epigenetics, nutrition and the development of cancer. Nutrients 2015, 7（2）: 922-47.

[2] Verma M. The role of epigenomics in the study of cancer biomarkers and in the development of diagnostic tools. Advances in experimental medicine and biology, 2015, 867: 59-80.

[3] Nogueira D C A, Herceg Z. Detection of cancer-specific epigenomic changes in biofluids: powerful tools in biomarker discovery and application. Molecular oncology, 2012, 6（6）: 704-715.

[4] Mulero-Navarro S, Esteller M. Epigenetic biomarkers for human cancer: the time is now. Critical reviews in oncology/hematology, 2008, 68（1）: 1-11.

[5] Cairns P. Detection of promoter hypermethylation of tumor suppressor genes in urine from kidney cancer patients. Annals of the New York Academy of Sciences, 2004, 1022（1）: 40-43.

[6] Battagli C, Uzzo R G, Dulaimi E, et al. Promoter hypermethylation of tumor suppressor genes in urine from kidney cancer patients. Journal of Urology, 2004, 172（5）: 2109-2110.

[7] Carmona F J, Esteller M. Epigenomics of human colon cancer. Mutation research, 2010, 693（1-2）: 53-60.

[8] Calvisi D F, Ladu S, Gorden A, et al. Mechanistic and prognostic significance of aberrant methylation in the molecular pathogenesis of human hepatocellular carcinoma. The Journal of clinical investigation, 2007, 117（9）: 2713-2722.

[9] Herman J G, Baylin S B. Gene silencing in cancer in association with promoter hypermethylation. The New England journal of medicine, 2003, 349（21）: 2042-2054.

[10] Herman J G, Graff J R, Myohanen S, et al. Methylation-specific PCR: a novel PCR assay for methylation status of CpG islands. Proceedings of the National Academy of Sciences of the United States of America, 1996, 93（18）: 9821-9826.

[11] Barski A, Cuddapah S, Cui K, et al. High-resolution profiling of histone methylations in the human

genome. Cell，2007，129（4）：823-837.

[12] Khan S A，Reddy D，Gupta S. Global histone post-translational modifications and cancer：biomarkers for diagnosis，prognosis and treatment. World journal of biological chemistry，2015，6（4）：333-345.

[13] He Y，Lin J，Kong D，et al. Current state of circulating micrornas as cancer biomarkers. Clinical chemistry，2015，61（9）：1138-1155.

[14] Ferracin M，Pedriali M，Veronese A，et al. MicroRNA profiling for the identification of cancers with unknown primary tissue-of-origin. The Journal of pathology，2011，225（1）：43-53.

[15] Youssef Y M，White N M，Grigull J，et al. Accurate molecular classification of kidney cancer subtypes using microRNA signature. European urology，2011，59（5）：721-730.

[16] Morera L，Lubbert M，Jung M. Targeting histone methyltransferases and demethylases in clinical trials for cancer therapy. Clinical epigenetics，2016，8（1）：57.

[17] Golabek K，Strzelczyk J K，Wiczkowski A，et al. Potential use of histone deacetylase inhibitors in cancer therapy. Contemporary oncology（Poznan，Poland），2015，19（6）：436-440.

[18] Gillespie S，Borrow J，Zhang X D，et al. Bim plays a crucial role in synergistic induction of apoptosis by the histone deacetylase inhibitor SBHA and TRAIL in melanoma cells. Apoptosis，2006，11（12）：2251-2265.

[19] Insinga A，Monestiroli S，Ronzoni S，et al. Inhibitors of histone deacetylases induce tumor-selective apoptosis through activation of the death receptor pathway. Nature medicine，2005，11（1）：71-76.

[20] Shiovitz S，Grady W M. Molecular markers predictive of chemotherapy response in colorectal cancer. Current gastroenterology reports，2015，17（2）：1-11.

[21] Szyf M. DNA methylation signatures for breast cancer classification and prognosis. Genome Med，2012，4（3）：26.

[22] Gyorffy B，Bottai G，Fleischer T，et al. Aberrant DNA methylation impacts gene expression and prognosis in breast cancer subtypes. International journal of cancer Journal international du cancer，2016，138（1）：87-97.

[23] Chao C，Chi M，Preciado M，et al. Methylation markers for prostate cancer prognosis：a systematic review. Cancer Causes Control，2013，24（9）：1615-1641.

[24] Barton C A，Hacker N F，Clark S J，et al. DNA methylation changes in ovarian cancer：implications for early diagnosis，prognosis and treatment. Gynecol Oncol，2008，109（1）：129-139.

[25] Hsieh C L，Ma H P，Su C M，et al. Alterations in histone deacetylase 8 lead to cell migration and poor prognosis in breast cancer. Life Sci，2016，151：7-14.

[26] Zhao Z，Sun C，Li F，et al. Overexpression of histone demethylase JMJD5 promotes metastasis and indicates a poor prognosis in breast cancer. International journal of clinical and experimental pathology，2015，8（9）：10325-10334.

[27] Zhu W，Liu X，He J，et al. Overexpression of members of the microRNA-183 family is a risk factor for lung cancer：a case control study. BMC Cancer，2011，11（1）：393.

[28] Chen W，Cai F，Zhang B，et al. The level of circulating miRNA-10b and miRNA-373 in detecting lymph node metastasis of breast cancer：potential biomarkers. Tumour biology，2013，34（1）：455-462.

[29] Wang W，Wang X，Zhang Y，et al. Prognostic role of microRNA-150 in various carcinomas：a meta-analysis. OncoTargets and therapy，2016，9：1371-1379.

[30] Mosakhani N，Sarhadi V K，Borze I，et al. MicroRNA profiling differentiates colorectal cancer according to KRAS status. Genes，chromosomes & cancer，2012，51（1）：1-9.

[31] Lan H，Lu H，Wang X，et al. MicroRNAs as potential biomarkers in cancer：opportunities and challenges. Biomed Res Int 2015，2015（1）：125094.

[32] 薛开先 . 肿瘤表遗传学 . 北京：科学出版社，2011.

[33] 邓大君 . DNA 甲基化和去甲基化的研究现状及思考 . 遗传，2014（5）：403-410.

第八章

表观遗传与肝癌

原发性肝癌以肝细胞癌（hepatocellular carcinoma，HCC）最为多见，据 2011 年全球最新估计，2008 年新发肝癌患者 74.9 万，死亡患者 69.4 万。我国是原发性肝癌的高发地区，肝癌新发和死亡患者均占全球总数的 54%。我国第 3 次死因回顾抽样调查结果表明，肝癌死亡率高居恶性肿瘤第 2 位。肝癌的主要危险因素包括慢性肝炎病毒感染（HBV 和 HCV）、食物中黄曲霉素的摄入、长期酗酒和遗传性肝病肝硬化等。既往研究普遍认为遗传学改变是肝癌发生的核心环节，包括基因突变、缺失、易位、扩增和重排等。近年来随着对肝癌认识的深入，发现表观遗传学改变对其发生发展亦起着重要作用，包括 DNA 甲基化、染色质重组、组蛋白修饰及核小体的重塑。

第一节　DNA 甲基化与肝癌

DNA 甲基化是指在 DNA 甲基转移酶（DNMT）的作用下，以 S- 腺苷甲硫氨酸为甲基供体，取代胞嘧啶 5'位的氢，形成 5- 甲基胞嘧啶，参与染色质重塑和基因表达调控。研究已经证实，部分基因组的低甲基化和抑癌基因的高甲基化在肝炎、肝硬化、肝癌的发病机制中起着重要作用。随着医学技术的发展，肿瘤特异性的 DNA 甲基化分子标志物除了在肿瘤组织中检出外，还可以在外周血循环和体液中检出，所以，DNA 的异常甲基化对肝癌的早期诊断和预后判断的潜在作用越来越受到关注。

一、DNA 低甲基化与肝癌

恶性肿瘤细胞的基因组总体呈现低甲基化状态，如神经胶质瘤、非小细胞肺癌和前列腺癌均发生了低甲基化，肝癌也不例外。研究发现，广泛的 DNA 低甲基化可能诱发致癌基因激活及染色体不稳定，从而导致了肿瘤的发生。文献已经报道多个基因序列的变化参与了肝癌的发生发展。Calvisi 等对 6 例正常肝组织和 30 例肝癌和癌旁组织基因组甲基化水平进行了检测，发现肝癌组织的 DNA 甲基化水平明显低于癌旁和正常肝组织。C-myc 基因参与细胞周期的调节，与多种肿瘤的发生发展有关。Nambu 等对 24 例肝癌患者的癌组织及癌旁组织进行了 c-myc 检测，结果表明癌组织的 c-myc 甲基化程度明显低于癌旁组织，而癌旁组织也出现了不同程度的低甲基化，并发现 c-myc 的第 3 外显子的低甲基化可能对肝癌的发生起着重要作用。DNA 重复序列大概占人类整个基因组的 45%，包括长散布重复序列（LINE）、Alu 重复序列、IAPs、SAT2 等，基因组低甲基化区域主要是由 DNA 重复序列构成，这些重复序列的低甲基化会造成基因组中甲基化水平的降低，该现象所带来的后果将导致高频率的染色体重组或杂合性丢失，使得基因组不稳定性增加。长散布重复序列 1（LINE-1）被视为整体甲基化水平的一个标志物。Ramzy 等利用聚合酶链反应（PCR）的方法，在 50 例肝癌患者、20 例肝纤维化患者、20 例慢性丙型肝炎患者和 10 例正常人的血清中检测 LINE-1 的甲基化状态，结果显示与其他组相比较，肝癌患者血清中的 LINE-1 普遍呈低甲基化状态，血清中的 LINE-1 低甲基化的程度与肿瘤的体积、数目及甲胎蛋白（AFP）的水平均明显相关，LINE-1 的甲基化水平越低患者的预后越差。还有研究显示，重复的 DNA 片段低甲基化会促进肝病进展，而且重复的 DNA 片段低甲基化与染色体的不稳定性密切相关，这种相关性与肿瘤种类无关，同一研究还显示，HCV 阳性的肝癌组织中肿瘤抑制基因的高甲基化更多见，HCV 阴性的肝癌发生中 DNA 低甲基化更明显，重复 DNA 片段的低甲基化对肝癌的早期发生起到重要作用。

二、DNA 高甲基化与肝癌

CpG 岛是指 DNA 上一个含有大量相连的胞嘧啶（C）、鸟嘌呤（G）及使两者相连的磷酸酯键（p）的非甲基化区域，哺乳类基因中的启动子上含有约 40% 的 CpG 岛（人类约 70%）。在肝癌的发生过程中，有许多抑癌基因启动子区的 CpG 岛发生高甲基化，干扰抑癌基因的转录，导致细胞异常增殖，引起细胞癌变。Rb 是最先被发现的受甲基化影响的抑癌因子，其主要产物是核内磷蛋白 pRb，其作用是对细胞 G1-S 期检测点进行控制。Edamoto 等对病毒和乙醇引起的肝癌样本进行检测，发现存在 Rbl 表达缺失，并发现 Rbl 启动子区高甲基化是其表达缺失的主要原因。波形蛋白（vimentin）在间质细胞中常呈活化的状态，Kitamura 等采用定量甲基化特异 PCR 方法检测 43 例肝癌样本，结果发现 56% 患者的波形蛋白基因的启动子出现了高甲基化，且甲基化状态与患者的 AFP 值、最大肿瘤体积及 TNM 分期均显著相关。PAX5 是 PAX 转录因子家族成员之一，目前被视为新发现的肿瘤抑制因子。Liu 等采用甲基化特异 PCR 和亚硫酸盐测序方法检测 PAX5 基因启动子的甲基化状态，结果表明，与正常肝组织相比，肝癌细胞株中 PAX5 甲基化的状态明显较高，认为 DNA 高甲基化是 PAX5 基因表达下调的可能原因。微小 RNA-122（miR-122）已经被研究证明在肝癌的发生中起到抑制性作用，Xing 等研究发现 3 种肝癌细胞系 Huh7、HepG2 和 QSG-7701 的 miR-122 启动子区的甲基化水平显著高于人原代肝细胞，而 miR-122 的表达水平比人原代肝细胞显著降低，使用 DNA 甲基化转移酶抑制剂 5-Aza-CdR 处理后，Huh7 和 HepG2 细胞的 miR-122 启动子区的甲基化水平下降，miR-122 的表达水平升高，肝癌细胞的凋亡也显著增加，这一结果显示 miR-122 的表达受 DNA 甲基化的调节并且与肝癌细胞的凋亡有关，miR-122 的 DNA 甲基化可能在肝癌的发展中起到一定作用。B 细胞迁移基因 3（BTG3）已经被证实是一种肿瘤抑制因子，在一些肿瘤中 BTG3 的 DNA 高甲基化导致了 BTG3 的表达下降。Lv 等研究者发现 BTG3 在肝癌细胞系及肝癌组织中的表达均是下降的，低 BTG3 表达的肝癌患者生存时间较短，DNA 的甲基化直接抑制了 BTG3 的 mRNA 在肝癌细胞系中的表达。Zhi 等检测了 70 例肝癌标本及 5 种肝癌细胞系中 5 种重要的 DNA 损伤应答基因的启动子区的甲基化情况，结果发现 Ras 相关区域家族 1A（RASSF1A）、叉头环指结构域检查点（CHFR）、谷胱甘肽 S 转移酶 P1 基因（GSTP1）、O6- 甲基鸟嘌呤 -DNA 甲基转移酶基因（MGMT）分别在 54 例、30 例、26 例及 22 例肝癌标本中发生甲基化，而这 4 种基因的表达产物是缺失或下降的，人类错配修复基因 1（hMLH1）在肝癌标本及肝癌细胞中均未发现甲基化，RASSF1A、CHFR 和 GSTP1 在肝癌细胞系 HepG2 和 SNU398 中呈 DNA 高甲基化。除上述抑癌基因外，肝细胞癌中发生高甲基化的抑癌基因还有很多，如 SOCS-1、APC、FHIT、p15 等。一项包含 2109 项研究的 meta 分析显示，肝癌组织中 13 个抑癌基因的甲基化水平显著高于癌旁组织和正常组织，这 13 个抑癌基因包括 p16、RASSF1A、APC、GSTP1、CDH1、p15、RUNX3、SOCS1、SFRP1、PRDM2、p14、RARβ 和 p73，另外该项研究还发现，肝癌组织中抑癌基因 MGMT 和 DAPK1 甲基化水平显著高于正常组织而非癌旁组织。这些抑癌基因的高甲基化导致这些基因不能表达从而其功能受到抑制，这是肝癌发生的最早程序。由此可见，肝癌的发生涉及多种抑癌基因的异常甲基化，而这些基因甲基化异常的检测可能有助于肝癌的早期诊断，指导治疗和预后评估等。

总之，肝癌中基因组普遍低甲基化与局部高甲基化共存的现象已成为一大特征，由此引起原癌基因激活和抑癌基因失活，进而导致肝癌细胞不受控制地增殖，但哪种甲基化异常在肝癌的发生发展中起主要作用仍不清楚，需要进一步研究。

三、DNA 甲基化与乙型肝炎病毒感染相关肝癌

慢性 HBV 和 HCV 感染是肝癌的高风险因素之一，有研究提示 HBV 和 HCV 感染通过激活 DNMT 活性而促进肝癌发生。E-cadherin 是一个潜在的细胞表面黏附分子类的抑癌基因，在肝癌的发生过程中起到重要的作用。Arora 等研究发现 HCV 核心蛋白可以通过激活 DNMT 1 和 DNMT3B 的表达，引发 E-cadherin 基因启动子区域高甲基化，从而导致 E-cadherin 基因表达下降。Jung 等在 HBV 引发的肝癌细胞中发现 HBV 的 X 蛋白激活 DNMT 1 的表达，诱导 E-cadherin 和 p16 基因启动子区域的高甲基化，进而抑制这些基因的表达，进而激活了下游 G1-CDK4/6 激酶、磷酸化 Rb 蛋白及 E2F1 蛋白信号传导途径，促进肝癌的发生。Park 等也证明 HBV 的 X 蛋白不仅可以激活 DNMT 1 和 DNMT3A 的表达，而且还可能招募 DNMT3A 和 CpG 岛甲基化连接蛋白 2（MECP2）到 IGFBP3 等基因的启动子区域，形成从头甲基化状态，进而抑制这些基因的表达。另外，在肝癌细胞株和临床肝癌组织中发现 HBX 蛋白可以通过下调 DNMT3 B 的表达引起肝癌细胞的整体低甲基化水平。研究表明，乙型肝炎病毒 X 蛋白通过上调 DNA 甲基转移酶 1（DNMT1）和 3A（DNMT3A），促进维 A 酸受体 -β2（RAR-β2）启动子甲基化，同时影响某些细胞周期 G1 相关因子如 p16、p21、p27 水平的表达，与对照组相比，HBX 表达的人肝癌细胞，维 A 酸无法诱导其细胞生长抑制，如果经过 DNA 甲基化抑制剂 5- 氮杂胞苷处理，解除了对 RAR-β2 的抑制，对维 A 酸的敏感性可以完全恢复。因此，在 HBV 介导的肝癌发生过程中，HBX 下调 RAR-β2 可能是一个关键步骤。研究发现，在伴有 HBV 和 HCV 感染的肝癌患者肝组织中，10 个基因（APC、CCND2、CDKN2A、GSTP1、HOXA9、RARB、RASSF1、RUNX、SFRP1 和 TWIST1）甲基化状态不尽相同，HOXA9、RASSF1 和 SFRP1 在 HBV 相关肝癌中甲基化频率更高，而 CDKN2A 在 HCV 相关肝癌中甲基化频率更高，推测不同病毒感染进展为肝癌具有不同的表观遗传学机制。

四、DNA 甲基化与肝癌早期诊断

由于 DNA 甲基化没有涉及 DNA 序列的改变，往往要早于肿瘤发生的遗传学机制，所以在肿瘤的早期诊断方面有一定的优越性。肿瘤组织坏死脱落后，分解的 DNA 进入循环血（血浆 / 血清）或其他体液如胸腔积液、唾液、痰液等。因此，在体液中检测肿

瘤相关基因甲基化状态可能成为肿瘤诊断、预后和疗效评价的方法之一。此外，肿瘤的甲基化状态有其特异性，不仅表现在不同的肿瘤间，即便同一肿瘤的不同类型甲基化模式也不相同。越来越多的研究证实，异常的 DNA 甲基化是肿瘤发生的早期事件，如胃癌、前列腺癌等，肝癌也不例外。Choi 等检测不同年龄患者的正常肝组织、肝硬化和肝癌的原癌基因 c-los 的甲基化状态，即从内含子 1 到外显子 4 的甲基化下降程度，结果表明 11 例肝癌呈现不同的甲基化类型，但以低甲基化为主，提示 c-los 基因的甲基化变化与肝癌的早期发生有关，有望成为肝癌早期诊断的分子标志物。Zhang 等检测 50 例肝癌患者和 50 例健康人血液标本的 RAS 相关区域家族 1A 基因（RASSF1A）、p15、p16 的甲基化状态，这些肝癌患者在临床诊断前每年都会提供血液样本，研究发现肝癌患者在临床诊断前 1～9 年，从其血液样本中均能检测到上述基因的高甲基化状态，到诊断时有 70% 肝癌患者发生了 RASSF1A 启动子的高甲基化，22% 和 44% 的患者分别发生了 p15 和 p16 启动子的高甲基化。该结果说明 RASSF1A、p15、p16 的高甲基化状态有可能为肝癌早期诊断提供有力的诊断依据。有研究通过检测肝癌患者不同肝脏组织中 p14、p15、p16、RB 基因的甲基化状态，结果显示肝硬化组织中 p14、p15、p16、RB 4 种基因的甲基化检出率分别为 17.1%（7/41）、28.9%（11/41）、36.6%（15/41）和 7.3%（3/41）；肝癌组织中 4 种基因的甲基化检出率分别为 34.1%（15/44）、56.8%（25/44）、70.5%（31/44）和 27.3%（12/44）；癌旁组织中检测出 p16 甲基化阳性产物 4 例，p15 阳性产物 1 例，这一结果显示多基因甲基化的联合检测在肝癌的早期诊断中有一定的价值。另有学者建立了一个以 DNA 甲基化谱为基础的肝癌癌前诊断评估标准来预测已发生癌前病变等高危患者发展为肝癌的可能性，并在受试组中有 96.5% 的敏感性和 100% 的特异性。综上所述，甲基化检测可能成为肝癌早期诊断的重要方式。

五、DNA 甲基化与肝癌的治疗

甲基化在肿瘤的发生、发展中起着重要作用。而 DNA 甲基化是由甲基转移酶来介导的。因此，针对 DNA 甲基转移酶活性和 DNA 甲基化模式改变探索肿瘤防治策略已成为一种新的思路。目前，主要的 DNA 甲基化抑制剂都是抗代谢类药物，有以下几种：①以 DNA 甲基转移酶作用底物为靶点的药物，如胞苷类似物 5- 氮杂脱氧胞苷（5-Aza-CdR）；②以 DNA 甲基转移酶辅助因子 SAM 为靶点的药物，如 SAM 类似物西萘芬净（Sinefungin）；③其他，如甲氨蝶呤、肼屈嗪等。以 5- 氮杂脱氧胞苷（5-Aza-CdR）为代表的竞争性核苷酸类甲基转移酶抑制剂已广泛应用于逆转肿瘤细胞中的异常甲基化，使失活的基因重新表达。5-Aza-CdR 去甲基化机制最为经典的理论是：5-Aza-CdR 插入 CpG 中，5-Aza-CdR 环与 DNA 甲基转移酶 1（DNMT1）发生共价结合。DNA 复制后不含 5-Aza-CdR 的低甲基化 CpG 会发生甲基化，而插入有 5-Aza-CdR 的 CpG 导致 DNMT1 失去活性，最终导致 5-Aza-CdR 下游的 CpG 不能发生甲基化，致使 DNA 整体甲基化水平降低。临床上已有应用 5-Aza-CdR 治疗白血病和骨髓增生异常综合征的报道，但其明显的骨髓抑制和可能导致基因突变的毒性作用限制了临床应用。zebularine 是近年来在研究中新发现的具有 DNA 甲基转移酶抑制剂活性的一类药物，Calvisi 等在动物实验中发现，zebularine 能激活多个甲基化沉默的抑癌基因的表达，包括 RASSFIA、CIS 和细胞因子信号转导抑制分子（SOCS）等，从而抑制肝癌细胞的生长。该药可口服，毒性作用小，具有广阔的临床应用前景。抗高血压药物肼屈嗪具有一定的去甲基化作用，且口服有效，体外实验中发现，肼屈嗪对宫颈癌细胞具有明显的抑制作用。虽然目前这类去甲基化药物的临床作用有限，但以它们为参照设计了一些非核苷类抑制剂（如 RG108），它是一个小分子的人类 DNMT 抑制剂，可直接并特异性地作用于 DNMT，可能对肿瘤有更好的治疗效果。尽管目前已证实一些 DNA 甲基转移酶抑制剂药物在肝癌细胞系中能恢复某些因甲基化而沉默的肿瘤相关基因的表达，并能抑制肿瘤的生长，但是给药途径和药物使用时间等问题还没有解决，并且现在所使用的药物在疗效和不良反应方面还不令人满意，有的甲基化抑制剂甚至会促进肿瘤转移及诱发自身免疫性疾病，如系统性红斑狼疮等。因此，在临床上需要筛选特异性更强、敏感性更高的甲基化基因，寻找更便捷的 DNA 检测方法及研制不良反应更低的去甲基化药物，以达到优化肝癌的早期诊断、丰富肝癌的治疗方式、改善肝癌的预后之目的。

六、DNA 甲基化与肝癌预后

目前有许多研究提示，DNA 甲基化对于肝癌患者的预后起着重要的提示作用。CpG 岛甲基化表型（CIMP）是指多基因启动子区的 CpG 岛出现甲基化，其已经被证明与一些肿瘤的发生、发展密切相关。多项研究显示，一些肿瘤抑制基因启动子的异常甲基化常常伴随肝癌的发生发展。Cheng 等利用甲基化特异性 PCR 方法检测 60 例肝癌标本中 10 个基因启动子的甲基化状态，结果发现癌组织的甲基化程度要高于癌旁组织，且不同 CIMP 程度患者的肿瘤转移情况、γ 谷氨酰转肽酶（GGT）和 TNM 分期显著不同，肿瘤 CIMP 高的患者生存率明显低于 CIMP 低或无 CIMP 的患者。因此，CIMP 可能成为肝癌患者预后不良的标志物。Tip30 是一个可能的肿瘤抑制因子。Lu 等采用甲基化特异

PCR 方法检测 15 个肝癌细胞株和 59 例临床标本，结果发现在 59 例临床标本中有 47% 发生 Tip30 启动子高甲基化，且甲基化程度高的患者肿瘤复发率和死亡率均较高。因此，Tip30 启动子区甲基化程度可能与患者预后不良有关。有研究者通过检测 30 例临床标本中 RASSF1A 启动子的甲基化状态，结果发现 RASSF1A 启动子的高甲基化提示肝癌患者预后较好，因此，可能成为良好预后的一个指标。CD147 是一个跨膜糖蛋白，在肝癌中呈过表达状态。Kong 等用亚硫酸盐修饰后基因组测序的方法检测 54 例肝癌临床标本的 CD147 启动子的甲基化状态，结果发现与癌旁组织相比，肿瘤组织中的甲基化状态明显较低；并且在肝癌患者中，CD147 启动子未发生甲基化患者的肿瘤复发率和死亡率比发生甲基化者明显增多，认为 CD147 启动子低甲基化状态与患者的预后不良明显相关。

在将来的肝癌相关研究中，进一步加深对甲基化的认识、阐明 DNA 甲基化及组蛋白乙酰化机制、甲基化和磷酸化与肝癌发生发展的关系，发现和鉴定与肝癌相关的染色质重塑复合物，不仅有助于更好地解释肝癌发病过程中的分子机制，且有助于指导开发特异性针对甲基化的诊疗技术并应用于临床肝癌患者，实现肝癌靶向治疗。

第二节　非编码 RNA 与肝癌

微小 RNA（microRNA）及长链非编码 RNA 等非编码 RNA 的调控也是表观遗传机制的重要组成部分之一，这些非编码 RNA 能够改变基因的表达并保持遗传特性。microRNA 由约 22 个核苷酸组成，进化上结构高度保守，能调节转录后基因表达的小分子单链 RNA。目前大量的研究结果发现 microRNA 参与了细胞增殖、分化、凋亡等多种细胞生理病理过程，与肝癌发生的关系也比较密切，而长链非编码 RNA 与肝癌关系的研究尚处于起步阶段，研究报道较少，在此主阐述 microRNA 与肝癌的关系。

一、microRNA 与肝癌的发生发展

自 Murakamil 等报道原发性肝癌中 microRNA 异常表达以来，多项研究均证实了 microRNA 的异常表达与原发性肝癌的发生发展相关，而且 microRNA 的变化可能在肝细胞癌变的早期，即慢性肝炎、肝硬化等疾病时就已发生异常表达。microRNA 在原发性肝癌发生过程中，既可通过调节细胞凋亡或者细胞周期，也可经调节癌基因和（或）抑癌基因参与肿瘤发生途径，影响原发性肝癌的发生。另有研究发现，microRNA 编码基因

常位于与肿瘤相关区域或者肿瘤的脆性位点，基因发生杂合性缺失、基因重排及异常扩增等改变都可以导致 microRNA 异常表达。位于肿瘤组织的 microRNA 表达谱与癌旁组织之间的有明显差异，提示着 microRNA 在肿瘤发生发展过程中发挥着重要作用。

目前已经发现多个 microRNA 在原发性肝癌组织中明显上调，这些高表达的 microRNA 在原发性肝癌的发展过程中呈现出类似癌基因的作用。miR-221 和 miR-222 是位于肝癌组织 X 染色体上的相邻小分子，与良性肝脏肿瘤及正常肝脏组织相比，两者在肝癌组织都过高表达，研究发现 miR-221 正是通过与 Bmf 基因 mRNA3'uTR 结合抑制其表达。Bmf 基因是一个重要的促进细胞凋亡的基因，miR-221 通过抑制 Bmf 基因的表达，来促进肝癌的发生发展。近年来还有部分学者阐述其作用机制可能为高表达的 miR-221 抑制细胞周期蛋白依赖性激酶抑制剂 P27、P57 的表达，使更多的细胞处于 S 期，促进了肿瘤的生长。肝癌组织中 miR-9 过表达能增强肿瘤细胞侵袭能力。肝癌细胞中 miR-23b 的高表达可使肝细胞生长因子受体和尿激酶型纤溶酶原激活因子基因表达沉默，从而抑制肿瘤细胞的迁移和增殖。miR-21 在肝癌组织中的表达明显高于正常肝组织，约为正常肝组织中表达量的 10 倍，miR-21 介导癌细胞侵袭，影响下游基因包括局部黏着斑激酶及基质金属蛋白酶（MMP）-2、MMP-9 的表达，促进癌细胞侵袭和转移，在肝癌细胞中抑制 miR-21 的表达明显降低其增殖力和侵袭力。有学者通过研究 3 种不同分化程度的肝癌细胞株（HepG2、HepJ5 和 skHep-1），发现 miR-200a 和 miR-200b 在肝癌细胞中表达显著下调，它们通过调控靶基因 ZEBl、ZEB2 来间接影响 E- 钙粘蛋白（E-cadherin）的表达水平，从而促进肝癌细胞上皮 - 间质转化，导致肿瘤侵袭转移。肝癌组织 miR-224 过表达利于凋亡抑制因子 5 的转录，促进癌细胞增殖。miR-29 既可经调节凋亡相关蛋白如 Mcl-1 和 Bcl-2 等发挥作用，又可通过经典的线粒体凋亡途径促进癌细胞凋亡，在不同生理病理条件下与肝细胞的恶性转化密切相关。

具有肿瘤抑制基因功能的 miR-101、miR-195、miR-122 和 miR-338 在肝癌组织中则不表达或表达明显下调。miR-122 是一种调节肝脏发育的"肝特异性 MicroRNA"，miR-122 只在肝细胞中表达，每个细胞内约有 50 000 个拷贝，约占肝细胞总 microRNA 量的 70%。miR-122 的表达在大多数肝脏疾病中是异常的。研究表明，miR-l22 的下调表达导致染色体的不稳定性，从而解除周期蛋白 G1（CCNG1）的调控，间接地通过细胞周期调节蛋白 P53 依赖途径起作用，使蛋白磷酸酶 ZA（PPZA）去磷酸化，激活 Mdm-2 导致 P53 失活，抑制肝癌细胞的增殖，促进癌细胞的凋亡。较低水平的 miR-199/b-3p 和 miR-122 与肝癌的侵袭力和转移力有关。有学者对 241 例肝癌组织 miRNA 表达谱芯片分析，发现 20 个 miRNAs 与肝癌转移显著相关，其中 miR-219-1、miR-207 和 miR-338 表达上调，而 miR-34a、miR-30c1 和 miR-148a 表达下调，其中 16 个又与肝癌复发及预后相关。

miR-34a 在肝细胞增殖的终止阶段大量产生，它通过抑制一些靶分子，如细胞周期蛋白 D1（CCND1）、细胞周期蛋白 E2（CCNE2）、细胞周期蛋白依赖性激酶 CDK4 和 CDK6 等，从而抑制肝细胞的增殖。肿瘤中 miR-34a 表达减低，会导致 CDK4、CDK6、CCND1 的高表达，从而促进细胞周期的进程，表现为细胞的增殖。在具有代谢综合征的人或动物体内，miR-34a 的表达都是显著上调的。在非酒精性肝病患者中，从单纯性脂肪肝到脂肪性肝炎，miR-34a 与疾病的严重程度成正相关。有动物实验显示，在非酒精性肝损害到肝癌的进展过程中，miR-125a-5p 表达上调，而 miR-182 表达下调。

慢性 HBV 和 HCV 的持续性感染与肝癌的发生密切相关。microRNA 与多种病毒性疾病相关，影响病毒复制、宿主免疫应答、抗原呈递等过程，改变病毒复制能力及宿主细胞感染病毒后的功能状态。microRNA 在 HBV 相关性肝癌发生早期即异常表达。研究表明，表达 HBV 的 HepG2.2.15 细胞株与不表达 HBV 的肝癌细胞株 HepG2 相比，多种 microRNA 的表达水平存在显著差异。以 miR-122 构建的 pHsa122 载体转染 HepG2 细胞，在与 HBV 共转染的 HepG2 细胞中，miR-122 表达上调可抑制 HBV 复制。miR-122 可促进基因型 1b 和 2a 型的 HCV 复制，以基因敲除或反义寡聚核苷酸技术抑制 miR-122，可明显降低 2a 型 HCV 转录，干预相关 miRNA 表达，可抑制 HCV 复制。HCV 基因型 3 与肝脏脂肪聚积有关，是因为其诱导的 miR-27a 的靶基因参与了脂质代谢。研究亦发现 miR-126 在酒精相关肝细胞癌中低表达，miR-96 在乙型肝炎病毒（HBV）相关肝细胞癌中高表达，表明 microRNA 可区别肝脏肿瘤的亚类。

二、microRNA 与原发性肝癌的诊断

由于肝病有隐匿与无症状发展的特点，尽管许多看似"健康"者存在可治愈或可控制的肝癌，但由于未能得到及时、恰当的检查与治疗，发展成为肝癌晚期，从而失去了根治性的治疗机会。到目前为止，已发现多种 microRNA 可作为肝癌的标记物，miR-200c、miR-141 和 miR-126 在鉴别原发性肝癌与转移性肝癌中有很高的准确性。肝脏转移性肿瘤大多来自于胃肠道，miR-205 与 miR-194 的比值可以很好地鉴别肿瘤是否来自胃肠道。Ladeiro 等检测 28 例肝细胞癌、13 例肝细胞腺瘤、5 例局灶性结节性增生患者和 4 名健康对照者肝组织的 250 种 microRNA，5 种 microRNA 在良、恶性肿瘤中表达有显著性差异，miR-200c 和 miR-203 在良性肿瘤中明显下调，miR-21、miR-222 和 miR-10b 在肝细胞癌中表达显著增加。Yamamoto 等研究显示 miR-500 是一种胚胎高表达的

microRNA，在肝癌患者肝组织及血清中表达明显升高，肝癌切除术后 miR-500 表达显著下降，部分患者甚至恢复至正常水平，提示 miR-500 可能成为肝癌诊断指标之一。但该研究仅检测了 3 例肝癌患者，其临床诊断价值有待进一步验证。microRNA 表达谱的检测将成为有助于原发性肝癌的早期诊断的生物学标志。通过对不同肝病的 microRNA 表达谱分析，发现 miR-30C-1、miR-148a、miR-34a、miR-181 家族等，在 HCC、肝硬化、慢性肝炎等组织间差异显著。在 AFP、AFP-L3、DCP、miR-196、miR-16 和 miR-199a 6 项指标中，miR-16 对肝癌的敏感度最高，对小于 3 cm 肝癌诊断灵敏度达 92.4%，特异度达 78.5%，具有应用前景。近年来，循环 miRNAs 对肝癌的早期诊断和筛查获得越来越多的关注，到目前为止，多项研究显示，miRNA-21 和 miRNA-122 在肝癌的诊断中表现出较高的潜能。高水平的循环 miRNA-21 与肝癌的进展和较差的预后相关。

三、microRNA 与原发性肝癌的治疗

目前研究 microRNA 应用于肿瘤的治疗主要有两个方面的研究：一种为促进或补充在肿瘤组织异常低表达的抑癌性 microRNA，或抑制该肿瘤 microRNA 的癌性靶基因。例如，miR-26α 在正常肝脏组织中高表达，在肝癌组织中呈现低表达。这种 microRNA 通过外源性 microRNA 的表达而"代替"其功能。Kota 等报道将腺相关病毒介导的全身性转导 miR-26α 应用于小鼠肝细胞癌模型，结果发现与对照组相比，治疗组中特异性 miR-26α 表达升高，肿瘤组织体检明显缩小或消失，并且未发现明显的不良反应。另一种为抑制肿瘤中异常高表达的癌性 microRNA。通过应用寡聚核苷酸技术沉默肿瘤组织中高表达的 microRNA，进而抑制肿瘤细胞生长和或转移。利用寡聚核苷酸技术敲除 HepG2 细胞 miR-21 和 miR-17-92，可明显抑制癌细胞。寡聚核苷酸是胆固醇共轭单链 RNA 分子，与成熟的靶 microRNA 互补，静脉注射阻断 miR-16、miR-122、miR-192 和 miR-194，可引起肿瘤组织中对应的 microRNA 水平明显降低。miR-122 作为一种肿瘤抑制基因，其抗肿瘤特性已成功地应用到预防肝癌进展的临床前模型中。寡聚核苷酸对内源性 microRNA 的沉默具有特异性、高效性和持久性。通过向前列腺癌细胞来源的肿瘤内注射 Anti-miR-221 寡聚核苷酸，结果显示具有抗肿瘤活性。通过转染小鼠实验显示，Anti-miR-221 可以下调肝内 miR-221 的水平，与非治疗组小鼠相比，治疗组小鼠肝脏肿瘤的数量和大小显著减少。这表明寡聚核苷酸是沉默抑制特异性 microRNA 的强有力的工具，它代表了一种沉默恶性肿瘤 miRNA 的新的治疗策略。

四、microRNA 与原发性肝癌的预后

转移与复发是肝癌术后患者生存的关键，因 miRNA 与癌细胞侵袭及转移相关，所以 miRNA 可能有预测转移、判断患者生存率及指导术后治疗的价值。有学者对 46 例肝癌患者血清 miR-221 进行检测，结果发现 miR-221 高表达与肿瘤大小、肿瘤分期呈明显正相关，且高表达 miR-221 患者生存率明显低于低表达 miR-221 肝癌患者。有学者研究了可能与肝癌根治术后复发风险相关的 7 个 microRNA，其中 miR-34c 和 miR-361 与肝癌根治术后复发呈正相关，而 miR-15b 的表达则预示肝癌根治术后低复发风险。研究发现肝癌组织 miR-29 较癌旁组织表达减少，miR-29b 下调与 AFP 水平上调有关联，多变量分析进一步说明 miR-29b 下调与肝癌患者的预后相关。另有学者也发现，多个 miRNA 的异常表达是肝移植术后肝癌复发的独立预测因子，这些 miRNA 包括 miR-19a、miR-886-5p、miR-126、miR-223、miR-24 和 miR-247。最近的一项研究评估了特异性 miRNA 联合米兰标准的评分模型，研究目的是提高预测肝移植术后肝癌复发的准确性，结果显示，能将一组患者分为肝癌复发的低风险组和高风险组最显著的 miRNA 是 miR-214 和 miR-3187，这种新方法将肿瘤的生物学特性与以影像学为基础的米兰标准结合在一起，提高了对肝癌的预测和管理能力（表 8.1）。

表 8.1　对 HCC 患者可能有预测价值的 miRNA 的表达情况及临床意义

miRNAs	表达变化	临床意义
miR-19a，miR-886-5p，miR-126，miR-223 and miR-24	下调	肝移植术后总生存率和无复发生存率的预测因子
miR-147	上调	
miR-26a	下调	预后差
miR-122	下调	易转移，早期复发
Let-7 members	下调	早期复发
miR-199a-3p	下调	复发时间缩短
miR-199b-5p	下调	总体生存率和无进展生存率差
miR-101	下调	肿瘤进展快，预后差
miR-125a	上调	预后改善
miR-92，miR-20，miR-18	上调	分化差

miRNAs	表达变化	临床意义
miR-372	上调	肿瘤淋巴结转移进展
miR-221	上调	多小结节，复发时间缩短，获得转移性，肿瘤包膜浸润增加
miR-17-5p	上调	多发性肿瘤结节，静脉侵犯，总生存期缩短
miR-155	上调	原位肝移植复发率高，预后差
miR-203	上调	预后良好
miR-18	上调	预后差

五、microRNA 与 DNA 甲基化在原发性肝癌中的相互作用

肝细胞中 microRNA 表达改变与其他表观遗传调节也有着直接或间接的联系。有研究发现 miR-191 在肝癌组织中的高表达与 miR-191 基因的低甲基化状态有关。但也有研究结果表明，miR-1、miR-124、miR-125b 及 miR-203 与 DNA 高甲基化存在某种联系；而 miR-29、miR-152、miR-200a 表达的异常改变同时引起 DNA 甲基化和组蛋白修饰的改变。研究发现肝癌组织及肝癌细胞株中 miR-125b 表达下调；而在加入 DNA 甲基化抑制剂 5- 杂氮胞苷后的肝癌细胞株中，miR-125b 的表达出现明显上调，正常对照则无上述现象，提示 miR-125 的表达是通过表观遗产学机制进行调控的。甲基化特异的 PCR 检测也发现了 HCC 中 miR-125b 基因的高甲基化状态，而非癌对照则无此现象。在 HCC 细胞株中加入 miR-125b 前体，细胞增殖、迁移和侵袭及血管生成能力都会出现明显下降。有研究显示，在 HBV 相关的肝癌中 miR-152 的表达与癌旁组织相比明显下调，并且 miR-152 的表达水平与 DNMT1 mRNA 表达水平成反比，在肝癌细胞株中，提高 miR-152 的表达水平可以显著下调 DNMT1 mRNA 和蛋白的表达水平，并进一步导致整个基因组 DNA 甲基化水平下降，抑制 miR-152 的表达后，全基因组出现高甲基化，尤其是抑癌基因谷胱甘肽 S- 转移酶 P1 和钙黏蛋白 1 的甲基化水平提高。上述研究结果提示 miRNA 和 DNA 甲基化相互调节的机制构成了基因表达的复杂网路，为 HCC 发病的分子机制研究

提供了新的思路。同样，肝癌组织中的组蛋白乙酰化作用也受到 miRNA 的调控。例如，miR-200a 在肝癌组织中低表达引起组蛋白去乙酰化酶 HDAC4 高表达，诱导了异常的组蛋白乙酰化修饰。

基于 microRNA 在肝癌发生、发展中的研究，microRNA 有可能成为治疗肝癌的一种新的分子靶标。目前，通过检测肝癌患者的血清或尿液发现，与健康者比较，肝癌患者血液循环中 microRNA 存在表达差异，这为将来在临床上开展肿瘤无创检测提供了理论基础；特别是在未来对肝癌的预防及早期诊断具有重要的临床意义。也可通过抑癌基因（knock-in）或敲除（knock-out）癌基因性的 microRNA 扩展基因治疗肝癌的新思路。

第三节　组蛋白修饰及染色质重塑与肝癌

组蛋白修饰与染色质重塑在肝癌的发生发展中是相互联系、相互影响的，染色质重塑过程主要需两类复合物参与：一类是蛋白质共价修饰复合物，如组蛋白乙酰化和甲基化修饰酶等；另一类是 ATP 依赖染色质重塑复合物（ATP-dependent chromatin remodeling complexes）。

一、组蛋白修饰与肝癌

组蛋白修饰为表观遗传改变之一，能导致基因表达的改变，在恶性肿瘤的发生、发展中起重要作用。乙酰化和甲基化是组蛋白的重要修饰方式，已有研究发现 DNA 甲基化异常和组蛋白乙酰化失衡在肝癌的发生发展中起了重要作用。组蛋白乙酰化状态受组蛋白乙酰转移酶（Histone Acetyl Transferases，HATs）和组蛋白去乙酰化酶（Histone Deacetylases，HDACs）两种酶的调控，正常细胞核内组蛋白乙酰化与组蛋白去乙酰化过程处于动态平衡，而在癌细胞中 HDAC 的过度表达引起去乙酰化作用增强，不利于特定基因（包括某些肿瘤抑制基因）的表达。组蛋白甲基转移酶（Histone Methyh Ransferase，HMT）通过对组蛋白赖氨酸或精氨酸残基的甲基化状态的调控来影响基因的表达。研究显示肝癌细胞相关基因转录沉默与它们启动子区域组蛋白修饰调节有关。研究显示人类肝癌组织中肿瘤抑制基因 p16INK4A 的转录沉默与该基因启动子区域组蛋白 H3K9 及 H3K27 甲基化标记物表达水平升高有关。肝癌患者的组蛋白 H3K27me3 表达水平的增加与肿瘤血管侵袭及患者的预后密切相关。有研究者对 82 例手术切除并肝病理确诊的人肝癌及癌旁组织标本进行检测，结果显示，肝癌中乙酰化组蛋白 H3、H4 的阳性表达率分别为 68.3%（56/82）和 81.7%（67/82），和其相应的癌旁组织的阳性率 31.7%（26/82）及 45.1%（37/82）相比，差异有统计学意义。但是动物实验却得到了与上述研究相反的结果，在种植有肝癌的小鼠研究中发现，肝癌细胞的组蛋白乙酰化水平低于癌旁组织。Chang 等发现肝癌及癌旁组织 c-Jun 氨基末端激酶（JNK）活性持续升高，与肿瘤体积大小呈正相关，同时组蛋白 H3 的 lys4、lys9 位点甲基化。Wnt/β-catenin 信号通路活化可以激活多种人类肿瘤特异性癌基因的表达，此信号通路在肝脏的生理病理中起着重要作用，多达半数的肝癌患者存在 Wnt/β-catenin 信号通路的激活。大量研究证明，肝癌细胞中组蛋白修饰在调控 Wnt 抑制剂的表达中起关键作用。上述研究表明了组蛋白的修饰参与肝癌的发生和发展过程。肝癌发生广泛的组蛋白修饰改变，其中一个重要原因为组蛋白修饰酶表达失调。

二、组蛋白乙酰化和甲基化修饰酶与肝癌

组蛋白去乙酰化酶与肿瘤的相关性研究近年来日益增多，涉及血液系统、乳腺、前列腺、胃肠管等在内的多种恶性肿瘤。大量研究表明，HDAC 在胃癌、结肠癌、前列腺癌、肝癌等许多恶性实体肿瘤中表达增高，且与临床病理密切相关，这有助于恶性肿瘤的早期诊断、预后判断及术后合理化疗方案的选择，具有很大的临床应用价值。研究表明 HDAC 过表达与肝癌的临床病理特征及肿瘤复发有关。有研究者检测了 47 例肝癌组织中 HDAC1 的表达后发现，HDAC1 的高表达与肿瘤细胞门静脉高侵袭率、肿瘤组织低分化及高 TNM 分期密切相关，HDAC1 高表达者手术切除后 1 年、3 年、5 年生存率明显降低，提示它可能在肝癌的分化程度和侵袭性方面发挥重要作用，并可作为预测肝癌手术切除患者预后独立的生物学指标。研究发现，组蛋白去乙酰化酶 SIRT1 在肝癌组织中普遍高表达，上调的 SIRT1 促进肝癌的进展，并促使机体对化疗及索拉菲尼产生耐受。动物实验表明，二甲氨基偶氮苯（DAB）可诱导 HDAC1 过表达导致大鼠肝癌的发生，而茶多酚可能通过抑制 HDAC1 表达而对 DAB 诱导的肝癌发生具有一定预防作用。

在机制方面的研究表明，HDAC 与相关蛋白结合形成复合物，在缺氧及雌激素受体等介导的细胞信号通路中发挥重要调节作用，从而参与肝癌的发生发展和转移。除 I 类 HDAC 外，II 类 HDAC 在肝癌的发生、发展及转移中可能也起到了关键作用。有学者发现，II 类 HDAC（HDAC4、HDAC5、HDAC6、HDAC7、HDAC9、HDAC10）mRNA 及蛋白表达水平在肝癌组织中明显高于肝硬化和正常肝组织，MEF2（myocyte enhancer factor

2）通过募集 II HDACs 激活肝星状细胞，参与肝癌的发生过程。由此可见，多种 HDAC 在肝癌组织中表达水平增高，并通过与转录因子或胞质蛋白结合形成共抑制复合体，抑制多种抑癌基因的表达，参与调节细胞增殖凋亡等过程。

HDAC 与肝癌的大小、组织分化水平、TNM 分期、肝内转移和门静脉转移等临床病理因素密切相关，有希望作为预测肝癌术后复发的生物学指标。

HMT 在肝癌的发生和发展中也起着重要作用，组蛋白甲基转移酶 SMYD3、EZH2 等在肝癌组织中明显上调，而组蛋白甲基转移酶 RIZ1 的表达则下调。组蛋白甲基转移酶 EZH2 主要负责 H3K27 的甲基化，在肝癌组织中 EZH2 过度表达可通过增加转录沉默基因启动子 H3K27me3 水平，从而促进肝癌的进展。研究发现，EZH2 在肝癌组织中高表达诱导机体对化疗耐受，针对 EZH2 转染小干扰 RNA（siRNA），从而降低 EZH2 表达水平，导致下游多重耐药蛋白表达下调，结果促进细胞凋亡和持续的 G1/S 期停滞。EZH2 在肝癌组织中的高表达激活了 Wnt/β-catenin 信号通路，促进肝癌细胞的增殖，敲除 EZH2 后，抑制 Wnt/β-catenin 信号通路，减缓了肝癌细胞的生长。研究显示，组蛋白甲基化和 DNA 甲基化两者是联系在一起的，有研究对 64 例肝癌、42 例正常肝组织和 7 株肝癌细胞株进行分析，结果发现 hTERT 基因表达受 DNA 甲基化、组蛋白 H3-K9 和转录因子 c-myc 多个途径调控。活性氧簇（ROS）可诱导肝癌细胞产生 Snai1，后者是一种可以下调 E-cadherin 表达的转录因子，Snail 通过恢复 HDAC1 和 DNMT1 诱发 E-cadherin 启动子甲基化，揭示了 ROS 致癌作用的表观遗传学机制。

三、组蛋白去乙酰化酶抑制剂与肝癌

HDAC 与包括肝癌在内的许多恶性肿瘤的发生发展及预后密切相关。组蛋白去乙酰化酶抑制剂（HDACi）主要通过细胞周期阻滞、促进分化、诱导癌细胞凋亡、抑制肿瘤血管生成及肿瘤细胞迁移活性等多种生物学效应发挥抗肿瘤作用。HDACi 可通过作用于 sp1 和 sp3 位点，激活 p21 基因，从而通过 p21 基因作用诱导肝癌细胞的凋亡。HDACi 通过刺激细胞自分泌肿瘤坏死因子相关凋亡诱导配体（TRAIL）激活 TRAIL 依赖的凋亡途径而诱导细胞凋亡，而在 TRAIL 耐受的肝癌细胞中，HDACi 可通过下调细胞 FLICE 抑制蛋白（c-FLIP/CASH）的表达恢复肝癌细胞对 CD95- 和 TRAIL 受体介导的细胞凋亡的敏感性。在对人肝癌细胞株 HepG2 和 Huh7 的研究中发现，HDAC 抑制剂 TSA（trichostatin A）通过提高细胞组蛋白乙酰化水平调节细胞增殖与凋亡相关基因的表达，诱导细胞停滞于 G0/G1 期而抑制细胞增殖、促进细胞凋亡。同时研究还发现，TSA 也可通过调节肝

癌细胞内整合素家族相关分子（alpha 4、alpha 6、alpha 10、beta 6 等）的表达而改变癌细胞的迁移活性。HDACi 抗肝癌的生物学效应是同时通过抑制肝癌细胞增殖、诱导细胞分化、凋亡等多个方面而实现的，并且它们之间的作用是相互联系的。

目前有关 HDACi 与 DNA 甲基化酶抑制剂或传统化疗药物合用抗肝癌作用的研究不断增多，为肝癌的化疗提供了一种新的方案。HDACi 及 DNA 甲基化酶抑制剂通过改变表观遗传状态重新激活许多抑癌基因（TMS1、TFPI-2 等）的表达，从而抑制肝癌细胞增殖、诱导细胞分化凋亡。Venturelli 等在肝癌细胞株和肝癌移植瘤模型中研究了 HDAC 抑制剂 SAHA（异羟肟酸）和 5-Aza-dC（DNA 甲基化酶抑制剂）的联合作用，SAHA 或 5-Aza-dC 单用均可明显抑制肝癌细胞增殖，两者合用有协同作用，并呈剂量依赖性效应，而即使是高剂量的联合用药也不会损伤正常肝细胞，在表观遗传方面为肝癌提供了一种有效的治疗方案。

四、组蛋白修饰与乙型肝炎病毒感染相关肝癌

在中国，HBV 与 HCV 感染是肝癌发生的主要危险因素，病毒感染也常伴随组蛋白修饰。HBV cccDNA 在肝细胞核内与组蛋白结合组成类似核小体的结构，与其结合的 H3/H4 组蛋白的乙酰化程度与 HBV 肝细胞系病毒蛋白表达呈正相关，也与慢性乙型肝炎患者病毒定量呈正相关。通过小 RNA 干扰抑制组蛋白 HAT 的表达，HBV 的复制被抑制，而使用 HDAC1 的抑制剂显著增加 H4 的乙酰化程度和 HBV 复制能力。研究表明，HBcAg 被募集到 CpG 岛 2，可能在此作用于 CREB 结合蛋白（CREB binding protein，CBP）及 HDAC1，影响组蛋白乙酰化水平，通过表观遗传学机制调节 HBV 复制。在乙型肝炎相关性肝癌中，癌组织 HDAC1 的表达明显高于癌旁硬化结节，乙型肝炎病毒 x（HBx）蛋白可诱导转移相关蛋白 -1（MTA1）和 HDAC1 的表达增加，并形成 MTA1/HDAC 复合物，MTA1/HDAC 复合物与缺氧诱导因子 -1α（HIF-1α）结合通过诱导 HIF1-1α 氧依赖降解结构域去乙酰化稳定其功能，进而调节血管内皮生长因子（VEGF）等促血管生成因子的表达，在乙肝相关性肝癌的血管生成和转移中发挥关键作用。HBx 亦可通过招募 HDAC1 并与雌激素受体 α（ERα）结合形成 HBx/HDAC1/ERα 复合体，抑制 ERα 依赖的基因转录活性，从而抑制肝癌细胞 ER 信号通路的转导。研究显示，肝癌细胞中的 HBx 能够显著提高组蛋白 H3K4 甲基转移酶活性，其可能机制为 HBx 能够显著上调 SMYD3 转录活性与蛋白表达，SMYD3 能使染色体组蛋白 H3K4 发生 2 倍或 3 倍甲基化，从而影响下游癌基因、细胞周期调控基因、信号转导相关基因等，能够抑制

肿瘤细胞凋亡、促进细胞增殖。

五、染色质重塑与肝癌

研究已经证实，染色质重塑可引起抑癌基因的失活或致癌基因的激活，染色质重塑复合物在胚胎发育、组织再生、细胞衰老、细胞凋亡和癌症抑制等多方面发挥了重要作用。染色质重塑复合物相关因子基因突变可使细胞获得选择性生长优势，从而会导致癌症的发生和发展。ARID2 是多亚基染色质重塑复合物 PBAF 的一个亚基，Li 等对 10 例丙肝（HCV）相关肝癌（HCC）患者样本进行了外显子组测序，并且对其他原因导致的肝癌样本也进行了检测，发现 HCV 相关肝癌、HBV 相关肝癌、酒精性肝癌及病因不明性肝癌的样本中均存在 17 ～ 85 个数目不等的基因突变位点，有 18.2% 的 HCV 相关肝癌包含有染色质重塑相关基因 ARID2 的失活性突变，功能研究表明，ARID2 是 PBAF 中起短转录半衰期作用的唯一亚基，用基因沉默技术抑制 ARID2 的表达，明显降低了 PBAF 复合物中其他亚基的蛋白表达水平，并且严重抑制了 IFITM1（干扰素诱导跨膜蛋白 1）基因的转录，目前还没有发现另外的基因可以做到这点，而在肝癌细胞和非恶性肝细胞干扰素诱导的抗增殖活性中需要 IFITM1 发挥作用。因此，ARID2 在调节应答基因的表达和介导抗增殖的活性中，似乎发挥了重要作用，这也提示 ARID2 可能是一个肿瘤抑制基因。这些研究结果显示了染色质重塑的变化有可能导致某些基因的不适当表达或表达缺失，从而会导致癌症的发生。

SWI/SNF 复合物是一种 ATP 依赖的染色质重塑复合物。ARID1A 蛋白是 SWI/SNF 的亚基之一，具有非序列特异性 DNA 结合活性，参与 DNA 的复制、转录、修复、重组等。有研究者分析了 27 例肝细胞癌中的基因表达，其中 >50% 肿瘤中有 ARID1A 基因的突变。

染色质重塑酶 ALC1（Amplified in Liver Cancer 1）是一种潜在的癌基因。ALC1 蛋白具有 SNF2 蛋白域，它利用 ATP 水解所提供的能量推动核小体，核小体是染色质的基本重复单元。研究显示，在肝细胞肝癌和长肿瘤的小鼠中 ALC1 都存在过表达。

总之，深入探索肝癌形成、发展和侵袭转移等一系列生物学过程分子机制对肝癌的诊断、预后和治疗策略选择是至关重要的。过去 20 年来，癌症研究最令人兴奋的进展就是发现并证实了表观遗传调控在癌症发生和发展的各个阶段所起的关键作用。不同类型的表观遗传学机制存在相互依赖性，并共同决定某一类组织细胞的表观遗传状态。不同于基因遗传的是表观遗传具有高度的可逆性和易于调控性，因此，它具有更好的治疗干预特点，为癌症预防、诊断、预后分析及治疗提供了全新的思路和广阔前景。但由于各种表观遗传修饰之间的相互影响和肿瘤病因的复杂性，仍需对肿瘤发生过程中的表观遗传学变化进行深入研究，以明确肿瘤产生过程中哪种表观遗传修饰起主要作用及其主要靶标，进而为肿瘤的诊断、治疗提供理论依据。目前，几乎所有的肝癌亚型中都存在表观遗传的改变。深入探索表观遗传调节机制与肝癌的关系，将会带来新的肝癌诊断和治疗模式。

（肖丽）

参考文献

[1] Jemal A，Bray F，Center M M，et al. Global cancer statistics. CA Cancer J Clin，2011，61（2）：69-90.

[2] Gaudet F，Hodgson J G，Eden A，et al. Induction of tumors in mice by genomic hypomethylati-on. Science，2003，300（5618）：489-492.

[3] Nishida N，Goel A. Genetic and epigenetic signatures in human hepatocellular carcinoma：a systematic review. Curr Genomics，2011，12：130-137.

[4] Liu W，Li X，Chu E S，et al. Paired box gene 5 is a novel tumor suppressor in hepatocellular carcinoma through interaction with p53 signaling pathway. Hepatology，2011，53（3）：843-853.

[5] Nishida N，Kudo M，Nishimura T，et al. Unique association between global DNA hypomethy lation and chromosomal alterations in human hepatocellular carcinoma. PLoS One，2013，8（9）：e 72312.

[6] Xing T J，Xu H T，Yu W Q，et al. Methylation regulation of liver-specific microRNA-122 expression and its effects on the proliferation and apoptosis of hepatocellular carcinoma cells. Genet Mol Res，2013，12（3）：3588-3597.

[7] Lv Z，Zou H，Peng K，et al. The suppressive role and aberrant promoter methylation of BTG3 in the progression of hepatocellular carcinoma. PLoS One，2013，8（10）：e77473.

[8] Li Z，Zhang H，Yang J，et al. Promoter hypermethylation of DNA damage response genes in hepatocellular carcinoma. Cell Biol Int，2012，36（5）：427-432.

[9] Saelee P，Wongkham S，Chariyalertsak S，et al. RASSF1A promoter hypermethylation as a prognostic marker for hepatocellular carcinoma. Asian Pac J Cancer Prev，2010，11（6）：1677-1681.

[10] Zhang C，Li J，Huang T，et al. Meta-analysis of DNA methylation biomarkers in hepatocellular carcinoma. Oncotarget，2016，7（49）：81255.

[11] Shimazu T，Asada K，Charvat H，et al. Association of gastric cancer risk factors with DNA methylation levels in gastric mucosa of healthy Japanese：a cross-sectional study. Carcinogenesis，2015，36（11）：1291-1298.

[12] Tian Y，Mok M T，Yang P，et al. Epigenetic activation of Wnt/β-Catenin signaling in NAFLD-Associated hepatocarcinogenesis. Cancers，2016，8（8）.

[13] Qi J，Wang J，Katayama H，et al. Circulating microRNAs（cmiR-NAs）as novel potential biomarkers

for hepatocellular carcinoma. Neoplasma, 2013, 60（2）: 135-142.

[14] Tessitore A, Cicciarelli G, Del Vecchio F, et al. MicroRNA expression analysis in high fat diet-induced NAFLD-NASH-HCC progression: study on C57BL/6J mice. BMC Cancer, 2016, 16（1）: 3.

[15] He Y, Cui Y, Wang W, et al. Hypomethylation of the hsa-miR-191 locus causes high expression of hsa-mir-191 and promotes the epithelial-to-mesenchymal transition in hepatocellular carcinoma. Neoplasia, 2011, 13（9）: 841-853.

[16] Wong C M, Kai A K, Tsang F H, et al. Regulation of hepatocarcinogenesis by microRNAs. Front Biosci, 2013, 5（1）: 49-60.

[17] Banaudha K K, Verma M. The role of microRNAs in the management of liver cancer. Methods Mol Biol, 2012, 863: 241-251.

[18] Murkami Y, Yasuda T, Saigo K, et al. Comprehensive analysis of microRNA expression patterns in hepatocellular carcinoma and non-tumorous tissues. Oncogene, 2006, 25（17）: 2537-2545.

[19] Bandiera S, Pfeffer S, Baumert T F, et al. miR-122-a key factor and therapeutic target in liver disease. J Hepatol, 2015, 62（2）: 448-457.

[20] Meng F, Henson R, Wehbe-Janek H, et al. MicroRNA-21 regulates expression of the PTEN tumor suppressor gene in human hepatocellular cancer. Gastroenterology, 2007, 133（2）: 647-658.

[21] Huang C S, Yu W, Cui H, et al. Increased expression of miR-21 predicts poor prognosis in patients with hepatocellular carcinoma. Int J Clin Exp Pathol, 2015, 8（6）: 7234-7238.

[22] Li J, Wang Y, Yu W, et al. Expression of serum miR-221 in human hepatocellular carcinoma and its prognostic significance. Biochem Biophys Res Commun, 2011, 406（1）: 70-73.

[23] Mahgoub A, Steer C J. MicroRNAs in the evaluation and potential treatment of liver diseases. J Clin Med, 2016, 5（5）: 52.

[24] He C, Xu J, Zhang J, et al. High expression of trimethylated histone H3 lysine 4 is associated with poor prognosis in hepatocellular carcinoma. Hum Pathol, 2012, 43（9）: 1425-1435.

[25] Guo Y H, Li Y N, Zhao J R, et al. HBc binds to the CpG islands of HBV cccDNA and promotes an epigenetic permissive state. Epigenetics, 2011, 6: 720-726.

[26] Chen L B, Xu J Y, Yang Z, et al. Silencing SMYD3 in hepatoma demethylates RIZI promoter induces apoptosis and inhibits cell proliferation and migration. World J Gastroenterol, 2007, 13（43）: 5718-5724.

[27] Vogelstein B, Kinzler K W. Cancer genes and the pathways they control. Nat Med, 2004, 10（8）: 789-799.

[28] Li M, Zhao H, Zhang X, et al. Inactivating mutations of the chromatin remodeling gene ARID2 in hepatocellular carcinoma. Nat Genet, 2011, 43（9）: 828-829.

[29] Arora P, Kim E O, Jung J K, et al. Hepatitis C virus core protein downregulates E-cadherin expression via activation of DNA methyl-transferase 1 and 3b. Cancer Lett, 2008, 261（2）: 244-252.

[30] Jung J K, Arora P, Pagano J S, et al. Expression of DNA methyltransferase 1 is activated by hepatitis B virus X protein via a regula-tort' circuit involving the p16INK4a-cyclin D1-CDK 4/6-pRb-E2F1

pathway. Cancer Res，2007，67（12）：5771-5778.

[31] Park I Y，Chung Y H，Surzycki S J，et al. Aberrant epigenetic modifications in hepatocarcinoge-nesis induced by hepatitis B virus X protein. Gastroenterology，2007，132（4）：1476-1494.

[32] Feng Q，Stern J E，Hawes S E，et al. DNA methylation changes in normal liver tissues and hepatocellular carcinoma with different viral infection. Exp Mol Pathol，2010，88（2）：287-292.

第九章

表观遗传与胃癌

胃癌是消化道常见的恶性肿瘤之一，在中国及东亚国家其发病率仍居高不下。我国胃癌每年新确诊患者达 30 万人，死亡 26 万人，占全部恶性肿瘤死亡人数的 23.24%，5 年总体生存率为 5% ～ 15%。目前胃癌发生的机制仍不是很清楚。近年研究结果显示，胃癌的发生是多基因异常共同作用的结果，其中包括癌基因活化和肿瘤抑制基因失活，而且基因的表达不仅仅取决于 DNA 碱基排列顺序的改变，还受 DNA 序列以外的机制所调控。也就是说，胃癌的形成是由一系列遗传学和表观遗传学的改变引起的，其中，表观遗传学在胃癌的发病机制上越来越受到人们的重视。

表观遗传学是 1939 年由 waddington 首先提出的，研究非 DNA 序列变化引起的、在细胞分裂中可遗传的基因修饰作用。相关表观遗传学分子机制主要包括 DNA 甲基化、组蛋白修饰和染色质重塑及非编码 RNA 等调控方式来实现对基因表达的控制。长期的分子生物学研究揭示了一系列表观遗传学的改变与胃癌的发生、发展有关。

第一节　DNA 甲基化与胃癌

DNA 甲基化（DNA methylation）是研究最多、最深的一种表遗传学表达机制，它是指在 DNA 甲基转移酶（DNA methyltransferase，DNMT）催化下，利用 S- 腺苷甲硫氨酸提供的甲基，将胞嘧啶的第 5 位碳原子甲基化，从而使胞嘧啶转化为 5- 甲基胞嘧啶。在哺乳动物基因组中，DNA 甲基化的主要位点是 CpG 位点，该位点在基因组中呈不均匀分布，主要以两种形式存在：一种是 CpG 位点高度聚集在一起，称为 CpG 岛，常位于基因上游调控区的启动子区域，通常处于非甲基化状态；另一种是 CpG 位点在基因组中散在分布，通常处于甲基化状态。DNA 甲基化异常可分为甲基化增强、甲基化减弱和甲基化转移酶水平增高 3 种情况，其中抑癌基因甲基化增强在肿瘤中最常见，它可以阻止转录因子与基因形成转录复合物，从而导致其表达沉默，使肿瘤抑制活性丧失，被认为是肿瘤抑制基因失活的重要途径。

肿瘤中的表观遗传学改变是由 Feinberg 和 Vogelstein 两位科学家于 1983 年首次描述的，他们发现在肿瘤中同时存在两个互相矛盾的表观遗传现象，即全基因组低甲基化和局部高甲基化。全基因组的低甲基化可以导致 ras、c-myc 等原癌基因激活，而 DNA 启动子区 CpG 岛的高甲基化可以导致 p16、APC 等抑癌基因失活，两者协同作用，从而促使肿瘤的发生。近年研究结果显示，多种基因的异常甲基化在胃癌发生发展中起着重要作用。DNA 高甲基化可导致基因转录沉寂，使重要基因如抑癌基因、DNA 修复基因等丧失功能，以至于正常细胞的生长分化调控失常及 DNA 损伤不能被及时修复，从而引起胃癌的发生。而 DNA 低甲基化主要通过影响胃癌的原癌基因和浸润、转移相关基因的表达，在胃癌的发生发展中发挥重要作用。

一、DNA 高甲基化与胃癌

目前研究发现胃癌中，包括 RASSF1A 、Runx 3 及 p16 等在内的数十个抑癌基因均可以由于高甲基化而失活。这些基因参与 DNA 修复、调节细胞周期、信号转导、细胞凋亡调控、肿瘤转移等多个细胞生理过程，与胃癌的发生、发展具有密切关系。

（一）细胞周期调控基因

1.p16

p16 基因又称 p16INK4A、CDKN2 或 MTS 等，该基因编码的蛋白是一种重要的细胞周期负调控蛋白，是最经典的肿瘤抑制基因，是一种比 p53 更直接参与细胞周期调控的因子。Lee 等最早报道了 p16 甲基化与胃癌的关系，他们发现 2 个 p16 甲基化的胃癌细胞株中不表达 p16 mRN A，体外以去甲基化剂 5-deoxy-azacytidine 对胃癌细胞系处理后，因 CpG 岛异常甲基化而封闭的 p16 基因又重新得到表达。接下来的研究结果也表明，在胃癌中，p16 基因缺失和突变少见，而其启动子和第 1 外显子的异常甲基化相对多见。国内外多个学者的研究显示，由慢性浅表性胃炎—慢性萎缩性胃炎—异型增生—胃腺癌的系列病变中，p16 基因甲基化阳性率逐渐增高。胃腺癌组、重度异型增生组 p16 基因甲基化率与胃炎组差异有显著性，提示 p16 基因异常甲基化可能是部分胃腺癌发生的重要机制之一，并且可能是其发生的早期事件。Bai 等利用诱发 wistar 大鼠胃癌模型研究发现在大鼠胃黏膜向胃癌演变过程中，p16 基因甲基化是在胃癌发生过程的较早阶段出现，其甲基化的频率在正常胃上皮中为 2.7%，在慢性萎缩性胃炎中为 16.7%，在肠上皮化生中为 37.5%，在胃腺瘤中为 64.7%，在胃癌中则高达 82.5%。Kang. G. H 和 Yasuaki. K 各自的研究也表明，p16 基因甲基化是胃癌形成的早期事件，并且甲基化频率从慢性萎缩性胃炎、肠上皮化生、胃腺瘤到胃癌呈逐渐增高的趋势，证实了 CpG 岛高甲基化发生在胃癌的早期阶段并可成为胃癌的早期诊断的分子标记物。Bernal. C 近年来的研究不仅发现 p16 基因甲基化从正常、癌前病变到胃癌有逐渐增加的趋势，而且发现 p16 基因的高甲基化与胃癌分化程度、淋巴结转移相关。可见，在胃癌的发生、发展过程中 p16 甲基化可能起着重要作用，在临床上针对该基因的甲基化检测可能在将来的胃癌的早期诊断、预后判断及相应的靶向治疗中具有十分可观的前景。

2. 脆性组氨酸三联体（fragile histidine triad，FHIT）

FHIT 基因是 1996 年发现的一种新的抑癌基因，该基因表达蛋白参与一系列的细胞进程，包括对细胞周期调控、细胞凋亡和微管活动的调节及二腺苷三磷酸（AP3A）的水解等。近年来发现由 FHIT 基因启动子区高甲基化导致的表达静默被认为是引起胃癌发生的分子机制之一。国内胡宏波等研究发现，74 例胃癌组织中有 38 例发生 FHIT 甲基化，甲基化率为 51.4%，而 FHIT 基因在正常胃黏膜组织中均未出现甲基化阳性片段。戴观荣等研究发现，胃癌组织中 FHIT 基因甲基化阳性率为 40%。同时，国外多个学者的研究也发现，胃癌中 FHIT 基因的甲基化，并且与胃癌患者年龄、性别、Lauren 分型、Borrmann 分型等无关。以上研究结果提示 FHIT 基因甲基化可能是胃癌发生的早期事件，是多步骤胃癌发生过程的始动因素。

3. Ras 相关区域家族 1 基因（Ras-assoc iation domain family 1，RASSF1）

RASSF1 是 2000 年在肺癌和乳腺癌细胞株中克隆的一个新型候选抑癌基因，因其表达产物中含有与 Ras 蛋白结构相关区域，故而得名。该基因定位于 3p21.3，由于选择剪接及启动子作用方式的不同，至少存在 8 种不同的转录本，其中 RASSF1A 基因是目前比较公认的一个抑癌基因，它参与了细胞周期、细胞凋亡调控和维持基因稳定性等一系列生物效应。近年来许多学者对其表达情况进行了研究，发现在多种肿瘤中其表达缺失，且其失活与启动子区的高甲基化有关。

Byun 等对 150 个胃癌标本，15 个癌细胞系进行了 RASSF1A、RASSF1B、RASSF1C 3 种不同转录本表达的检测。结果发现，RASSF1A 表达缺失占 60%，所有未表达 RASSF1A 的细胞系都有该基因启动子区高甲基化现象，进一步研究发现失活的 RASSF1A 均可经甲基化抑制剂 5- 氮 -2- 脱氧胞苷处理后重新活化。Kang 在另一组试验中检测了急性胃炎、慢性胃炎、肠上皮化生（IM）、胃癌（GC）等胃组织中 RASSF1A

甲基化程度，结果发现 RASSF1A 甲基化出现在胃癌中，而在其他病变，如胃腺瘤、肠上皮化生及慢性胃炎中等该基因的甲基化率极低。

（二）凋亡相关基因

1. runt 相关转录因子 3 基因（runt box 3，Runx 3）

Runx3 基因是 Levanon 等于 1994 年发现的，是迄今为止与胃癌关系最密切的抑癌基因，可能是胃癌发生发展中的关键性基因。Runx3 基因是 runx 家族中最小也是迄今对其研究最少的基因，含有 6 个外显子和 p1、p2 两个启动子，两个启动子富含 GC，易发生甲基化变化。2002 年日本学者首先发现 Runx3 有调节胃上皮细胞增生与凋亡平衡的作用，当 Runx3 失活可影响到 TGF-β 的凋亡通路，胃黏膜细胞的正常生长和凋亡失去平衡，导致胃癌发生。Li 发现 119 例胃癌组织中仅 1 例胃癌组织存在 Runx3 突变。联合应用 DNA 甲基化转移酶抑制剂 5- 氮唑 2- 脱氧胞苷、组蛋白去乙酰酶抑制剂曲古抑菌素可以使 Runx3 失表达的胃癌细胞系恢复表达活性，进一步证实了是 Runx3 基因启动子区甲基化导致了 Runx3 基因的失表达，而不是基因本身的突变和基因杂合性缺失所致，表明Runx3 基因在胃癌中启动子区异常甲基化是主要失活机制。有文献报道，从正常的胃黏膜到肠上皮化生组织 Runx3 蛋白表达功能逐渐降低，而到胃癌组织中表达功能则完全消失，暗示 Runx3 的失活参与胃癌的发生、发展过程。而进一步 Runx3 甲基化分析发现有8.1% 慢性胃炎标本 Runx3 发生甲基化变化，28.1% 肠上皮化生标本中发现 Runx3 甲基化，27.3% 的胃腺瘤标本发现 Runx3 甲基化，64% 胃癌标本发现 Runx3 甲基化，而在有腹膜转移的胃癌标本 100% 发现 Runx3 甲基化，从原位癌到进展期胃癌 Runx3 甲基化率随之升高，说明 Runx3 甲基化从胃癌的发生到胃癌的发展都有很重要的意义。

幽门螺杆菌（HP）是胃癌的危险因子之一，目前已得到公认。Katayama Y 等最近通过胃上皮细胞和巨噬细胞共同培养的方法研究表明，HP 诱导巨噬细胞产生 NO，NO 引起胃上皮细胞 Runx3 甲基化发生，这种甲基化作用能够被特异性的 INOS 抑制剂所逆转，HP 通过 NO 介导诱导 Runx3 甲基化发生，引起 Runx3 基因 mRNA 表达下调，NO 在此过程中发挥中枢角色。另外也表明，脂多糖也可以诱导由 NO 介导的 Runx3 甲基化作用，也就是说 HP 之外其他炎症因子也可能诱导 Runx3 甲基化发生。Kitajima 等多因素分析表明 HP 感染是 Runx3 甲基化的独立危险因素。Tsang Y H 等研究也得出相似的结论认为 HP 感染在 Runx3 甲基化中起重要作用。因此，以上结果说明 HP 感染可以通过介导Runx3 甲基化参与胃癌的发生、发展，这成为幽门螺杆菌致胃癌的可能机制之一。

2. 死亡相关蛋白激酶（death association protein kinase，DAPK）

DAPK 基因是 Deiss 等 1995 年首次发现的，定位于人染色体 9q34.1，是一类新的钙离子/钙调素依赖激酶。研究发现 DAPK 基因的 5'非翻译区的 CpG 岛是一个超甲基化的潜在靶点。作为参与细胞凋亡的抑癌基因，其表达缺失可能导致细胞的异常增生甚至恶性肿瘤的发生。DAPK 蛋白在胃癌组织和癌旁正常组织中差异显著，并且 DAPK 的甲基化与其蛋白表达呈负相关，证明了甲基化导致基因表达沉默是其主要机制。Chan 等发现在 107 例胃癌组织中有 74 例存在 DAPK 基因的高甲基化，且 DAPK 基因甲基化水平可以作为预测胃癌患者预后的相关指标。Zou 等发现在正常胃黏膜、肠上皮化生、癌前病变及胃癌组织中 DAPK 甲基化发生率分别为 0.0%、28.6%、77.8%、87.5%，从而得出结论：DAPK 启动子区高甲基化在胃癌癌前病变及早期胃癌的发生机制中发挥着重要作用。国内沈建军等研究也发现胃癌组织中 DAPK 基因的甲基化阳性率为 90.7%，明显高于癌旁组织的 40.7%。DAPK 基因甲基化阳性率和胃癌的临床分期、浸润深度、组织分化程度具有相关性。这说明 DAPK 甲基化与胃癌的发生发展关系密切。

（三）错配修复基因（mismatch repair gene，MMR）

MMR 是人体内一组高度保守的管家基因，具有修复 DNA 碱基错配、增强 DNA 复制忠实性、维持基因组稳定性和降低自发性突变的功能。自 1993 年由 Fishelcta 分离克隆到第一个人类 MMR 基因 hMSH2 后，到目前为止，人类的 MMR 系统含有 9 个错配修复基因。MMR 发生异常，则其错配修复功能发生缺陷无法修复 DNA 复制中出现的碱基错配，产生遗传不稳定性，导致肿瘤易感。引起错配修复基因表达缺陷的原因除基因突变外，基因启动区的高甲基化也是其主要原因之一。

1. hMLH1

目前在胃癌中研究较多的 MMR 是 hMLH1。资料表明，hMLH1 基因甲基化可能是散发性肿瘤错配修复基因失活的常见方式，可导致基因表达的缺失、复制错误和基因不稳。胃癌中的微卫星不稳定性（MSI）发生率很高，但很少有 hMLH1 发生突变的报道。Fang DC 等研究散发性胃癌的突变情况及 hMLH1 启动子甲基化，结果发现仅 1 例突变，而 16.2% 的胃癌组织检出了甲基化，其中 MSI-H 占 87.5%。Fleisher 等发现 77.18% 的 MSI-H 胃癌发生 hMLH1 基因的甲基化，75% 的 MSI-L 胃癌发生 hMLH1 的甲基化，仅 23% 的 MSI-阴性胃癌有 hMLH1 基因的甲基化。这些数据表明，hMLH1 基因甲基化可导致 DNA 错配修复缺陷，并且与胃癌的 MSI 密切相关。Leung 等的研究不仅证实 hMLH1 基因甲基化与胃癌 MSI-H 密切相关，还证实 hMLH1 蛋白的丢失与浸润性肿瘤的发生密切相关。此外随着年龄的增加，hMLH1 甲基化的频率显著增加，提示其在老年人胃癌的发生过程中起着重要作用。Kang 等研究表明，hMLH1 在慢性胃炎、肠化生、胃腺瘤和胃癌的甲基化频率逐渐升高。由此可见，胃癌中存在 hMLH1 基因启动子甲基化，hMLH1 基因启动子甲基化在胃癌前病变阶段就已经存在，可能是胃癌发生的早期事件之一。

2. O6-甲基鸟嘌呤-DNA 甲基转移酶基因（O6-methylguan ine-DNA me thyltransferase，MGMT）

MGMT 是另一个重要的错配修复基因，负责 DNA 烷基化损伤的切除修复，MGMT 基因表达缺陷很少是因为基因的缺失、突变重排或 mRNA 不稳定所致，而 CpG 岛甲基化可能是其转录调节的主要方式。Oue 等研究发现 8 例 MGMT 蛋白表达降低的胃癌组织存在该基因的甲基化，而 MGMT 蛋白表达正常的胃癌组织则未检测到启动子甲基化。同时，TMK-1 细胞系 MGMT 蛋白表达缺失，且存在该基因甲基化，使用去甲基化试剂 5-Aza-2-deoxycytidine 处理后 MGMT 基因恢复表达。说明 MGMT 启动子甲基化与蛋白表达有一定关系。Hong 等研究了原发性胃癌组织和正常胃黏膜组织 MGMT 基因的甲基化状况，发现 MGMT 基因在胃癌组织中发生甲基化的频率显著高于正常对照组织。

（四）肿瘤转移相关基因

1. 钙粘蛋白（E-cadherin，E-cad）

E-cadherin 是一种肿瘤转移抑制基因，其表达的 E-cad 蛋白是一种依赖钙的黏附分子，在上皮细胞之间起着介导同质性黏附及维持组织结构完整性的作用。E-cad 编码基因启动子区域 CpG 岛发生甲基化是导致 E-cad 失活的重要机制之一，它引起的 E-cad 基因失活，使细胞间接触抑制减弱及细胞生长失控，因此，可能在胃癌的发生、发展过程中起重要作用。

Machado 等认为约 50% 散发性胃癌中有 E-cadherin 体细胞失活性突变。依据经典的"二次打击"机制，突变使 E-cadherin 一个等位基因失活，而 E-cadherin 启动子过度甲基化是最常见的使 E-cadherin 沉寂的二次打击事件。40%～80% 的人类原发性胃癌中有 E-cadherin 过度甲基化，尤其在弥漫型胃癌中。Tamura 等的研究结果显示 51% 的胃癌有 E-cadherin 基因甲基化，未分化型胃癌的甲基化率（83%）明显高于其他组织类型的胃癌的甲基化率（34%），早期胃癌与进展期胃癌的甲基化率相似，因此，可见 E-cadherin 基因启动子的甲基化与胃癌密切相关。郑志红等对异型增生、早期胃癌、进展期胃癌及早期胃癌的癌旁黏膜的 E-cad 基因进行研究，仅在 1 例进展期胃癌中检测到突变，但各组 E-cad 基因的甲基化率则高达 78% ～ 90%，而正常组甲基化率仅为 30%，说明 E-cad 基因甲基化与胃癌关系密切，且于胃癌发生的早期阶段即可出现。综上可见，E-cadherin 基因启动子的甲基化参与了胃癌的发生、发展过程，该基因的甲基化不仅可以作为胃癌早期诊断的标记物之一，而且与胃癌的进一步进展关系密切，针对该基因的甲基化的逆转治疗也可能有利于胃癌治疗，所以有望成为胃癌的诊断和治疗的新的靶点。

2. 组织基质金属蛋白酶抑制剂（TIMP）

TIMPs 家族有 4 个成员（TIMP1，TIMP2，TIMP3，TIMP4），TIMP3 基因是新近发现的 TIMPs 家族成员，它是与细胞外基质（ECM）结合的非可溶性蛋白，位于细胞外膜上，并能紧密联结基底膜，抑制 TNF-α 转换酶而通过稳定细胞膜表面 TNF-α 受体诱导程序性死亡。肿瘤细胞要发生侵袭、转移必须要摆脱周围细胞外基质的束缚，基质金属蛋白酶（MMPs）具有降解细胞外基质的作用，TIMP 是 MMPs 活性的调节因子，因此，MMPs 和 TIMP 的平衡是维持细胞外基质内环境稳定和完整的重要因素。研究表明 TIMP3 基因 CpG 岛甲基化是打破这一平衡的重要机制。从胃慢性炎症到肠上皮化生，胃腺瘤到胃癌形成的各阶段，该基因都有发生甲基化，而且频率逐渐上升，说明 TIMP3 基因 CpG 岛甲基化在胃癌形成的各阶段都有发生，而且有累积的过程。关志宇等研究发现在早中期胃癌组织有 85.0% 胃癌组织 TIMP3 基因启动子甲基化、进展期中有 89.7% 胃癌组织 TIMP3 基因启动子甲基化、在有淋巴转移的 98.7% 胃癌组织中有 TIMP3 基因启动子甲基化，启动子区 CpG 岛高甲基化是胃癌组织中 TIMP3 基因表达失活的主要机制，可能成为胃癌分子诊断与病期评估的标志之一。国外有学者也发现 TIMP3 基因启动子区 CpG 岛在胃癌及正常组织中的甲基化阳性率分别为 31.1% 和 0，TIMP3 基因启动子区 CpG 岛甲基化及蛋白的表达分别与胃癌的分化程度、淋巴结转移有关，说明 TIMP3 基因启动子区 CpG 岛的异常甲基化与胃癌的发生发展有关。

（五）CpG 甲基化表型

在肿瘤的甲基化研究中有一种现象，就是一种病例发生多个基因甲基化的现象，构成一个基因"甲基化谱"，我们称之为"CpG 甲基化表型（CIMP）"。如果有 3 个以上基因 CpG 岛处于甲基化状态称为甲基化表型阳性（CIMP+），反之则称为甲基化表型阴性（CIMP−）。这已在大肠癌、肝癌、肝内外胆管癌、胰腺癌、卵巢癌、急性髓性白血病、膀胱癌等恶性肿瘤中得到证实。多项研究表明，胃癌中也存在甲基化表型阳性。Tahara T 等检测了 146 例胃癌标本中 p14、p16、DAPK、E-cadherin 4 个抑癌基因的甲基化状态，结果显示 43.2% 的病例表现为 CIMP+。Kim 等检测了 40 例早期胃癌中 hMLH1、

TIMP3、THBS1、DAP2K、GSTP1、APC 和 MINT2 的甲基化状态，结果显示 40% 病例表型为 CIMP+。这表明，甲基化表型阳性在胃癌的早期就已经发生，可以作为早期胃癌的诊断指标之一。此外，Park 等对 196 例胃癌标本中 16 个肿瘤相关的 CpG 岛或位点进行了分析，结果显示 CIMP+ 的胃癌患者预后较差。这表明甲基化表型阳性也可以作为胃癌预后判断的一项指标。由此可见，除对单个基因甲基化的作用机制分别进行研究之外，系统研究多个抑癌基因的甲基化状态及机制，将会有助于更好地分析基因甲基化与胃癌发生发展的关系。

二、DNA 低甲基化与胃癌

基因组整体甲基化水平降低可以导致正常的基因表达沉默区的激活，并导致染色体失去稳定性和促进肿瘤的进展。某些癌基因的甲基化水平降低或模式改变与癌基因的激活和表达及细胞的恶变有关，普遍存在于各种肿瘤组织包括胃癌中，并且基因的异常甲基化改变早于基因序列的突变。相对于抑癌基因在肿瘤中的研究，目前对于癌基因的甲基化研究较少，主要集中在对 c-myc 和 H-ras 几个基因的研究。

1. c-myc

c-myc 是一种高度保守的 DNA 结合蛋白类癌基因，参与包括复制、生长发育、新陈代谢、细胞增殖分化和凋亡在内的多种细胞功能。Luo 等在胃癌细胞系 MGC-803 中发现癌基因 c-myc 的低甲基化，其表达产物增加，经过 SAM 处理后，c-myc 启动子区明显甲基化，其表达产物明显减低。杨丽等应用限制性内切酶 HapII 和 MspI 结合 southern 杂交方法，对人胃癌及其癌旁组织中 c-myc 基因的甲基化模式进行了检测，结果表明与正常组织相比，40% ~ 50% 的胃癌组织中 c-myc 甲基化水平降低，进一步的研究显示，c-myc 基因的第 3 外显子是基因启动与否的关键点，许多肿瘤细胞通过此部位 DNA 的去甲基化使 c-myc 癌基因的转录发生改变。沈兰兰等将 22 例进展期胃癌的癌区、癌旁和外周正常区组织的 DNA 以限制性内切酶 HapII 和 MspI 消化、southern blot 分析其 c-myc 癌基因片段的甲基化情况，结果发现 10/22 的胃癌区和 13/22 的胃癌旁组织的 c-myc 癌基因呈低甲基化状态。以上结果表明，c-myc 基因的低甲基化参与了胃癌的形成。

2. Ras

Ras 癌基因由 K-ras、H-ras 和 N-ras 家族组成，是膜结合型的 GTP/GDP 结合蛋白，其作用是在细胞生长及代谢过程中将表皮生长因子和胰岛素的刺激信号传入相应的靶细胞并与细胞内的磷脂酶 C 结合，从而启动肿瘤发生。目前已在包括胃癌、大肠癌在内的多种肿瘤中证实了 Ras 基因的异常改变。袁梦等用 S- 腺苷甲硫氨酸使胃癌细胞系 MGC-803 中癌基因 H-ras 启动子区域重新甲基化，结果发现 MGC-803 经 SAM 处理后癌基因 H-ras 启动子区域重新出现甲基化，经 SAM 处理的胃癌细胞组与对照组相比，细胞生长受到明显抑制，同时 H-ras 蛋白表达明显降低。可见通过检测 H-ras 重新甲基化后细胞生长状况及基因和蛋白的表达，可以得出癌基因启动子区域重新甲基化能够逆转癌基因的低甲基化状态，从而抑制肿瘤细胞生长的结论，同时也为降低胃癌的侵袭性和转移性的临床治疗研究提供新的思路。

3. 黑色素瘤抗原基因（melanoma antigengene，MAGE）

MAGE-A1、MAGE-A2、MAGE-A3 均为 MAGE 家族成员。MAGE-A 由于其启动子区呈低甲基化状态而在部分胃癌组织中发生表达，被认为是胃癌发生的早期事件。在胃癌进展过程中，MAGE-A 表达也会有所增加，说明其可能在胃癌细胞中表达并促进其恶性肿瘤的发展。有研究显示，对 MAGE 启动子区域 16 个 CpG 位点甲基化状态进行分析，发现 MAGE 启动子区域的低甲基化状态与其表达密切相关。在胃癌肿瘤细胞中发现 MAGE 启动子区域的低甲基化发生率可高达 60%。Jung 等对临床胃癌标本和胃癌细胞研究发现 MAGE-A 表达与胃癌的浸润、淋巴结转移、病理进展和预后均具有显著相关性。此研究表明，MAGEA 由于启动子呈低甲基化而在部分胃癌组织中表达，并在胃癌的进展过程中 MAGE-A 表达增加。国外 Honda 等报道胃癌组织中 MAGE-Al 和 MAGE-A3 基因启动子区的去甲基化改变阳性率分别为 29% 和 66%，并进一步发现 MAGE-A1 和 MAGE-A3 基因启动子区去甲基化改变与这两种基因表达有关。由此说明胃癌组织中 MAGE-Al 和 MAGE-A3 基因启动子区发生去甲基化改变可能是基因重新激活表达的重要原因。

三、DNA 异常甲基化在胃癌中的临床意义

（一）DNA 异常甲基化与胃癌的诊断

近年来胃癌的基础研究对其发生发展中表观遗传学改变的不断阐明，使人们可从崭新的角度对胃癌进行预防、诊断、治疗及预后评估。与 DNA 变异相比，基因甲基化改变常是细胞癌变过程中更为早期的事件，因此，可能在肿瘤早期诊断中具有更大的价值。现在胃癌的确诊主要依靠胃镜活检，该项检查痛苦较大而且具有一定风险，故很多患者可能由于拒绝胃镜检查而延误了早期诊断时机，并严重影响胃癌预后。而相对于胃癌组织而言，外周血是更易获得的生物标本，且由于肿瘤细胞可以将 DNA 释放至各种体液中，

故在外周血血浆、血清中同样可以检测到抑癌基因的甲基化状态。因此，对胃癌患者血清 DNA 甲基化状态的检测可能在胃癌的筛查、早期诊断、检测复发或转移等方面具有重要的临床应用价值。

有研究显示胃癌患者术前血清 p16 和 E-cadherin 基因甲基化阳性率为 37%，而健康对照者的血清中未发现上述基因异常甲基化。Cooper 等研究发现从萎缩性胃炎到肠上皮生化、胃腺瘤、不典型性增生、胃癌，他们的组织和相应血液标本中 Runx3 甲基化水平逐渐提高，Runx3 基因甲基化在血清中检测到的水平与胃癌组织中的水平显著一致，表示循环 Runx3 基因甲基化可作为标志物检测早期胃癌并有望用于胃癌的筛查。有学者研究发现在胃癌患者血清中检测到 hMLH1、Ecadherin、GSTP1、p15 和 p16 基因的启动子超甲基化率分别为 13.5%、38.5%、15.4%、25.0% 和 30.8%。所有血清中检测到异常甲基化的患者，其肿瘤组织也能检测到相应基因的异常甲基化。可见多个肿瘤相关基因的异常甲基化可以作为胃癌诊断的辅助手段。这些结果说明某些特定基因在胃癌中可能同时存在甲基化，构成一个具有肿瘤特异性的基因"甲基化谱"，联合检测"甲基化谱"中多基因的甲基化状态可能有效提高甲基化检测应用于肿瘤诊断、分型等的敏感性和特异性，具有重要的临床应用价值。

（二）异常 DNA 甲基化与胃癌的治疗

与突变或缺失等基因结构性变异不同，DNA 甲基化是一种表观遗传修饰，不改变 DNA 一级结构，因此，它是可逆性的改变。通过逆转启动子甲基化，可使沉默的基因重新表达，成为一条有希望的治疗途径。迄今为止，已有许多药物被证明具有改变 DNA 甲基化模式或功能，并且部分药物正在进行临床试验。

随着抑癌基因甲基化与胃癌发病关系的研究，去甲基化干预使抑癌基因甲基化得到逆转成为国内外探讨热点。DNA 去甲基化存在主动和被动两种方式。目前，主动去甲基化途径多在植物中进行研究，被动去甲基化途径的研究主要集中于哺乳动物，即通过被动去甲基化方式使 DNA 去甲基化。目前，针对去甲基化抗肿瘤的药物多为 DNMT1 抑制剂，其分子结构类似胞嘧啶，由胞嘧啶在嘧啶环 5 位碳原子以氮原子取代而得，此类药物有阿扎胞苷和地西他滨等。其中以地西他滨（5- 氮杂 -2- 脱氧胞苷）为代表，2006 年已被美国 FDA 批准上市治疗骨髓增生异常综合征的去甲基化药物，目前也在胃癌、肺癌、乳腺癌等各肿瘤细胞系及其对应的动物模型中进行了相关研究。

在体外胃癌细胞系和体内胃癌动物模型实验中，去甲基化干预均已取得明显成效。在各种胃癌细胞系和胃癌动物模型中，去甲基化干预使多种抑癌基因甲基化程度降低，并恢复或增强它们的表达。在胃癌细胞系 SGC-7901 和 BGC823 中，与细胞凋亡相关的抑癌基因 RASSF1A 均表现出高甲基化且其表达沉默，经地西他滨处理后，RASSF1A 基因甲基化消失，且 RT-PCR 和 Western blot 方法检测显示其 RNA 和蛋白分别重新获得表达。在胃癌细胞系中应用甲基化转移酶抑制剂后，DNA 错配修复基因 hMLH1、转移相关基因 E-cadherin 等抑癌基因均被去甲基化并恢复转录和翻译活性。

　　随着对去甲基化药物研究的深入，现已有新的二核苷酸类似物 S110 和 RG108 应用于胃癌临床前的试验。应用 S110 处理人胃癌异体移植瘤的动物模型，腹腔或皮下注射均显示出良好的肿瘤抑制作用，并能诱导抑癌基因 p16 重新表达，甚至显示出比地西他滨更好的安全性。且针对 DNMT1 特异性反义寡核苷酸的药物 MG98 也已进入 I 期临床试验。

第二节　非编码 RNA 与胃癌

　　非编码 RNA（non-coding RNA，ncRNA）是所有不被翻译成蛋白质的功能性 RNA 的统称。短的只有 20 多个核苷酸，长的可达几千个核苷酸。基于 ncRNA 表达与功能，ncRNA 可分为管家 ncRNAs（small nuclearRNA、small nucleolar RNA、ribosomal RNA 和 transfer RNA），低表达调控 ncRNAs 和一些具有差特征的 ncRNAs。根据 ncRNA 大小，ncRNAs 进一步分为 small ncRNAs（小于 200 bps，如 miRNAs、siRNAs 和 piRNAs）和 long ncRNAs（大于 200 bps，如 lincRNAs、macroRNAs）。在过去几十年里，人们普遍认为编码蛋白表达的癌基因或抑癌基因的异常表达是胃癌发生的关键环节。然而，随着数千种非编码 RNA 的相继发现，以及部分非编码 RNA 在表达调控中所扮演的重要角色相继被揭开，人们开始意识到胃癌发生的机制远比我们当初想象得复杂。

一、微小 RNA 与胃癌

　　近年来，Cell、Nature、Scicence 等国际分子生物学杂志连续把 RNA 的研究进展列为十大科技突破之一，其中最引人注目的当是微小核糖核酸（微小 RNA、microRNAs、miRNAs）。miRNAs 是动植物中一个大小为 21～25 个核苷酸、非蛋白质编码的小分子 RNA 家族。目前研究认为 miRNA 可以通过干扰 mRNA 的翻译而下调靶基因的表达，从而参与体内许多重要生命活动，如细胞发育、增殖、分化及凋亡等，因此，认为 miRNA 的表达失调与肿瘤发生密切相关。第一个报道 miRNA 与肿瘤相关的是 2002 年 Calin GA

等通过比较 CLL 和 CD5+ 细胞发现在 13q14 处缺失的点位存在两个基因，即 miR-15 和 miR-16，且证实它们发挥了抑癌基因的作用。接下来人们不仅在血液系统肿瘤中，在许多实体瘤中也相继发现 miRNA 参与了肿瘤形成。

大量研究表明，胃癌中存在许多 miRNA 的表达异常，miRNA 具有癌基因和抑癌基因的作用，在胃癌的发病、进展及预后中起着重要作用。最早报道胃癌 miRNA 基因表达谱的研究是 Lu 等开展的，他们将胃癌和正常组织对比发现肿瘤中 miRNA 的表达大多出现下调。目前研究认为在肿瘤中高表达的 miRNA 与编码基因一样，可以发挥癌基因的作用，它们往往可以通过抑制抑癌基因的表达达到促进肿瘤的发生和发展，同样一部分在肿瘤中低表达的 miRNA 则可以发挥抑癌基因的作用，通过抑制癌基因的表达抑制肿瘤的生长、侵袭和转移。目前 miRNA 在胃癌中的发生发展机制尚处于初步阶段，研究的结果可能尚存争议。

（一）胃癌中上调的 miRNAs

目前在异常高表达的 miRNA 中，以位于染色体脆性区域 17q23.2 的 miR-21 最为特殊，它在几乎所有肿瘤组织中都存在高表达。Chan S H 等通过调查研究发现，90% 的胃癌患者 miR-21 过度表达。因此，miR-21 是胃癌重要的诊断标志。作为发挥癌基因作用的 miR-21 的靶基因主要是多个抑癌基因。抑癌基因 serpini1 表达的蛋白通过阻滞细胞周期 G1 过渡到 S 期发挥抑癌作用，是调控细胞增殖、防止细胞癌变的重要基因，miR-21 能通过特异性识别后沉默 serpini1 基因的 mRNA，下调该基因的表达，使细胞周期缩短。因此，上调 miR-21 的表达能促使细胞增殖速度加快。程序性细胞死亡基因 4（programmed cell death 4，PDCD4）是调控细胞凋亡的重要基因，它的表达能促使细胞凋亡，而在胃癌组织中 PDCD4 表达下调。Lu 等研究发现 miR-21 能通过特异性识别 3'-UTR 沉默靶 mRNA 方式下调 PDCD4 的表达，间接上调胃黏膜上皮细胞的增殖速度，促进细胞增殖，抑制细胞凋亡。除了 serpini1 和 PDCD4，miR-21 的直接靶基因还有 PTEN、RECK 和 PRCK 等，当这些抑癌基因的表达下调，胃黏膜上皮细胞的癌变概率将大大增加，因此，miR-21 表现出了一系列促癌作用。近年来有研究还发现胃癌中表达增高的 miR-21 与肿瘤的分化、临床分期和淋巴结转移有关，表明 miR-21 的表达可能与胃癌的预后有关。

MiRNA 通常成簇聚集并且具有相同的功能，部分存在于不同基因簇的 miRNA 也可相互关联。miR-222 ～ miR-221 和 miR-106b-25 是两个致癌 miRNA 基因簇，在胃癌中相较于正常组织表达上调。这两个基因簇通过协同抑制 Cdk 抑制基因的 CIp/Kip 家族成员来发挥致癌作用。这些 miRNA 的强制表达导致 Cdk2 的活化，促进 G1/S 期的转变。

miR-106b 通过抑制 p21 表达，而 miR-222 和 miR-221 则调控 p27 和 p57 的表达来达到促进肿瘤细胞周期的运转，使得肿瘤细胞生长。实验表明，miR-106b 族与 miR-222 族在胃癌组织中的表达明显高于相应正常组织，外源性表达 miR-222 族增加了大鼠胃癌移植瘤的生长。有学者最近发现 miR-221 在胃癌组织中高表达，并且与肿瘤的淋巴结转移、局部浸润有关，进一步的预后分析发现高表达的 miR-221 是胃癌预后的不良指标之一。

miR-106a 有原癌基因的功能，它在胃癌中表达上调。Xiao 等研究发现胃癌组织中 miR-106a 的表达量远高于非肿瘤组织，平均比非肿瘤组织高 1.625 倍，其表达水平与胃癌样本的分化程度呈负相关。miR-106a 表达越高的标本，胃癌分化程度越低，而且其表达与肿瘤的分期、大小、淋巴转移和远处转移及浸润均具有其相关性。miR-106a 的表达水平与肿瘤的大小、分化、发展阶段、淋巴转移和浸润有关。抑癌因子 Rb1 的表达受 miR-106a 的负调节。因此，miR-106a 表达的增加，相关 Rb1 水平的降低及 E2F1 蛋白的增加都能导致胃癌细胞的增殖，Rb1 的下调和 E2F1 的上调都可以作为胃癌发生的标志。

随着研究的深入，越来越多的、上调的、具有癌基因功能的 miRNA 会被发现，他们往往通过抑制多个抑癌基因的作用来促进胃癌的发生和发展，相信不久的将来，具有胃癌特异性的相关 miRNA 的发现和鉴定会为胃癌的诊断和治疗带来新的具有临床意义的靶点。

（二）胃癌中下调的 miRNAs

既往的研究发现，在胃癌中存在一系列表达下调的 miRNA，它们发挥着抑癌基因的作用，以一些癌基因为靶点，抑制这些癌基因的表达，从而促进细胞周期的运转、细胞凋亡，抑制肿瘤细胞侵袭和转移，达到抑制胃癌生长的作用。

Du 等发现对比于周围的非肿瘤组织，80% 的原发性胃癌组织中 miR-141 的表达显著降低。miR-141 的低表达与胃癌细胞的增殖潜能和低分化相互关联。通过基因转染使得 miR-141 过表达能够通过抑制正成纤维细胞生长因子受体（FGFR2）的表达从而抑制胃癌细胞的增殖。Takagi 等实验证实 miR-143 和 miR-145 在人胃癌细胞中低表达，被认为在胃肠道肿瘤中起普遍性抑癌作用。他们进一步在胃癌细胞株 MKN-1 中转染 miR-143 和 miR-145 后发现明显地抑制胃癌细胞生长的作用，并且提高了对于 5-FU 化疗的敏感性，他们认为 miR-145 的可能靶基因为胰岛素受体底物 1。

Wan H Y 等研究结果显示胃癌组织中 miR-9 比正常组织表达水平要低约 40%，进一步发现该 miRNA 通过与 NF-κB1mRNA 3' 端 UTR 碱基互补形式结合抑制 NF-κB1 的转录水平的机制来抑制 MGC803 细胞生长，从而证实了 NF-κB1 为 miR-9 靶基因。而 Luo 等研究表明 miR-9 和 miR-433 在胃癌组织中表达水平下调，并且在 SGC7901 细胞系和 GES-1 细胞系观察到 miR-9 和 miR-433 的低表达。转染 miR-9 和 miR-433 到 SGC7901 细胞中后，发现 RAB34 表达水平与正常相比下降，进一步验证了 miR-9 和 miR-433 为抑癌基因，也揭示了 miR-9 的靶基因之一是 RAB34。

Zhang H H 等通过实验发现，与正常组织相比，let-7a 在胃癌细胞中的表达明显偏低，说明 let-7 可能与胃癌有关。let-7 的过度表达在蛋白质及 mRNA 水平上减少 Dicer 的表达，Dicer 的下调导致成熟 let-7 表达的减少，形成 miRNA/Dicer 负反馈环。Motoyama K 等研究在胃癌组织中 HMGA2 与 let-7 家族的关系，结果显示 HMGA2 与 let-7a 互为相反关系，在胃癌组织中 let-7a 表达水平升高，则 HMGA2 表达水平下降。有学者研究发现，Let-7i 在胃癌组织中低表达，并且与胃癌的局部侵犯、淋巴结转移等相关，进一步的生存分析显示其可能为胃癌的一个独立的危险预后因素。Lang N 等报道 SGC7901 细胞转染 miR-29 家族后 CDC42 蛋白表达水平下降 65%，PAK1 蛋白表达水平下降 70% 左右，证实了 miR-29 家族抑制 CDC42 蛋白表达，通过抑制 CDC42 蛋白表达来抑制 PAK1，在胃癌细胞增殖过程中 miR-29 扮演着抑制细胞生长的角色，miR-29 靶基因为 CDC42。

Tie 等实验研究发现，miR-218 通过抑制 Robo1（Slit 受体之一）的表达而抑制了胃癌细胞的浸润和转移，miR-218 与其宿主基因 Slit3 在转移性胃癌组中低表达，Robo1 是 miR-218 的靶基因可被 miR-218 所抑制，形成一个负性反馈环，miR-218 低表达解除了对 Robo1 的抑制，从而激活 Slit — Robo1 途径而启动了肿瘤转移。相反，随着 miR-218 表达水平上调从而增强对 Robo1 的抑制而抑制肿瘤转移，因此，体内给予 miR-218 有可能提供胃癌转移的一种治疗策略。C Gao 等研究发现 miR-218 在胃癌和 HP 感染的胃黏膜中低表达，在胃癌细胞中表达 miR-218 后可以抑制细胞的增殖和诱导凋亡，并且研究发现 ECOP 可能是其直接的靶基因，从而通过 NF-κB 途径发挥作用，他们认为 HP 的感染可能是导致 miR-218 下调的原因之一。

（三）miRNA 在胃癌诊治中的临床应用

1.miRNA 在胃癌诊断和预后中的应用

近年来发现 miRNA 在肿瘤中的表达具有组织特异性，且在血液中有异常高的稳定性，循环 miRNA 在血清和血浆中通常是与蛋白质结合在一起，并且这些循环的 miRNA 水平可以通过现有方法被检测和量化。因此，相对于 mRNA 等，推测 miRNA 可能是一个理想的基于血液的肿瘤检测生物标志物。鉴于此，miRNA 能在血清中稳定表达且已证明各类肿瘤包括胃癌中血清 miRNA 与正常对照组存在明显差异，故 miRNA 在胃癌的诊断方面目前逐渐得到重视。

Zhou 等先以胃癌细胞 SGC7901 为研究对象，将不同数量肿瘤细胞稀释在 2 ml 健康志愿者血清中，分析 miR-106a 及 miR-17 的含量，证实其含量与肿瘤细胞数量呈线性相关。然后分析了胃癌患者及健康志愿者血清，经 ROC 曲线证实，miR-106a 及 miR-17 与胃癌有着明显的关联。表明外周血检测 miRNA 可作为胃癌患者血清诊断的重要方法。有学者发现 miR-187（＊），miR-371-5p 和 miR-378 在胃癌患者血液中明显升高，进一步的 ROC 分析表明仅有 miR-378 在诊断胃癌患者中具有临床价值。Tsujiura 等研究发现 miR-21、miR-106b 和 let-7a 在血浆能稳定表达，且 miR-106b 和 let-7a 在胃癌患者及健康者血清中存在明显差异表达。接下来的大规模验证表明 miR-17-5P、miR-21、miR-106a 和 miR-106b 在胃癌患者血清中有较明显上调，而 let-7a 与对照组相比有明显下调。提示这几个 miRNA 可以作为一种血清诊断标志物对胃癌患者进行筛查。Liu 等研究结果证实 5 个 miRNA（miR-1、miR-20a、miR-27a、miR-34a 和 miR-423-5p）可作为血清标志物对胃癌进行检测，且其与肿瘤分期密切相关。通过这 5 个 miRNA 对患者血清进行检测，相较于传统的肿瘤指标 CEA、CA19-9 有明显优势。

以上结果表明，如果 miRNA 在转化医学中取得突破，在临床诊断中将其与传统的肿瘤标记物相结合，将有可能提高胃癌早期血清诊断的特异性和灵敏性，大大提高胃癌患者的生存期及生存质量。当然，我们也意识到由于单个 miRNA 生物标志物往往在特异性及灵敏度方面受限，而检测多种 miRNA 的表达谱将具有较高的特异性，可用于胃癌的诊断。

多项研究评估了 miRNA 在胃癌中的判断预后的价值。例如，H. Konishi 等发现 miR-451 和 miR-486 分别在 90% 和 93% 的胃癌患者术后出现明显下调，提示其可能作为胃癌的一个良好的随访检测指标。Uedat 等通过微阵列方法分析 353 个胃组织样本中的 237 种 miRNA 的表达后发现，Let-7g 和 miR-433 的低表达及 miR-214 的高表达和不良预后相关。T ie 等证实了与胃癌总生存期和无复发生存期相关的 7 种 miRNA 标记：miR-10b、miR-21、miR-223、miR-338、let-7a、miR-30a-5p、miR-126。生存分析研究结果发现，miR-218 低表达的患者 3 年生存率为 30%，较 miR-218 高表达的患者明显降低，具有明显的统计学差异。与进展相关的 miR-125b、miR-199a、miR-100 和 miR-433 低表达，miR-214 高表达的胃癌患者总生存期较短，其结果独立于侵入的深度、淋巴结的转移及分期。一篇关于未分化胃癌的研究提示 miR-20b 和 miR-150 高表达的患者生存期较低表达的短，而且 miR-27a 和淋巴结转移相关。

2.miRNA 在胃癌治疗中的作用

miRNA 的失调控和肿瘤发病和进展的相关性显示了其作为靶向物在肿瘤干预治疗中的巨大潜能，其表达水平的改变将直接影响肿瘤的生长。因此，miRNA 可能成为肿瘤治疗的靶标应用于胃癌的靶向治疗。现有基于 miRNA 的基本治疗方法有两种：一种针对上调的 miRNA，使用反义技术对抗靶向 miRNA 的表达，从而抑制肿瘤细胞的增殖或诱导其凋亡。另一种针对下调的 miRNA，通过病毒或者脂质体运输体系的 miRNA 模拟可以通过转染 pre-miRNA、miRNA 或表观修饰（DNA 甲基化或组蛋白修饰）等方式恢复或强化特定 miRNA 的功能，从而抑制某些编码蛋白基因的表达，延缓或抑制肿瘤生长。

既往研究发现，多个 miRNA 可以作为靶向目标来影响胃癌的生长。有报道使用反义核苷酸抑制剂（anti-miRNA antisenseinhibitor，AMO）降低 miR-21 表达引起了胃癌细胞增殖的显著减少和凋亡的明显增加。MiR-27a 功能的丧失在体外抑制了胃腺癌细胞的生长。miR-421 表达的抑制通过上调肿瘤相关靶向基因 CBX7 和 RBMXL1 的表达在体外抑制了 MGC-803 和 SGC-7901 胃癌细胞的生长。虽然在胃癌中表达异常增高促进胃癌侵袭、转移和降低其化放疗敏感性的 miRNA，可应用 AMOs 抗 miRNA 技术使其表达降低，达到治疗的目的，但是往往一个基因可同时是多个 miRNA 的靶基因，沉默单一 miRNA 的方法可能作用较差。为了提高疗效，可同时干扰多个 miRNA 的表达，但相应一一转染入多个 AMO 又过于烦琐。因此，有学者把多个反义核苷酸序列整合到同一条核苷酸片序列中，并把其命名为多靶点抗 miRNA 反义核苷酸抑制剂（multiple target-miRNA antisense inhibitor，MT-AMO）。例如，miR-21、miR-155、miR-17-5p 均可促进肿瘤的发生，如把他们的反义核苷酸整合为一个 MT-AMO，将比应用同剂量的单个 miRNA 的反义核苷酸更能有效地发挥抗肿瘤作用。因此，MT-AMO 如果可以转化为临床给药，它将比单个 AMO 作用更有效，且使用更方便。

有研究发现，胃癌组织中 PRL-3 高表达与淋巴结转移相关，运用人工合成的 miRNA-PCMV-PRL-3miRNA 能够有效地从 mRNA 水平和蛋白水平抑制胃癌细胞 SGC7901 中 PRL-3 的表达，从而抑制 SGC7901 细胞的生长，减少细胞浸润和迁移。而在裸鼠中 miRNA-PCMV-PRL-3miRNA 能显著抑制胃癌细胞转移从而改善预后。Takei 等在高侵袭性胃癌细胞（44As3 细胞）中转染 miR-516a-3p，并接种至裸鼠当中，发现接种 44As3-miR-516a-3p 胃癌细胞的裸鼠生存时间明显长于接种 44As3 胃癌细胞的裸鼠。证明 miR-516a-3p 可以作为潜在抗转移分子抑制胃癌的转移与播散。同时另一个研究通过慢病毒载体转染 let-7a 至 SGC7901 胃癌细胞中，可见细胞增长受抑制及细胞周期从 G1 至 S 期被阻断，再通过裸鼠模型证实了过表达 let-7a 可以抑制肿瘤的生长，可作为潜在的治疗分子。miR-34 被确定在 p53 的下游通路中起到抑制肿瘤的作用，参与了肿瘤干细胞的自我更新和存活。通过 miR-34 模拟或者慢病毒 miR-34 实现 miR-34 的功能重建可破坏细胞生长将细胞聚集于 G1 期并增强了 p53 突变胃癌细胞的 Caspase3 活性。

现有研究发现，针对 miRNA 的靶向治疗不仅具有独立的抑制肿瘤生长的作用，而且改变某些 miRNA 的表达可以影响肿瘤对于放射及化学治疗的敏感性，所以，miRNA 的靶向治疗可以结合目前临床上广泛应用的放化疗，应用于胃癌的治疗当中，提高现有治疗的疗效。Xia 等报道与非抗药性 SGC7901 胃癌细胞相比，10 个 miRNA（let-7a、miR-15b、miR-16、miR-17-5p、miR-20a、miR-23b、miR-106a、miR-106b、miR-196a、miR-320）在抗药性 SGC7901 胃癌细胞中的表达水平下降 50% 以上，而两个 miRNA（miR-302b、miR-492）则升高 2 倍以上。对其中 miR-15b/16 的进一步研究发现，miR-15b/16 能通过与 Bcl-2 基因的 3'-UTR 区域直接结合抑制 Bcl-2 的表达，因此，极有可能是由于 miR-15b/16 的表达量降低引起 Bcl-2 含量上升而导致胃癌细胞抗药性增强，miR-15b 和 miR-16 的强制过表达提高 SGC7901/VCR 对长春新碱的敏感性从而诱导凋亡。MiR-143 和 miR-145 在大部分胃癌患者中低表达，转染 miR-145 的胃癌细胞株相对于转染 miR-143 更能抑制肿瘤的生长，两者具有累加效应，而且转染 miR-143 或者 miR-145 对 5-FU 都有较高的敏感性，5-FU 治疗的病人中常出现不可耐受的副反应，若联用 miRNAs 可以增加化疗药物的敏感性而不增加药物的毒性，这将是未来的肿瘤治疗的新方向。

需要说明的是以 miRNA 为基础的治疗作用在肿瘤中的应用尚未被广泛开展。而且除了上述的研究领域，miRNA 在对抗肿瘤转移、血管生成和放疗耐药中的作用机制还有待探究，因此，针对 miRNA 的靶向治疗在临床上的应用尚有待于更深入的研究，但是基于 miRNA 的生物学特点，相信其将会成为肿瘤包括胃癌靶向治疗的一个亮点。

二、长链非编码 RNA 与胃癌

长链非编码 RNA（long non-coding RNA，lncRNA）是一组长度大于 200 个核苷酸的不具有蛋白编码功能的 RNA 的总称，由 RNA 聚合酶 II 转录并经加帽、剪接及多聚腺苷酸化等修饰而成。近年来越来越多的研究显示 lncRNA 通过表观遗传水平、转录水平及转录后水平参与基因表达的调控，如 X 染色质失活、基因组印记、染色质修饰、转录、剪接、翻译、降解、运输等多个层面，从而广泛参与到个体生长发育的调节中，如调控凋亡、增殖、分化及其他生命活动，并和包括肿瘤在内的多种疾病有着千丝万缕的联系。

较之蛋白编码基因及 siRNA、miRNA 等小分子 RNA，lncRNA 的研究尚处于起步阶段，但随着研究的深入，越来越多的 lncRNA 被发现参与了消化系统疾病的发生、发展。lncRNA 在胃癌的发生、发展过程中发挥着促癌或抑癌作用，参与了细胞凋亡调控、胃癌侵袭与转移等过程。lncRNA 有希望成为新型肿瘤标志物和肿瘤治疗的靶点，深入研究 lncRNA 与胃癌的发病关系能为胃癌的预防和治疗提供新的策略。

（一）胃癌中上调的 lncRNAs

根据 lncRNA 在肿瘤患者预后及肿瘤细胞的增殖、侵袭及转移中作用的不同，可分为促癌及抑癌 lncRNA。其中胃癌组织中表达上调的往往表现为癌基因作用。

母源性印记基因 19（Imprinted maternally expressed transcript，H19），H19 基因全长 2322 bp，位于人染色体 11P15.5 区域，共有 4 个内含子和 5 个外显子。H19 是一种通过 RNA 聚合酶 II 转录和经复制、剪接和多聚腺苷酸化处理后形成的母源性印记基因，是第一个被发现的非编码 RNA 基因，参与调控生长发育等。Yang 等的研究发现 lncRNA H19 在胃癌组织及胃癌细胞株中的表达明显高于正常胃黏膜组织及正常胃黏膜上皮细胞株，在胃癌细胞株中过表达 H19 可以促进细胞增殖，沉默 H19 的表达可以诱导细胞凋亡，同时他们发现过表达 H19 可以导致 p53 失活。结果表明，H19 很可能是通过诱导 p53 失活从而在促进胃癌细胞的增殖。

同源盒基因转录反义 RNA（HOX antisense intergenic RNA，HOTAIR）定位于染色体 12q13.13 的 HOXC 家族中的位点，HOXC11 与 HOXC12 之间，全长 2158 nt，共有 6 个外显子。有研究发现在 22 株胃癌细胞株中 19 株有 HOTAIR 的表达上调。但是其在 SGC-7901 中的表达目前尚有争议，例如，Liu 等的研究中 HOTAIR 是下调的。有学者在软琼脂集落实验中发现 HOTAIR 高表达的细胞集落形成明显大于低表达的细胞。另外，有研究发现敲除 HOTAIR 后可以抑制 KATOIII、MKN74 和 MKN28 细胞株的增殖。近来的体内外研究还发现 HOTAIR 可以通过吸附 miR-331-3p 来促进胃癌细胞的增殖和抑制凋亡。

GHET1（Gastric carcinoma high expressed transcript 1）在胃癌组织中相对于正常胃组织表达上调，体外细胞计数和集落形成实验发现其可以促进胃癌细胞的增殖，并发现可以促进移植瘤的生长。研究发现 GHET1 可以通过结合 Igf2BP1 来调控 c-myc 和 Igf2BP1 之间的联系，使得 c-myc 表达上调，从而导致肿瘤细胞的增殖。

Plasmacytoma variant translocation（PVT）1 定位在人染色体 8q24 位置，位于 MYC 的下游。MYC 和 PVT1 的共扩增与绝经后乳腺癌患者和 HER2 阳性的乳腺癌患者肿瘤的快速进展密切相关。Ding 等的研究证实，PVT1 在胃癌组织和紫杉醇耐药的 SGC7901

细胞系中显著高表达，且与胃癌患者的淋巴结浸润程度密切相关。在 BGC-823 和 SGC-7901 细胞株中敲除 PVT1，可以通过诱导凋亡和抑制细胞周期来抑制胃癌细胞的增殖，其机制可能是通过表观遗传学调控 EZH2 的表达来实现的。此外，高表达的 PVT1 可以抑制 p15 和 p16 的表达，从而导致细胞周期阻滞。

SPRY4-IT1（SPRY4-IT1 intronie transcript 1）定位于染色体 5q31.3 位置，研究发现，在黑色素瘤、肺癌和食管癌中 SPRY4-IT1 表达升高，降低其表达能够抑制肿瘤细胞的生长、抑制侵袭、促进肿瘤细胞凋亡。Peng 等发现 SPRY4-IT1 在胃癌组织和胃癌细胞系中呈高表达，且与肿瘤大小、浸润深度、远处转移、TNM 分期、总生存期和无病生存期呈正相关，SPRY4-IT1 是胃癌患者总生存期和无病生存期的独立预后因素。此外，在 MKN-45 胃癌细胞中下调 SPRY4-IT1 会显著抑制细胞增殖、克隆形成和肿瘤细胞的侵袭转移，其可能通过抑制细胞周期素和基质金属蛋白酶的表达来发挥抑制肿瘤的作用。

CCAT1 和 CCAT2（colon cancer associated transcript 1，2）定位于染色体 8q24.21，位于转录因子 C-Myc 附近。CCAT1 在结肠腺癌和胃癌中高表达，与结肠癌类似，CCAT1 能够被 C-Myc 激活，进而促进胃癌的进展。CCAT2 是 Ling 等在结肠癌中发现的新长链非编码 RNA，其在结肠癌中呈高表达，能够促进肿瘤的生长、转移和染色体不稳定。研究表明，CCAT2 是 WNT 通路的下游靶基因，对 WNT 通路起反馈调节作用，CCAT2 能够与 TCFTL2 相互作用进而增强 WNT 信号通路的活性。有学者采用 qRT-PCR 方法在 85 例胃癌组织及其配对的非癌组织中检测 CCAT2 的表达，结果发现，与相邻非癌组织相比，CCAT2 在胃癌组织中的表达明显升高，且与淋巴结转移和远处转移相关，多因素分析显示 CCAT2 高表达是胃癌患者预后不良的独立预后因素。

（二）胃癌中下调的 lncRNAs

GAS5（Growth arrest-specific transcript 5）在胃癌组织和胃癌细胞株 SGC7901、BGC823、MKN45 及 MKN28 中均下调。GAS5 的过表达可以抑制胃癌细胞的增殖和诱导凋亡，敲除 GAS5 后可以导致 E2F1 和 cyclinD1 的表达升高，同时抑制 p21 的表达。此外，研究还发现 GAS5 可以与转录因子 YBX1 结合，敲除 GAS5 后 YBX1 的蛋白水平下降并降解加速导致 p21 下调，促进细胞周期进展。

MEG3（Maternally expressed gene 3）在胃癌组织和细胞株 SGC7901、AGS、MGC803、MKN45 和 MKN28 中均低表达。研究发现，miR-148a 可以通过抑制 DNA 甲基化转移酶 1 来促进 MEG3 的表达，从而抑制胃癌细胞的生长。另一项研究发现，MEG3 可以通过激活 p53 信号来抑制胃癌细胞增殖。MEG3 还可以作为一种 ceRNA 竞争性结合 miR-181a 来调控 Bcl-2，从而抑制胃癌细胞增殖。Zhou 等研究表明 MEG3 的表达与 miR-141 呈正相关而与 E2F3 的表达呈负相关。

TUSC7（Tumor suppressor candidate 7）定位于染色体 3q13.31，是肿瘤抑制基因，最新的研究发现 TUSC7 在胃癌中表达下调，是胃癌患者 DFS 和 DSS 的独立预后因素。体内外研究均表明，TUSC7 能抑制肿瘤细胞生长，且 TUSC7 能够通过与 p53 相互作用来发挥其抑制肿瘤的作用。此外，TUSC7 和 miR-23b 存在着交互抑制作用，miR-23b 能够促进肿瘤细胞生长。

NPTN-IT1（NPTN intronic transcript 1），又名 lncRNA-LET，其在肝癌、结肠癌、胆囊癌和宫颈癌中表达降低，在肿瘤的发生和发展中起着重要作用。Zhou 等在 93 例胃癌标本及其配对正常组织中检测了 LET 的 mRNA 表达，结果提示 LET 在胃癌组织中低表达，且与肿瘤的浸润深度、淋巴结转移、远处转移和 TNM 分期相关。多因素分析提示 LET 低水平表达患者总生存率较差。

Han 等利用基因芯片和实时定量 PCR 检测了胃癌及其配对正常组织中 lncRNAs 的表达情况，结果确定了一种新的 lncRNA 为 LEIGC，定位于 2q14.1，其在胃癌组织中表达显著下调。在胃癌细胞系 MGC-803 细胞中过表达 LEIGC 可显著抑制肿瘤细胞的增殖，增强胃癌细胞对 5-FU 的敏感性，敲除 LEIGC 会有反向的生物学作用。进一步研究发现，LEIGC 能够通过抑制胃癌细胞的上皮间质转化发挥其抑癌作用。

AC138128.1，长度约 1981 个核苷酸，定位于 19 号染色体，有 FBJ 小鼠骨肉瘤病毒癌基因同族体 B（FOSB），是反义的长链非编码 RNA。Chen 等用实时定量 PCR 检测 AC138128.1 在 92 例胃癌组织及其配对正常胃黏膜中的表达，结果显示 AC138128.1 在胃癌组织中的表达显著降低。此外，AC138128.1 在胃癌细胞系 AGS、BGC823、HG27 和 SGC7901Z 中 mRNA 表达也显著低于其在人永生化正常胃黏膜 GES-1 细胞中的表达，提示 AC138128.1 可能成为胃癌新的预测标记物。

FENDRR（FOX1 adjacent non-coding development regulatory RNA）定位于 3q13.31，由 4 个外显子组成，长度为 3099 nts。FENDRR 能够与 polycomb repressive complex 2（PRC2）和 Trithorax group/MLL protein complexes（TrxG/MLL）结合，对染色体结构和基因活性起重要作用。与 HOTAIR 相似，FENDRR 是另一个可与 PRC2 结合的长链非编码 RNA，参与肿瘤的形成。最新的研究发现，FENDRR 在胃癌组织和胃癌细胞系中表达降低。低表达的 FENDRR 与胃癌患者的临床病理特征和不良预后密切相关，组蛋白去乙酰化导致 FENDRR 在胃癌中表达降低。胃癌细胞高表达 FEN-DRR 显著抑制胃癌细胞的侵袭和迁移，反之亦然。此外，纤维连接蛋白 1（fibronectin 1，FN1）和基质金属蛋白酶 2/9（matrix metalloproteinase 2/9，MMP 2/9）参与了 FENDRR 介导的肿瘤侵袭和转移。以上研究表明，FENDRR 在胃癌的侵袭和转移中起关键作用，有望成为胃癌治疗的新靶点。

（三）lncRNA 在胃癌诊治中的临床应用

胃癌中异常表达的 lncRNA 研究越来越多，但其机制尚不十分清楚。研究显示，lncRNA 通过调节相关基因表达影响细胞凋亡、信号通路等过程在胃癌的发生、侵袭转移中的重要作用，它们有望成为胃癌诊断、预后判定的分子标记物。此外，以 lncRNA 为靶点开发新的抗肿瘤药也将成为新趋势。

1.lncRNA 在胃癌诊断和预后中的应用

Arita 等探究了血浆 lncRNAs 的稳定性。通过前置放大法来确定 lncRNA 试验的合理性，并分析了胃癌患者和健康对照血浆中 lncRNAs 的水平。发现胃癌患者血浆中 H19 显著高于对照组。术后样本中血浆 H19 水平也明显降低。Shao 等使用 RT-PCR 技术检测了 335 份不同阶段的胃癌患者和健康对照的血浆样品，发现胃癌患者血浆中 lncRNA AA174084 水平在术后 15 天对比术前明显减少。他们还进一步检测了 130 份不同阶段的胃癌患者和健康对照的胃液样品，结果发现胃癌患者胃液中 lncRNA AA174084 的水平明显高于正常胃黏膜或是患有最小限度的胃炎、胃溃疡、萎缩性胃炎的患者。Pang 等发现胃癌患者胃液中 LINC00152 水平也明显高于正常对照，且该结果具有统计学意义。

Liu 等研究发现胃癌组织中对比癌旁无瘤组织 lncRNA ncRuPAR 水平显著下调，对胃癌的预测正确率为 81.16%。这些结果显示了 lncRNA ncRuPAR 可被认为是胃癌诊断的标志物。Shao 等基于 lncRNA 阵列的结果，运用 RT-PCR 检测了 313 例样本发现对比正常胃黏膜上皮细胞系，lncRNA HMlincRNA7l7 在多种胃癌细胞系中表达明显下调，表达水平与肿瘤的远端转移血管、神经的入侵有关。还发现 lnRNA HMlincRNA717 的下调不仅发生于胃癌组织，在癌前病变中也存在。Lin 等对比胃癌组织及癌旁正常组织，发现在胃癌组织中 ABHD11-AS1 的表达明显上调。Pang 等使用 qRT-PCR 技术检测了 71 胃癌及癌旁正常组织发现对比正常组织 LINC00152 的表达明显增高。在多种胃癌细胞系中，LINC00152 的水平也各自比胃正常上皮细胞系显著上调。Sun 等运用 RT-PCR 发现在胃癌组织中 lncRNAAC096655.1-002 的表达对比癌旁正常组织明显下调。这一结果显示在胃癌探测方面，lncRNAAC096655.1-002 的使用相比血浆癌胚蛋白的使用有很大的进步，有可能成为胃癌潜在的新的诊断生物学标记。Mei 等发现胃癌组织中 SUMO1P3 表达上调，ROC 曲线下面积为 0.666。SUMO1P3 是一种假基因表达的 lncRNA（pseudogene-expressed lncRNA）。这是第一次有报道显示假基因表达的 lncRNA SUMO1P3 可能成为胃癌早期诊断的生物学指标。

研究发现胃癌组织及细胞系中 H19 显著上调。通过建立 MKN45 细胞系中 H19/miR-675 敲除模型和 SGC7901 细胞系异常表达模型，结果显示 H19 的过表达促进了胃癌的恶性转化和侵袭转移。Zhang 等发现对比癌旁正常组织 H19 在肿瘤组织中过表达，晚期肿瘤淋巴结转移分级与 H19 表达的增长呈正相关。体外 MTT 和克隆形成实验确认 H19 的表达影响胃癌细胞的增殖。还发现外生的 c-Myc 明显介导 H19 的表达，且在本研究使用的 80 份样品中 H19 的表达与 c-myc 的水平呈正相关。其研究揭示了 c-Myc 介导 H19 的表达通过调节细胞增殖来参与胃癌的发展和进程。使用 Kaplan-Meier 法和 Cox 比例风险分析评价发现，高 H19 表达与较差的总生存时间有关，可以被认为是一个独立的胃癌患者总生存时间的预测标志，H19 可成为潜在胃癌患者预后的靶点。

Hajjari 等研究发现胃腺癌样本中对比正常胃部上皮组织 HOTAIR 的异常上调且 HOTAIR 的异常表达与胃癌 TNM 分级和淋巴结转移有关。Xu 等检测胃癌患者肿瘤样本发现对比癌旁正常组织，癌组织中 HOTAIR 的表达水平上调，HOTAIR 的表达水平与淋巴结转移和 TNM 分期有很大关联。随后调查了 HOTAIR 的水平与临床病理学因素和预后的关系，高表达的 HOTAIR 可作为胃癌患者总生存时间较差的预测标志。体外，胃癌细胞中 HOTAIR 的抑制可减少侵袭与 MMP1 和 MMP3 的表达，而且可以逆转 EMT 的进程。Endo 等利用 qRT-PCR 发现在散播性胃癌中，对比低 HOTAIR 表达组，高 HOTAIR 表达组显示出更多的神经侵袭、频繁的淋巴结转移和更低的总生存率。Liu 等也发现 HOTAIR 的上调与肿瘤大小晚期病理学分级和广泛转移有关，与胃癌患者更短的生存期相关。

Maternally expressed gene 3（MEG3）是一个位于 14q32 的印记基因，它编码一种与人类各种不同肿瘤有关的 lncRNA。Sun 等发现对比癌旁正常组织，胃癌组织中 MEG3 的水平明显下降。其表达水平与 TNM 分级侵袭深度和肿瘤大小有关。此外，低 MEG3 表达水平的患者预后相对较差。而通过 siRNA 将 MEG3 表达抑制可提升细胞增殖，MEG3 的异常表达则抑制细胞增殖，促进细胞的凋亡并调节胃癌细胞系中 p53 的表达。通过 5-aza-CdR 处理，可观察到 MEG3 的表达可被 DNA 的甲基化调节。Sun 等的发现显示了 MEG3 的下调可被认为是胃癌预后不良的生物学标记并且体外调节细胞的增殖和凋亡。

2.lncRNA 在胃癌治疗中的应用

与 miRNA 类似，具有癌基因功能的 lncRNA 作为治疗靶点的常用方法往往有两种：一种方法是构建一个能表达该 lncRNA 的质粒，通过表达该 lncRNA，从而调控靶基因发挥作用；另一种方法是通过 siRNA 来抑制 lncRNA 的表达，从而达到抑制肿瘤的作用。目前在胃癌中类似的研究报道少见。有研究发现 MRUL（multidrug resistant-related and upregulated lncRNA）在两株 MDR 胃癌细胞株中高表达，采用 siRNA 抑制 MRUL 表达后，可以提高这些胃癌细胞对于 Adriamycin 和 Vincristine 的敏感性。此外，调控具有抑癌基因功能的 lncRNA 的表达可以作为另外一种治疗手段，以 miRNA-lncRNA 轴为靶点在胃癌中可以作为一种有效手段，研究发现以 HOTAIR-miR-331-3p-HER2 轴为靶点的治疗，在 HER-2 阳性的胃癌中是个具有前景的治疗手段。

目前利用 lncRNA 作为治疗靶点在胃癌中的研究才刚刚开始，随着对 lncRNA 功能的作用机制认识的进一步深入，相信 lncRNA 作为治疗干预的靶点应该是个很好的选择，lncRNA 一定会在不久的将来应用于临床，造福肿瘤患者。

第三节　组蛋白修饰及染色质重塑与胃癌

组蛋白是存在于真核生物体细胞染色质中的一组进化上非常保守的碱性蛋白质，含精氨酸和赖氨酸等碱性氨基酸较多，是由德国科学家 A. 柯塞尔于 1834 年首先发现的。组蛋白是构成染色质的核心，其尾部可以发生共价修饰来调控基因的表达，有类似遗传密码的作用。常见的组蛋白修饰方式有乙酰化、甲基化、磷酸化、泛素化等，其中又以组蛋白的甲基化和乙酰化研究最多。

一、组蛋白甲基化与胃癌

组蛋白甲基化的位点多位于组蛋白 H3 和 H4 的精氨酸及赖氨酸残基上，在组蛋白甲基转移酶（Histone Methyltransferases，HMTs）和组蛋白去甲基化酶（histone demethylases，HDTs）的作用下，形成不同程度的甲基化，从而使得染色质的转录激活或者失活。在组蛋白甲基化共价修饰过程中研究较多的是赖氨酸甲基化。赖氨酸甲基化修饰的位点有多个，如 H3K4、H3K9、H3K20、H3K27 等，而且可以单甲基化（Me1）、双甲基化（Me2）和三甲基化（Me3）。研究已经发现组蛋白 H3K4 位点的甲基化可以导致基因活化，而 H3K9 位点的甲基化修饰是基因沉默的标志。组蛋白 H3K27 位点甲基化研究较少，但有研究认为 H3K27 甲基化水平上调与许多基因的沉默现象有关，提示 H3K27 甲基化在肿瘤发生过程中也发挥着重要作用。

目前多个研究发现这些甲基化改变可以在胃癌早期出现并随肿瘤进展变化而改变。国内钟克力等在胃癌和正常组织细胞中筛选出 232 个基因存在 H3K27 显著差异，这些基因包括癌基因、抑癌基因、细胞周期相关和细胞黏附相关基因等，其中有 71 个基因显示有 H3K27 三甲基化程度增高、161 个基因 H3K27 甲基化程度降低。笔者认为这些基因经过组蛋白甲基化等修饰后，基因表达上调或下调，成为诱发肿瘤发生的根源。组蛋白 H3K27 三甲基化对目的基因发挥的可能是负调节修饰作用。作为一种在 H3K27 的三甲基化中起重要作用的 HMT，EZH2 在包括胃癌在内的多种肿瘤中高表达，可以导致肿瘤相关基因的沉默。Fujii 等在胃癌细胞中使用 siRNA 沉默 EZH2 后可以发现 H3K27me3 蛋白的低表达。研究发现一个潜在的胃癌相关靶点 PRC2，是一组包括 EZH2 组蛋白甲基化转移酶、SUZ12 和 EEDz 组成的复合物，它可以使得 H3 赖氨酸 27 三甲基化，使得靶基因抑制表达。研究发现 EZH2/PRC2 的异常表达可以在胃癌中抑制抑癌基因 Runx3 和 CDH1 的转录。因此，EZH2 在胃癌中可以被视为一个潜在的治疗靶点。近来，S- 腺苷半胱氨酸水解酶抑制剂，3-deazaneplanocin A（DZNep）被发现可以作为组蛋白甲基化的抑制剂应用于组蛋白甲基化的表遗传治疗，应用 DZNep 后可以使得 EZH2、SUZ12 和 EED 缺失，H3K27me3 下调，使得肿瘤细胞抑制生长和凋亡。Lai Ling Cheng 等研究发现使用 DZNep 后几乎所有的胃癌细胞 EZH2 蛋白下降，PRC2 相关的 H3K27me3 和 H4K20me3 组蛋白下调，含有 Tp53 的胃癌细胞对于 DZNep 的作用更加明显。Satoshi Fujii 等研究发现在胃癌中 EZH2 可以通过上调 E-cadherin 启动子组蛋白 H3K27 的甲基化，而非 DNA 甲基化来下调 E-cadherin 的表达，从而表现出了作为一种潜在的治疗靶点。Satoshi Fujii 等在 5 种癌细胞株（包括胃癌）中发现 EZH2 与 Runx3 的表达呈负相关，EZH2 在 Runx3 启动子的结合与 H3K27 的三甲基化和 HDAC1 与 Runx3 启动子的结合相关，以 RNAi 的方法敲除 EZH2 后 H3K27 的三甲基化水平下调，HDAC1 与 Runx3 启动子的结合下降，从而使得 Runx3 表达上调，而同时并未发现 DNA 甲基化的改变，由此可见 Runx3 是 EZH2 的调控靶点之一。

相对于 H3K27，H3K9 的甲基化作用目前较为明确，那就是抑制靶基因的表达。Lee S H 等发现在胃癌中 Runx3 不仅受到 DNA 甲基化的修饰，当存在缺氧情况时，Runx3 的下调则主要由于组蛋白 H3K9 的双甲基化和低乙酰化的修饰，而非启动子的甲基化所致，其原因是缺氧状态下 G9a 组蛋白甲基化转移酶和 HDAC1 的上调，而采用 HDACI 和 TSA 干预后 Runx3 表达恢复。Park Y S 等研究发现 H3K9 的三甲基化与胃癌的临床分期、淋巴血管浸润和肿瘤的复发有关，且与预后差相关，说明组蛋白的甲基化修饰可以作为胃癌的独立预后因子。Meng C F 等人在 3 组胃癌细胞株中研究发现，经过 5-Aza-dC 干预后可以减少 H3K9 的二甲基化从而使得 p16 表达恢复，TSA 干预后虽然 H3K9 的乙酰化上调，但是对于 p16 的表达影响不大，而联合应用后出现协同作用，导致 p16 表达上调，但是对于全基因组的甲基化无明显影响，由此说明，H3K9 的双甲基化和 DNA 的甲基化与 p16 的基因沉默有关，且主要局限于启动子区域。

在胃癌中组蛋白的去甲基化酶往往表达上调，从而有利于胃癌细胞的生长。其实，近年来人们意识到抑制组蛋白去甲基化酶的活性，可以抑制肿瘤细胞的生长，并且在基础甚至临床研究中也确实表现了令人鼓舞的效果。JMJD2B 是一个组蛋白去甲基酶，在缺氧条件下可以上调，从而导致细胞增殖。Kim J G 等研究发现在胃癌细胞株 AGS 中，JMJD2B 的表达受到缺氧和放射的影响，在缺氧条件下，JMJD2B 可以结合到 cyclinA1 的启动子区导致 cyclinA1 表达上调，由此可见 JMJD2B 在胃癌的生长中发挥重要作用，可以作为一个新的治疗靶点来突破缺氧状态下放疗的抵抗，从而提高放疗的疗效。

二、组蛋白乙酰化与胃癌

组蛋白乙酰化导致的染色质重塑在生理学上由两种酶调控：组蛋白乙酰化酶（histone acetyl transferase，HAT）和组蛋白脱乙酰酶（histone deacetylase，HDAC）。HAT 和 HDAC 能改变染色质组蛋白乙酰化状态，使染色质的构型发生变化，进而激活或抑制基因表达。在哺乳动物细胞中，乙酰化和去乙酰化的平衡在基因转录和不同细胞蛋白功能中起着关键作用。组蛋白过度去乙酰化引起抑癌基因表达抑制或癌基因激活和过度表达，导致肿瘤发生。目前，关于组蛋白修饰与胃癌关系的研究尚不深入，主要集中在组蛋白 H3 和 H4 的乙酰化修饰方面。

组蛋白去乙酰化可以导致胃癌的形成。HDAC1 是 1996 年由美国哈佛大学的 Taunton 等发现的第一个哺乳动物的组蛋白去乙酰化酶，它是目前为止发现的与肿瘤关系最密切的组蛋白去乙酰化酶。Choi 等研究发现 68% 的胃癌标本中有 HDAC1 mRNA 的高表达，61% 的标本有 HDAC1 蛋白的高表达。Shin 等研究显示胃癌组中 HDAC1 与 p21WAF1 的表达呈负相关，提示 HDAC1 可能通过组蛋白去乙酰化的作用下调 p21WAF1 的表达，导致并促进胃癌的发生发展，这可能用来作为胃癌治疗的新靶点，针对 p21WAF1 基因治疗可能为胃癌的化学治疗策略开辟一条新途径。HDAC2 在胃癌中也异常表达。Kim J K 等研究发现胃癌中 HDAC2 高表达，而将 HDAC2 功能性敲除后，明显可以抑制胃癌细胞的分裂、浸润、克隆形成和增殖，同时发现 p16 活性恢复，且其启动子区组蛋白 H4 乙酰化增加，细胞周期阻滞于 G1/S 期。由此可见在胃癌中 p16 的表达受到 HDAC2 的调控，从而使得 HDAC2 成为潜在的治疗靶点。Lee K H 等研究发现 HDAC5 在胃癌中升高，并且调控 UPA 和 MMP9 的表达，采用 TSA 后可以通过降低 HDAC5 的表达来降低 UPA 和

MMP9 的表达。近年来，越来越多的研究显示，HDAC6 作为重要的 Ⅱ 型组蛋白去乙酰化酶家族的成员，在肿瘤的发生发展中发挥着极其重要的作用。李群等研究结果发现相对于良性病变，在胃癌组织中 HDAC6 呈高表达，并且与分化程度、临床分期有相关性。由此可见，HDAC6 在胃癌组织中呈过表达状态，其表达水平可以作为判断胃癌患者恶性程度的一个潜在指标，也可以作为一个预后指标。

既往的研究已经发现，多个肿瘤相关基因的表达受到组蛋白乙酰化的调控，这其中以抑癌基因研究较多，而 p21（WAF1/CIP1）是研究的最多的一种抑癌基因。Mitani 等研究发现胃癌标本中该基因的启动子区域组蛋白 H3 去乙酰化，且此去乙酰化与 p21（WAF1/CIP1）蛋白低表达呈正相关。在胃癌细胞系中加入组蛋白去乙酰化阻滞剂曲古抑菌素 A，发现可以促进 p21（WAF1/CIP1）蛋白的表达。这说明组蛋白的乙酰化水平影响着抑癌基因 p21（WAF1/CIP1）的表达，从而参与胃癌的进展。Byun S W 等研究发现 HP 感染导致的 P27mRNA 的下调细胞株中有 15% ～ 60% 存在 P27 组蛋白 H4 的乙酰化的下调，同时存在启动子区 P300 的下调，并且发现磷酸化的 DOR 表达下调。由此可见，HP 感染可能通过调控 DOR 抑制了 P27 启动子区组蛋白的乙酰化，从而导致了 P27 表达的下调。

Yamamura N 等在一组特殊的 AFP 分泌型胃癌中，研究了 GATA4 的表达，结果发现在常规类型胃癌中 GATA4 的表达与 DNA 甲基化相关，在 AFP 分泌型胃癌中未见 GATA4 的 DNA 甲基化，其中无 GATA4 表达的胃癌细胞中存在组蛋白 H3 和 H4 的低乙酰化，而 GATA4 表达的胃癌细胞中存在组蛋白 H3 和 H4 的高乙酰化。由此说明组蛋白的乙酰化是 GATA4 在 AFP 分泌型胃癌中表达沉默的主要机制，同时也说明了不同类型的胃癌 GATA4 其调控机制的不同。Huang C 等研究发现去乙酰化抑制剂 SAHA 可以通过上调 Runx3 基因启动子 H3 的乙酰化水平，从而使得 Runx3 重新表达，达到抑制胃癌细胞生长，诱导凋亡的作用。

Rho 家族蛋白是小 GTP 结合蛋白 Ras 超家族的成员之一，它们在有活性的 GTP 和无活性的 GDP 转化中循环，代表性的成员有 RhoA、Rac1 和 Cdc42，而 RhoE 与 Rnd1 和 Rnd2 组成了一个 Rho GTPases 的亚型，它与典型的 Rho 家族蛋白主要与 GTP 结合不同，没有 GTPase 的活性，所以是 Rho 家族的一个特殊类型，既往的研究发现 RhoE 可以通过调节细胞的周期、凋亡及侵袭和转移，发挥抑癌基因的作用，但是具体作用机制尚不十分明确，尚未有研究报道在肿瘤中存在 RhoE 的突变，因此，表观遗传学的修饰可能是其表达改变的主要机制。JI CHEN 等研究发现，在胃癌细胞株中 RhoE 明显下调，采用 HDAC 抑制剂 TSA 干预后发现，RhoE 启动子被激活，其 mRNA 和蛋白均表达上调，但是用 5-Aza-2'-deoxycytidine 却未观察到类似现象，说明其表达收到组蛋白乙酰化的调控，而不是甲基化。

现已知 RASSF1A 的失活机制有：RASSF1A 启动子甲基化、纯合子缺失和杂合性丢失（loss of heterozygosity，LOH），以启动子甲基化为主。但最近研究报道，组蛋白修饰异常可能是 RASSF1A 基因沉默的触发因素。廖爱军研究发现 TSA 处理前 SGC-7901 细胞中 RASSF1A 基因表达缺失，经 TSA 处理后，RASSF1A 基因 mRNA 转录及蛋白表达上调，而且随着药物浓度的加大和时间的延长其转录及蛋白表达愈强，从而提示人胃癌发生中 RASSF1A 基因的失活可能涉及乙酰化组蛋白的修饰，TSA 诱导人胃癌 SGC-7901 细胞凋亡可能与 RASSF1A 基因异常乙酰化状态恢复导致基因重新表达有关。

在影响基因表达的表观遗传学改变导致染色质重塑的过程中，各种机制并非孤立地起作用，而是协调作用，其中组蛋白的乙酰化往往可以结合 DNA 甲基化一起发挥作用。在甲基化中我们提到 DAPK 可以通过甲基化影响表达，但是它也易发生乙酰化，在胃癌中研究发现，DNA 的异常甲基化和 5' CpG 的低甲基化在 DAPK 的异常表达中起着重要作用。而采用甲基化转移酶和 HDACI 可以协同作用使得 DAPK 重新表达，从而可能在胃癌的治疗中成为一种新的措施。Kondo T 等发现 PINX1，一个端粒酶抑制剂和潜在的抑癌基因在 45 例胃癌中有 15 例存在 LOH，而 MKN-74 中 TSA 可以上调 PINX15'-UTR 组蛋白 H4 的乙酰化水平，由此可见 LOH 和 H4 组蛋白乙酰化可以共同调控的表达。Meng C F 等研究发现 H3K9、H3K4 的二甲基化及 H3K9 的乙酰化与 DNA 甲基化一起具有调控 MGMT 表达的作用，说明组蛋白的修饰可以和 DNA 甲基化一起协同调控 MGMT 的表达。

三、组蛋白修饰在胃癌中的应用

组蛋白去乙酰基化转移酶抑制剂（histone deacetylases inhibitors，HDACis）对于很多肿瘤细胞具有诱导细胞凋亡及分化的作用，而对正常细胞的细胞毒作用很低，这一选择性杀伤作用使 HDACis 成为目前抗肿瘤分子靶向药物的研究热点。到目前为止已有多种组蛋白去乙酰基化转移酶抑制剂被大量研究，其中的一部分已经进入了临床研究阶段。

体内外的实验发现 HDACi 可以具有抑制胃癌细胞生长的作用。Lee 等研究显示曲古抑菌素 A（TSA）抑制 NUGC-3 和 MKN-28 两种胃癌细胞系的细胞分化和侵袭力。TSA 抑制肿瘤生长和促进凋亡的机制目前尚不完全清楚，有研究表明 TSA 可以促进乙酰化组蛋白在肿瘤组织中的聚集，乙酰化组蛋白 H3 高表达和胃癌 SGC-7901 和 BGC-832 凋亡有关。VPA，一种通常应用于癫痫和情感障碍的药物，也属于一种 HDACi，可以使得组蛋白 H3 和 H4 的 N-末端高乙酰化。Yasumichi Yagi1 等研究发现在胃癌细胞株 OCUM-2MD3 中，VPA 可以通过提高 H3 的乙酰化，从而上调 p21WAF1、p27 等的表达，在体内外抑制胃癌细胞的生长。

目前研究发现，HDACi 联合现有的化疗协同抗癌是研究热点。有学者将 TSA 作用于胃癌细胞系 SGC-7901，发现可以抑制胃癌细胞生长和诱导凋亡，进而研究发现主要是通过调控如 Bc-l2、Bax 和 survivin 等凋亡相关基因，并不是通过激活经典的半胱天冬酶凋亡信号途径。为了进一步提高胃癌的化疗效果，研究人员将 TSA，胃癌细胞系 OCUM-8 和 MKN-74 及抗癌药物如 5- 氟尿嘧啶（5-FU）、紫杉醇（PTX）、奥沙利铂（OXA）、依立替康（SN38）和吉西他滨（GEM）共同培养，发现可以显著提高化疗效果。同时发现经 TSA 处理过的胃癌细胞系中 p21、p53、DAPK-1 和 DAPK-2 高表达。这说明 TSA 和抗癌药物 5-FU、PTX 及 SN38 联合应用治疗胃癌很有前景，其主要机制可能和 TSA 的协同效应引起的 p21、p53、DAPK-1 和 DAPK-2 上调表达有关。

不仅如此，HDACi 尚可以与目前的基因治疗协同作用，发挥抗癌功能。有学者最近研究发现，SB 或 TSA 可以使得 p53 基因的赖氨酸 320、373 和 382 残基乙酰化，从而通过激活凋亡基因 NOXA 和 PIG3 诱导凋亡，并由于 HDACI 可以在肿瘤细胞中强烈地诱导 Coxackie andadenovirus receptors（CAR）的表达，笔者进一步在裸鼠移植瘤中探讨了 Ad-p53 基因治疗联合 HDACi 的疗效。在采用无 p53 表达的胃癌印记细胞株 KATO-Ⅲ 构建的裸鼠移植瘤模型中 p53 基因治疗联合 HDAC inhibitor，SB 可以发挥明显的协同抗癌作用，其机制可能与 HDACI 诱导 KATO-Ⅲ 细胞 p53 基因中赖氨酸 372、382 的表达有关，也与 CAR 表达增强导致细胞膜表面转基因 p53 表达增加有关。

DNA 甲基化和组蛋白修饰是代表了表观遗传学的两个最重要的途径，DNMTi 和 HDACi 的联合使用产生协同效应。5-Aza-CdR 能够逆转胃癌细胞系中 RASSF1A 基因的甲基化水平，并且 HDACi 与 5-Aza-CdR 联用能协同逆转 RASSF1A 基因的甲基化状态和 mRNA 表达水平，较单一应用 5-Aza-CdR 的作用显著增强。目前细胞系和动物模型方面研究联合治疗得到的数据是令人满意的，但是更多的临床试验还需去确认这种益处。

总之，表观遗传学是近年来研究较热的课题，随着研究的深入，人们认识到基因的表观遗传学修饰同基因缺失、突变一样，也是肿瘤发生、发展的重要因素，从而对现代经典的肿瘤发生的"二次打击说"做了重大的补充。现阶段的研究发现，多种相关基因的表观遗传学修饰是胃癌形成的重要机制之一，并且可能是胃癌的早期事件。DNA 甲基化异常、miRNA 的异常表达等可从外周血清中检测到，因而可以通过检测表观遗传学状态实现胃癌的早期诊断，从而成为胃癌的一种非常有前途的生物标记物。此外，根据肿瘤抑制基因的甲基化和乙酰化进行的表观遗传学修饰的治疗及针对 miRNA 进行的靶向治疗已成为目前肿瘤治疗的一个新的方向。但是同时不可否认的是目前我们对表观遗传学的研究还处在起步阶段，表观遗传学在胃癌的发生中的确切机制还不十分清楚。在治疗上，虽然体外多种癌细胞系经去甲基化剂和恢复乙酰化的处理后某些目的基因恢复表达，但一些临床试验中治疗实体肿瘤的效果还不是很理想。miRNA 在复杂的基因调控网络中起到部分作用并调节多个基因的表达，这表明 miRNA 功能的复杂性及针对有限数量miRNA 的靶向治疗可能效果有限或者无法达到预期的效果。但是表观遗传学为我们在胃癌的发生机制研究中提供了全新的观点，可以相信的是随着研究的深入及研究手段的进步，它在胃癌中的作用机制会有更深入的发展，从而为胃癌的诊治开辟一个新的领域。

（林茂松）

参考文献

[1] Stewart B W, Kleihues P. Global incidence of stomach cancer in men: the highest rates occur in Eastern Asia, South America and Eastern Europe. Lyon: InternationalAgency for Research on Cancer Press, 2003.

[2] Waddington C H. Preliminary notes on the development of thewings in normal and mutant strains of drosophila. Proc Natl Acad Sci USA, 1939, 25（7）: 299-307.

[3] Feinberg A. Interview: Professor Andrew Feinberg speaks to epigenomics. Epigenomics, 2009, 1（1）: 25-27.

[4] Kang G H. Shim Y H, Jung H Y, et al. CpG island methylation in premalignant stages of gastric carcinoma. Cancer Res, 2001, 61（7）: 2847-2851.

[5] Sun Y, Deng D, You W C, et al. Methylation of P16 CpG islands associated with malignant transformation of gastric dysplasia in a population based study. Clin Cancer Res, 2004, 10（15）: 5087-5093.

[6] Machado J C, Oliveira C, Carvalho R, et al. E-cadherin gene（E-cadherin）promoter methylation as the second hit in sporadic diffuse gastric carcinoma. Oncogene, 2001, 20（12）: 1525-1528.

[7] Oshimo Y, Oue N, Mitani Y, et al. Frequent loss of RUNX3 expression by promoter hypermethylation in gastric carcinoma. Pathobiology, 2004, 71（3）: 137-143.

[8] Lu J, Getz G, Miska E A, et al. MicroRNA expression profiles classify human cancers. Nature, 2005, 435（7043）: 834-838.

[9] Cao Z, Yoon J H, Nam S W, et al. PDCD4 expression inversely correlated with miR-21 levels in gastric cancers. J Cancer Res Clin Oncol, 2012, 138（4）: 611-619.

[10] Takagi T，Iio A，Nakagawa Y，et al. Decreased expression of microRNA-143 and-145 in human gastric cancers. Oncology，2009，77（1）：12-21.

[11] Tsujiura M，Ichikawa D，Komatsu S，et al. Circulating microRNAs in plasma of patients with gastric cancers. Br J Cancer，2010，102（7）：1174-1179.

[12] Jiajun W，Jingxu S，Jun W，et al. Long noncoding RNAs in gastric cancer：functions and clinical applications. OncoTargets and Therapy，2016，9：681–697.

[13] Min X，Feng-qi N，Ming S，et al. Decreased long noncoding RNA SPRY4-IT1 contributing to gastric cancer cell metastasis partly via affecting epithelial–mesenchymal transition. J Transl Med，2015，13：250-260.

[14] Fujii S，Ito K，Ito Y，et al. Enhancer of Zeste Homologue 2（EZH2）down-regulates RUNX3 by increasing histone H3 methylation. J Biol Chem，2008，283：17324-17332.

[15] Mitani Y，Oue N，Hamai Y，et al. Histone H3 acetylation is associated with reduced p21（WAF1/CIP1）expression by gastric carcinoma. J Pathol，2005，205（1）：65-73.

[16] Siavoshian S，Segain J P，Kornprobst M，et al. Butyrate and trichostatin a effects on the proliferation /differentiation of human intestinal epithelial cells：induction of cyclin D3 and p21 expression. Gut，2000，46（4）：507-514.

[17] Satoh A，Toyota M，Itoh F，et al. DNA methylation and histone deacetylation associated with silencing DAP kinase gene expression in colorectal and gastric cancers. Br J Cancer，2002，86（11）：1817-1823.

[18] Takimoto R，Kato J，Terui T，et al. Augmentation of antitumor effects of p53 gene therapy by combination with HDAC inhibitor. Cancer Biol Ther，2005，4（4）：421-428.

[19] 戴观荣，景洪标，邓鉴文，等. FHIT 基因在胃癌中的异常甲基化及其表达. 第二军医大学学报，2005，26（11）：1304-1306.

第十章

表观遗传与肠癌

结直肠癌是常见的恶性肿瘤之一，1992 年以来，其发病率每年增加 1.2%，全世界每年大约有 120 万新发病例，同时至少 60 万患者死亡。在我国，随着人们生活水平的提高和饮食结构的改变，结直肠癌的发病率也逐年升高。据报道，根据 2008 年我国卫生部流行病学统计资料，中国每年新发病例已超过 17 万，发病率为 31.39/10 万，我国结直肠癌的发展趋势不容忽视。

既往的研究已经发现结直肠癌有着极为复杂的发生发展机制，它的发生和发展过程是一系列遗传学和表观遗传学累积改变的结果。其中，遗传学主要从 DNA 分子水平研究基因的结构、突变、表达和调控，主要包括抑癌基因（APC、SMAD2，4、TP53 等）或致癌基因（K-ras 等）的突变导致基因的功能缺失、表达失调等。而表观遗传学上的改变在结直肠癌发生的早期或称萌芽时期有着不可忽略的作用。表观遗传学改变主要包括 DNA 甲基化、组蛋白修饰、染色质重塑及非编码 RNAs（如 microRNAs 和 lncRNAs）的调控等。这些表观遗传标记的出错会导致多种细胞信号通路不适当的激活或抑制，从而导致结直肠癌的发生。现在甚至有观点认为，结直肠癌作为一种多基因复杂性疾病，遗传因素在其是否发病方面并不起决定作用，而环境和营养等外界因素的作用下对有关遗传信息的表达进行表观调控在结直肠癌的发生发展中可能起着更为重要的作用。

由此可见，表观遗传学机制为结直肠癌的诊断和治疗开辟了新的途径，从分子水平上了解这些表观遗传学的改变，可以为结直肠癌的预防、早期诊断、预后及治疗提供帮助，最终降低结直肠癌的死亡率。

第一节　DNA 甲基化与结直肠癌

DNA 甲基化是目前研究最多、最清楚的一种原核和真核生物普遍存在的表观遗传学调控机制，它是指由 DNA 甲基转移酶（DNMT）催化，把 S- 腺苷甲硫氨酸（SAM）的甲基转移到胞嘧啶 5 位碳原子上，生成 5- 甲基胞嘧啶（5-mC）引起基因表达异常的过程。DNA 甲基化可以从碱基突变、抑制转录水平基因表达及染色体的不稳定性等方面影响基因表达，而转录水平抑制基因表达的作用目前研究得较多。

正常的 DNA 甲基化对于维持机体的功能是必需的，如基因印记、X 染色体失活、细胞分化和胚胎发育等，而异常的 DNA 甲基化则会引发疾病甚至肿瘤的发生。DNA 甲基化的异常主要包括甲基化水平降低（包括整个基因组的广泛低甲基化、癌基因的低甲基化）和某些特定区域发生的高甲基化（即区域性高甲基化）。在结直肠癌中，这两种表观遗传学变化在基因不稳定性产生过程中起着重要作用。目前对于基因组广泛的低甲基化和局部区域的高甲基化是同一作用机制的不同结果，还是不同的作用机制尚无法达成共识，有研究显示在结直肠癌的发生过程中，二者是两种独立的作用机制。

一、整体基因组低甲基化

有研究表明肿瘤细胞中 DNA 甲基化水平只为相应正常细胞的 1/4 ～ 1/3，从而导致基因组的高度不稳定性。通过对肿瘤中 5-mC 的检测，发现整个基因组的甲基化水平明显降低，其中涉及卫星 DNA、重复序列和内含子中的 CpG 位点，这些位点的低甲基化可能同细胞增殖及细胞周期调控相关。研究发现，在结直肠癌中基因组整体低甲基化是发现最早的表遗传学机制之一，它逐步发生，随着年龄的增长往往发生于结直肠癌发生的早期。起初，在结直肠癌中低甲基化被假设为与广泛的癌基因的激活如 P-cadherin（CDH3）有关，但是最近认为，其实更重要的作用是常常导致染色体不稳定性（chromosomal instability，CIN），并和微卫星不稳定性（microsatellite instability，MSI）有关，在中心体周围的甲基化丢失可以使得染色体更易重组和复制，所以在微卫星稳定性（MSS）和 CIN 结直肠癌中更为常见。Matsuzaki 等的研究显示整体基因组低甲基化可引起 CIN，该研究还发现 MSS 结肠癌中杂合性丢失（loss of heterozygosity，LOH）出现频率较 MSI 结肠癌高，且 LOH 阳性结肠癌甲基化程度明显低于 LOH 阴性结肠癌，同时低甲基化程度高的组织有更多的位点出现 LOH。DNA 低甲基化与染色体不稳定实验证据来自于 DNMTAPCMIN/+ 鼠模型中小腺瘤伴随着 APC 的杂合性缺失，由此可以看出，低甲基化发生在结直肠癌变的早期。

二、特定基因低甲基化

在结直肠癌中，一方面全基因组的低甲基化可以增加基因组的不稳定性；另一方面更为重要的是，特定的癌基因如 c-myc、cyclinD1、K-ras 及 S100 钙调蛋白 A4 等在结直肠癌中也可以出现低甲基化，从而引起其表达水平的提高。Sharrard 等发现在结肠增生性息肉、结肠腺瘤、结肠癌及其转移灶中均存在着 c-myc 基因第三外显子 CCGG 位点的低甲基化，其发生比例依次升高分别为 24.8%、50.5%、66.1% 和 83.1%，而仅有 9.2 % 的正常结肠黏膜存在这种低甲基化现象。同时，c-myc 基因第三外显子 CCGG 位点的低甲基化和其 mRNA 的表达具有显著相关性。因此，可以认为 c-myc 原癌基因可能通过其第三外显子 CCGG 位点的去甲基化被激活而作用于结直肠癌的发生发展过程。国内崔静等研究发现在结直肠癌发生发展过程中，cyclinD1 甲基化率呈逐渐下降趋势，其在癌旁、腺瘤、癌组织中的甲基化率与切缘上皮相比均有显著性差异。在各病变阶段 cyclinD1 甲基化程度与其蛋白表达呈明显负相关。癌组织中 cyclinD1 甲基化率还与肿瘤的分化程度、浸润深度及淋巴结转移密切相关。因此，认为 cyclinD1 甲基化程度降低致 cyclinD1 过表达在结直肠癌的发生发展中可能起重要作用，其在结直肠癌的早期诊断和恶性程度及预后判断上可能是一个有用的分子指标。

三、区域性高甲基化与结直肠癌

相对于结直肠癌中低甲基化的研究，区域性基因的高甲基化的研究目前更加多见和深入。既往的研究中发现，在结直肠癌中有多个抑癌基因受到了高甲基化的表遗传学调控后表达水平发生了明显的改变，这种新型的分子机制在结直肠癌的形成过程中发挥了重要作用，对于结直肠癌的早期诊断和治疗具有十分重要的临床意义。

目前已经鉴定出的在结直肠癌组织中包括 p16、hMLH1、APC、MGMT、RASSF1A 等基因均发现异常甲基化现象，导致基因表达下降，从而抑制其在信号转导、细胞周期调节、DNA 修复、血管形成等方面发挥重要作用，促进肿瘤的发生、发展及转移。

（一）细胞周期调控相关基因

1. p16 基因

p16 基因是 INK4（inhibitor of CDK4）家族成员，位于染色体 9q21。p16 具有锚蛋白重复序列，其主要作用在于能够抑制 CDK4/CDK6 介导的 Rb 基因蛋白产物的磷酸化，在启动子上阻断 mRNA 的转录。此外，p16 可以与 CyclinD 竞争结合 CDK4 从而抑制 Rb 的磷酸化，阻止细胞从 G1 期进入 S 期，在多种肿瘤中发挥抑癌基因的作用。国外有研究发现大约 30% 的结肠癌患者有 p16 基因启动子的甲基化，而且 p16 基因启动子过度甲基化的结直肠癌患者具有一些特殊的临床病理特征，如多为右半结肠、女性和低分化癌。此外，在结肠隐窝病变、结肠腺瘤及进展期的腺癌中均可以观测到 p16 基因异常甲基化，表明 p16 基因启动子 CpG 岛甲基化可能发生在早期的癌前病变中。国内也有学者发现 p16 基因甲基化改变发生在结直肠癌形成的早期阶段，检测粪便 DNA 中 p16 基因的甲基化状态有望成为结直肠癌早期无创诊断及结直肠癌高风险人群筛查诊断的新途径。Maeda 等研究发现 p16 的甲基化水平与肿瘤的分化程度和 Dukes 分期显著相关，这又说明 p16 的甲基化还参与了结直肠癌的进展。此外，Liang 等研究发现 p16 基因甲基化的结直肠癌患者预后差、生存期短，说明其尚具有预后的判断意义。

2.p14 基因

p14 基因也是细胞周期调控基因之一，其作用机制是与癌蛋白 MDM2 结合，加速 MDM2 降解并促进 MDM2 与 p53 分离，促其诱导 p53 基因下调功能减弱，恢复和稳定细胞 p53 水平，增强 p53 在 G1/S / 和 G2/M 的限制点效应，最终使细胞阻滞于 G1 和（或）G2 期。这就是所谓的 P14-MDM2-P53 通路学说，p14 的降低可导致 p53 蛋白的异常升高，从而在结直肠癌中发挥作用。研究显示近 1/4 的结直肠癌发生了 p14 基因启动子的过度甲基化，且 p14 启动子甲基化可能为溃疡性结肠炎相关的结直肠癌发生过程中的常见的早期分子事件。Kominami 等的研究表明在结直肠癌中 p14 基因启动子过度甲基化与 MSI 关系密切，p14 基因启动子过度甲基化的结直肠癌更常表现为 MSI-L，提示 p14 基因甲基化可能参与低微卫星不稳定性结直肠癌的发生和发展。

（二）DNA 修复基因

1. 错配修复基因（mismatch repair gene，MMR）

MMR 能修复 DNA 复制过程中的碱基错配、保持 DNA 复制的忠实性、维持基因组稳定及降低自发性突变，从而维持 DNA 的完整性和稳定性。hMLH1 基因与 hMSH2 基因是 MMR 系统最重要的两个基因，其失活会导致 DNA 碱基错配率增加，从而导致肿瘤的发生。MMR 启动子高度甲基化导致 DNA 碱基错配修复蛋白表达低下甚至缺失，导致微卫星不稳定性 MSI 从而参与结直肠癌的发生发展。大多数的遗传性非息肉病性结直肠癌（hereditary nonpolyposis colorectal cancer，HNPCC）和部分散发性结直肠癌（sporadic colorectal cancer，SCRC）（10% ～ 15%）表现为 MSI，但两者发生 MSI 的原因却不相同，前者是由于错配修复基因的突变，而后者则主要是由于 hMLH1 基因启动子的异常高甲基化导致 hMLH1 基因的沉默表达引起。研究显示 MSI（+）的 SCRC 中 hMLH 1 基因启动子过度甲基化的检出率可高达 70%～90%，提示 hMLH1 启动子的过度甲基化与 hMLH1 蛋白的失表达关系密切。Vilkin 等研究发现高度 MSI 的结直肠癌标本中 53.8% 存在 MLH1 启动子甲基化，而微卫星稳定 MSS 的肿瘤组织中仅占 22.6%。Poynter 等也发现 MLH1 基因启动子在高度 MSI 的结直肠癌组织中的甲基化水平明显高于低度 MSI 及 MSS 的结直肠癌组织。

2.O6- 甲基鸟嘌呤 DNA 甲基转移酶（O6-methylguanine DNA methyltransferase，MGMT）

MGMT 是一种高效 DNA 损伤修复基因，在烷化剂所致的 DNA 损伤修复及抑制肿瘤发生中发挥重要作用。MGMT 基因表达缺陷很少是因为基因缺失、突变、重排或是 mRNA 不稳定所致，多数研究表明 MGMT 基因启动子高甲基化可能是主要原因。消化系统是直接接触亚硝基化合物等烷化致癌物的场所，因此，MGMT 基因启动子高甲基化导致的 MGMT 表达缺失，在消化道肿瘤的形成中具有更为重要的意义。Hawkins 等报道结直肠癌中 MGMT 启动子异常甲基化率为 28%，而在相应的正常结肠黏膜中低甲基化，表明 MGMT 基因启动子区甲基化可能是其在结直肠癌中失活的重要原因之一。Kim 等研究发现 13.3% 散发性结直肠癌病例中存在 MGMT 基因异常甲基化，而在遗传性结直肠癌病例中出现异常甲基化的却占 44%，这种差异可能与散发性结直肠癌和遗传性结直肠癌存在不同的癌变机制有关。

（三）APC 基因

APC 基因作为结直肠癌的看门基因，负责大肠上皮细胞的自稳定，是结直肠癌发生的限速因子，家族性腺瘤性息肉病（familial adenomatous polyposis，FAP）便是该基因突变或丢失引起的，同时在无家族史的结直肠癌患者中 35%～60% 也存在该基因的丢失。除了基因的改变外，APC 基因启动子高甲基化导致的失活在人类肿瘤中也很常见。目前认为，与 5q 杂合性丢失相比较，APC 启动子异常高甲基化在结直肠癌 APC 失活机制中可能起着二次打击的作用。Amold 等发现，染色体 5q 上发生 LOH 并且 APC 表达降低的散发性结直肠癌病例，其 APC 启动子发生高甲基化的频率明显高于染色体 5q 上发生 LOH 但 APC 表达正常的病例。Kumar 等在 222 位结直肠癌患者的肿瘤组织中检测了 APC、APC2、p16 基因的启动子区异常甲基化状态，发现 APC 和 APC2 基因出现异常甲基化的标本均达 50% 以上。

（四）RAS 相关区域家族 1A 基因（Ras associationdomain family 1A gene，RASSF1A）

RASSF1A 基因是 RAS 基因超家族的成员，是 Dammann 等在 2000 年从肺癌细胞中克隆出的一种抑癌基因，RASSF1A 蛋白可能通过诱导细胞周期停滞，促进细胞凋亡、衰老、坏死和终末分化来抑制肿瘤发生。RASSF1A 基因表达失活涉及启动子区甲基化、染色体缺失和杂合性丢失。文献中目前关于结肠癌中 RASSF1A 基因作用的研究较少。有一研究显示伴随结直肠癌组织中 RASSF1A 基因启动子区甲基化，同时相应发生了 RASSF1A mRNA、RASSF1A 蛋白表达降低。可见 RASSF1A 基因启动子区甲基化与基因转录和表达功能障碍显著关联，表明 RASSF1A 基因甲基化修饰是结直肠癌发病过程中该基因失活的主要原因，提示我们 RASSF1A 基因启动子区高甲基化在结直肠癌发生发展中发挥了重要作用。Wagner 等发现 45% 的结直肠癌病例发生了 RASSF1A 基因启动子甲基化，而其 3p21.3 等位基因丢失却并没有检测到。这表明 RASSF1A 基因启常甲基化而失活在结直肠癌中是很常见的事件。目前认为 RASSF1A 的失活主要是因为启动子的甲基化而非突变导致。

（五）细胞凋亡相关基因

既往研究发现细胞凋亡是通过不同的通路实现的，其中主要的两条通路是 Fas/TNFR 介导的死亡受体途径及线粒体依赖途径。Apaf-1 是线粒体凋亡途径中一个重要促凋亡因子，是凋亡体的真正核心。Apaf-1 基因很少发生突变，引起该基因功能缺失的机制中 CpG 岛甲基化引起的基因功能沉默是主要原因。国内刘震等发现在 40 例结直肠癌组织中有 26 例出现了 Apaf-1 基因表达的明显下调，而癌旁正常对照组织中却未发现明显改变，提示凋亡基因 Apaf-1 基因与结直肠癌的发生相关。进一步甲基化分析发现 Apaf-1 基因表达明显下调的病例与表达无明显变化的病例二者甲基化差异有统计学意义，说明 Apaf-1 基因启动子甲基化与该基因的表达下调高度一致，启动子甲基化是引起该基因表达下调的重要原因。

（六）上皮钙黏素（E-cadherin）

E-cadherin 基因位于染色体 16q22.1，存在于正常细胞膜表面，在胚胎发育、形态发生、上皮极性和完整性维持等方面起着重要的作用，是重要的抑癌基因之一。它在上皮性恶性肿瘤中最重要的生理功能就是抑制肿瘤细胞脱落后发生转移。大量资料表明，造成 E-cadherin 表达降低的主要原因是其基因启动子 CpG 岛的高甲基化。HT-29 细胞株在去甲基化制剂 5-Aza-CdR 干预作用下分裂象的细胞数目减少，部分核细胞出现核仁消失，细胞生长速度呈现减缓的趋势，提示启动子甲基化改变是结直肠癌中 E-cadherin 基因失活的重要机制之一。Wheeler 等发现 46% 结肠癌上皮钙黏素基因启动子区 CpG 岛发生了甲基化，基因启动子甲基化与上皮钙黏素表达降低显著相关。George 等检测 61 例散发结直肠癌组织的 E-cadherin 甲基化阳性率为 56%。黄美近等研究也发现散发结直肠癌肿瘤组织中 E-cadherin 甲基化阳性率为 33%，Dukes 分期中 C、D 期组织 E-cad 基因甲基化阳性率（72.7%）明显高于 A、B 期（27.3%），伴肝转移的结直肠癌组织甲基化阳性率（81.8%）明显高于无肝转移者（18.2%），表明结直肠癌组织 E-cad 基因甲基化与淋巴结转移、肝转移和 Dukes 分期明显相关，E-cad 基因甲基化可能是结直肠癌侵袭性增强的原因之一。

（七）Runx3 基因

Runx3 基因是一种新发现的定位于 lp 36.1 的抑癌基因，广泛表达于消化道上皮细胞、间叶细胞、血液细胞及神经细胞等。Runx3 蛋白是 TGF-β 信号转导通路中的一个转录因子，直接与 Smad 受体结合，促进 TGF-β1 信号传导，介导细胞正常凋亡，协同 TGF-β1 对上皮细胞生长的负性调控。国外学者研究发现 Runx3 基因在结肠癌中高甲基化，Runx3 蛋白缺失会导致 TGF-β1 信号通路阻断，细胞对 TGF-β1 诱导的生长抑制作用和凋亡反应能力下降，β-catenin 在胞质内积聚，Wnt 信号通路激活，细胞增殖和凋亡失衡，遗传学上不稳定的细胞克隆扩增发生癌变，促进肿瘤发生。国内何绍亚等研究发现结肠癌中 Runx3 基因 CpG 岛甲基化率为 23.5%，与 Ku 等研究结果结肠癌 Runx3 基因 CpG 岛甲基化接近，提示 Runx3 基因 CpG 岛甲基化可能发生于正常结肠黏膜→结肠腺瘤→结肠腺癌这一发展序列早期阶段，是结肠癌发生早期分子事件。

（八）微小核糖核酸（microRNA，miRNA）

随着近年来 miRNA 的研究深入，人们发现一些扮演抑癌基因角色的 miRNA 也存在启动子甲基化状态。在结直肠癌领域里，关于甲基化调节 miRNA 表达的研究越来越多，已经发现了大量与结直肠癌相关的 miRNA 存在甲基化调节机制。Lujambio 等在结直肠癌细胞系 SW 620 中发现 mi-148，34B/C，mi-9-3 存在 CPG 岛的高度甲基化，进一步研究发现 CpG 岛甲基化可导致这些 miRNA 出现表达沉默＃并影响其靶标基因 C-MYC、CDK6、E2F3 等的表达。Bandres 等研究发现，miR-9-1、miR129-2、miR-137 基因在肠癌组织中甲基化比率显著高于癌旁正常组织，在癌组织中分别是 56%（20/36）、91%（31/34）、100%（31/31）；在正常组织中分别为 0、12%（4/34）、23%（7/31）。其中，miR-9 的表达与其基因甲基化程度呈负相关。Balaguer 等采用去甲基化试剂 5-Aza-CdR 处理 HCT116、LOVO 等肠癌细胞株，发现去甲基化可以使 miR-137 表达激活。这些研究都为进一步探讨 miRNA 在结直肠癌发生发展中所扮演的角色提供了理论依据。

（九）甲基子表型（CpG island methylato：phenotype，cIMP）

1999 年 Toytotalzo 在检测了多个肿瘤抑癌基因后提出了甲基子表型的表观遗传学概念。甲基子表型是反映多个抑癌基因同时过甲基化的现象。但是究竟应该有多少基因同时甲基化才称甲基子表型阳性，目前文献中没有特殊定义，一般以同时检测的抑癌基因的 2/3、3/5、2/5 不等，为此有学者建议根据所检测甲基化位点的数目将 cIMP 分为 cIMP- 低 及 cIMP- 高。在结直肠癌中多个基因甲基化现象较为突出，xiao 等检测发现结直肠癌患者中有 93.8%（61 /65）的病例有 5 个以上基因过甲基化，86 %（56 /65）有 6 个以上基因过甲基化。这证明了甲基子表型在结直肠癌中的存在。Jasslz 结合甲基子表型和微卫星不稳定将结直肠癌分为如下 5 种类型。第 1 型：高甲基子表型、高度微卫星不稳定、BRAF 变异，约占 12 %，主要起源于锯齿状息肉。第 2 型：高甲基子表型、低度微卫星不稳定或者微卫星稳定、BRAF 变异，约占 8%，可起源于锯齿状息肉。第 3 型：低甲基子表型、微卫星稳定或者低度微卫星不稳定、KRAS 基因变异，约占 20 %，可起源于腺瘤及锯齿状息肉。第 4 型：甲基子表型阴性、微卫星稳定，约占 57 %，主要起源于腺瘤。第 5 型：甲基子表型阴性、高度微卫星不稳定也即 Lynch 综合征，占 3 %，主要起源于腺瘤。并且上述不同类型结直肠癌在患者性别、分化程度、淋巴结情况等方面均有不同。甲基子表型阳性者其肿瘤多发右半结肠、常有淋巴结转移，分化期较晚等表现。

结直肠癌的多基因甲基化已成为国外结直肠癌研究的热点，但在国内，关于结直肠癌的甲基化研究大多局限在单个基因，极少关于结直肠癌 cIMP 的研究。蔡国响等通过检测与结直肠癌密切相关的 5 个抑癌基因（p14、hMLH I、p16、MGMT 和 MINT I）的甲基化状态，结果发现 cIMP 阳性率为 21.1%。CpG 岛甲基子表型阳性的散发性大肠癌中右半结肠癌、低分化癌、淋巴结转移、DukeC/D 期所占比例均显著高于 CpG 岛甲基子表型阴性者，说明 CpG 岛甲基子表型阳性的散发性大肠癌具有右半结肠癌多发、低分化多见、常有淋巴结转移和分期较晚的特点。此外，文献表明，微卫星不稳定（MSI）的散发性结直肠癌也具有右半结肠癌和低分化癌多见的特点，cIMP 阳性和 MSI 阳性的散发性结直肠癌在临床病理特征上具有某种程度的相似性，提示两者可能存在某种联系。

四、DNA甲基化在结直肠癌诊治中的应用

（一）DNA甲基化在结直肠癌早期诊断中的应用

临床上，结直肠癌一旦确诊往往多属中晚期，由于不能及时治疗和肿瘤广泛的浸润或转移，大多数患者预后较差。因此，早期诊断对结直肠癌的防治具有非常重要的作用。目前，临床上结直肠癌的早期诊断检测手段包括大便潜血（FOBT）、血清肿瘤标志物癌胚抗原（CEA）、钡剂灌肠及肠镜检查等，它们存在各自的缺陷，缺乏敏感性及特异性或者检查过程痛苦而烦琐而不易被患者接受。最重要的是这些检查对早期CRC和癌前病变的发现率仍低，故均不能成为理想的筛查方式。近年来研究发现与DNA遗传学的改变相比，启动子异常甲基化在结直肠癌的发生过程中是一个频发的早期事件，因此，可能在肿瘤早期诊断中具有更大的价值。

近年来随着国内外DNA甲基化检测方法快速的发展，DNA甲基化状态的检测越来越简便、灵敏，为大肠癌DNA甲基化信息的挖掘起到促进的作用。例如，荷兰学者进行全基因组范围的甲基化筛查，发现THBD-M和C9orf50-M两个基因可以作为新的大肠癌生物标志物。大量研究已证实SEPT9基因启动子甲基化与结直肠癌有高度的相关性，是结直肠癌的早期诊断分子标记之一。国外已经有基于Methylight技术的SEPT9甲基化检测试剂盒，如雅培公司的mS9结直肠癌试剂盒。Esteller等报道，RASSF1A的启动子超甲基化是一个在平坦型结直肠癌发病早期的频发分子事件，并且随后一系列RAS基因转导路径的异常与平坦型结直肠癌的形态和侵袭性有关。Nishio等认为，人类RUNX3可作为诊断结直肠癌的一种新的血清标志物。Nakayama等采用MSP法在47例结直肠癌组织中发现p16基因的甲基化，其中，30%血清中也有p16基因的甲基化，提示用MSP法有可能检测到早期结直肠癌。

正常肠道黏膜每天都有大量细胞更新脱落入肠腔，随粪便排出体外。检测粪便中结直肠癌相关基因的甲基化状态有可能成为一条结直肠癌无创诊断的新途径。美国癌症协会、美国胃肠病学院等在其大肠癌筛查指南中明确地将粪便DNA检测作为推荐的筛查方法。这些都为甲基化检测的广泛应用提供了条件。Belshaw等利用MSP检测患者粪便样本DNA中ESR1、MGMT等位点CpG岛甲基化水平，发现定量分析CpG岛甲基化水平可以用于结肠癌的早期诊断。Model等从全基因组范围内的候选标志物中识别出一组在结肠癌中高度甲基化的序列。T MEFF2、NGFR和ZDHHC22等标志物在各种样本中具有高度特异性，可以应用于血液样本或是粪便样本的结肠癌非损伤性检测。近期研究发现，Vimentin基因CpG岛甲基化在结直肠癌发生中扮演重要角色，其在结直肠癌组织

中的检出率达到 53% ～ 84%，而且该基因甲基化可在粪便中被检测到，因此，有望被应用于结直肠癌的早期诊断。Chen 等报道显示，尚未发生转移的早期结肠直癌组织与晚期结直肠癌的 Vimentin 基因甲基化率是相等的，这些都说明 Vimentin 基因甲基化对结直肠癌早期诊断的重要性。张虎等通过 Meta 分析显示：粪便基因异常甲基化对于结直肠肿瘤有较高的敏感度（92%），但特异性处于中等水平（63%）。检测阳性表明患者有结直肠肿瘤的可能性，疑似病例的漏诊率仅为 8%，对疾病的筛查诊断有帮助。因其误诊率为 37%，尚不能作为确诊疾病应用，检测结果为阴性时并不能排除患病的可能性，可能与年老和慢性炎症相关。这些数据表明，粪便基因异常甲基化作为非侵入性检查对结直肠肿瘤的诊断敏感性较高，其检测的准确性远远高于 FOBT，其作用完全有可能在以后结直肠肿瘤的筛查策略中超过 FOBT，有望成为结直肠肿瘤的筛查方式。

（二）DNA 甲基化在结直肠癌治疗中的应用

与遗传学改变不同，表观遗传学改变是可逆的，通过纠正表观遗传改变为肿瘤的治疗提供了新的途径，使其成为潜在的肿瘤治疗靶点。目前应用甲基化原理治疗肿瘤关键靶点集中在 DNA 甲基转移酶上，主要通过抑制甲基化转移酶从而取到逆转基因甲基化的目的以恢复正常表达，从而抑制大肠上皮恶性转变，这已成为治疗结直肠癌一个值得探索的课题。

根据化学结构的不同，甲基化抑制药物可分为核苷类及非核苷类两种。核苷类药物在体内可代谢为三磷酸脱氧核苷，在基因复制时替代 DNA 序列上胞嘧啶碱基与 DNA 甲基转移酶结合，从而阻断甲基化过程。该类药物主要包括 5- 氮杂 -2- 脱氧胞苷酸（5-aza-2'-deoxyoytidine，地西他滨）、阿扎胞苷等。非核苷类包括两类药物：一是在研究中发现其有去甲基化作用但机制尚不清楚，如普鲁卡因、普鲁卡因氨、肼屈嗪、表没食子儿茶素没食子醋酸等。另一类即反义寡核苷酸类药，有代表性的是 MG 98。但目前研究最多的还是集中在 5- 脱氧杂氮胞苷及其衍生物 5- 氮杂 -2- 脱氧胞苷酸，该药于 2006 年经美国 FDA 批准用于多发性骨髓瘤及部分白血病的治疗。然而地西他滨在实体瘤的治疗中尚未取得明显进展。目前尚无专门设计针对结直肠癌的临床实验开展。

Xiong 等发现 DNA 甲基转移酶抑制剂 5- 脱氧杂氮胞苷通过逆转 shp1 基因的高甲基化状态，上调 SHP1 基因表达，参与调节 JAK2/STAT3/STAT5 信号通路的下游靶分子 Bcl-2 和 p16 等，进而抑制结肠癌细胞的生长，诱导结肠癌细胞周期阻滞和细胞凋亡。Deng 等用 5- 脱氧氮胞苷处理结直肠癌的 LoVo 细胞株，发现其可重新激活 RUNX3 的表达而进一步导致肿瘤细胞的凋亡。Hiraki 等研究发现，BNIP3 基因的 CpG 岛甲基化表型可以用于评价联合运用替吉奥胶囊（S-1）和盐酸伊立替康（CPT-11）治疗结直肠癌患者的疗效。

随着筛选肿瘤细胞基因组中表观遗传改变的技术得到不断的完善和发展，利用 5NM 甲基化芯片不仅能找出肿瘤细胞中被异常甲基化的 5NM 区域，还能结合基因表达谱芯片筛选药物处理后肿瘤中表观遗传沉默后经逆转重新表达的基因。Fukutomi 等采用寡核苷酸芯片分析比较了 5- 脱氧杂氮胞苷处理前后的两种结直肠癌细胞系 DLD-1 和 HT-29 的基因表达情况，发现 6 个启动子区含有 CPG 岛的基因在结直肠癌细胞中表达沉默，进一步验证发现，调节细胞内泛素表达的 UCHL1 基因在结直肠癌组织中的甲基化水平较正常黏膜组织明显增高。利用高通量的 5NM 甲基化芯片技术与生物信息学方法进行更加深入的研究可加速特异性的结直肠癌抑癌基因的发现，为寻找结直肠癌组织特异性的分子治疗靶点提供了一个快捷的途径。

当然甲基化治疗药物的使用也有不少限制，如作用靶点分散、治疗的同时可影响正常基因甲基化状态等，因此某种程度上目前限制了其在临床上的应用。

第二节　非编码 RNA 与结直肠癌

人类基因组计划研究显示，在长达 30 亿碱基对组成的人类基因组中，最终得到确认的基因只有 2.1 万个左右，编码蛋白质序列只占全序列的 1.5% 左右，其余均为非编码序列，这些非编码序列曾被认为是进化过程中累积的"垃圾序列"。而 2003 年的 ENCODE（encyclopedia of DNA elements）计划研究发现，全序列中大约 75% 的 DNA 片段可以转录为 RNA，近 74% 的为非编码 RNA（non-coding RNA，ncRNA）。ncRNAs 依据其长度可分为短链非编码 RNA（microRNA、siRNA 和 piRNA 等）和长链非编码 RNA（1ong non-coding RNAs，lncRNAs）。近年来，随着研究的深入，越来越多的研究显示，ncRNA 在表观遗传学调控及转录和转录后调控等方面发挥重要作用，参与调节机体多种生理和病理生理过程。目前在结直肠癌中 ncRNAs 已成为一种新的研究热点，许多 ncRNAs 被发现参与了结直肠癌的发生和发展过程。

一、miRNA 与结直肠癌

微小 RNA（microRNAs，miRNAs）是动植物中一个大小为 21 ～ 25 个核苷酸、非蛋白质编码的小分子 RNA 家族，由 Lee 等于 1993 年在秀丽新小杆线虫（*C·elegans*）中首次发现。目前研究认为 miRNAs 可以通过干扰 mRNAs 的翻译而下调靶基因的表达，从而参与体内许多重要生命活动，如细胞发育、增殖、分化及凋亡等。因此，认为 miRNAs 的表达失调与肿瘤发生密切相关。

第一个报道 miRNA 与肿瘤相关的是 2002 年 Calin 等研究发现 miR-15 和 miR-16 在 CLL 的形成中发挥了抑癌基因的作用。近年来研究认为，miRNA 作为基因调控因子发挥癌基因或抑癌基因的作用也参与了结直肠肿瘤形成。Remco Nagel 等研究发现在结肠癌中 miR-135 家族表达上调，同时发现其可以调控 APC 基因的表达，且结直肠腺瘤及癌中 APC 低表达与 miR-135a、miR-135b 的高表达具有相关性，这种调控不依赖于 APC 的突变状态，由此揭示了 APC 失活后激活 Wnt 通路的一个新的机制，提示 miR-135 家族可能参与结直肠癌发生的早期事件。A L Sarver 等研究发现相对于正常结肠组织，在结肠癌中有 39 个 miRNAs 的异常表达，其中包括 miR-135b、miR-96、miR-182、miR-183、miR-1 和 miR-133a。近年来我们课题组采用了芯片技术对腺瘤、结直肠癌来与癌旁正常组织进行对比研究，结果发现有 65 个 miRNAs 在癌与癌旁正常组织中差异表达，其中 35 个 miRNAs 在结直肠癌中上调、30 个下调、25 个 miRNAs 在癌与腺瘤中差异表达，而有 55 个 miRNAs 在腺瘤与正常组织中差异表达。以上结果表明了这些异常表达的 miRNAs 参与了结直肠黏膜细胞从正常形态开始转化的早期过程，导致了结直肠腺瘤的形成及进一步的恶变过程，通过对这些异常 miRNAs 的检测有望发现早期结直肠癌，从而进行早期干预达到提高生存率目的。

（一）结直肠癌相关 miRNAs

1. miR-143 和 miR-145

miR-143、miR-145 是第一个被发现与结直肠癌发病有关的 miRNA，也是研究的较多的结直肠癌相关 miRNA 之一。2003 年 Michael 等在大肠癌组织检测到 miR-143、miR-145 表达水平较周围正常组织明显降低。同时还发现许多基因如 raf、RICS、G 蛋白 γ7 和 HGK 等可能是它们的潜在靶基因。目前已经发现它们在包括大肠癌在内的多种肿瘤细胞内表达降低，具体机制可能是与它们基因缺失和表观遗传学改变有关。Akao 等在结肠癌组织及细胞系 DLD-1、SW480、COLO-201 中均检测到 miR-143、miR-145 表达水平下降。进一步研究发现在增殖期的细胞中 miR-143 表达下降，而在凋亡的细胞中表达升高。将 miR-143、miR-145 的前体分别转染至细胞系 DLD-1、SW480 中，可检测 miR-143、miR-145 表达水平升高，还可观察到剂量依赖性细胞生长抑制作用，提示 miR-143、miR-145

有抑制癌细胞生长增殖作用。进一步在转染 miR-143 前体的 DLD-1 细胞系后发现 ERK5 蛋白的表达明显下降，支持了 ERK5 mRNA 是 miR-143 靶基因的预测。

2. let-7

let-7 是最早发现的 miRNA 之一，let-7 家族包括 14 个成员，分别定位在不同的染色体上，其中转录 let-7a-1 的基因位于染色体 9q22.3，这个基因在结肠癌中经常缺失。Fang 等运用 stem-loop RT-PCR 技术进行检测发现结肠癌组织中 let-7a 表达水平较周围正常组织明显降低，幅度达 90% 左右。Akao 等用定量 RT-PCR 技术在结肠癌组织和细胞系 DLD-1、SW480、COLO-201 均检测到 let-7 表达水平明显降低。将 let-7a-1 前体转染入结肠癌细胞系 DLD-1 和 SW480，可观察到剂量依赖性生长抑制作用。研究还发现 let-7a-1 在转录后水平抑制 RAS 和 c-myc 的表达，推测编码 RAS、c-myc 的 mRNA 可能是 let-7 的靶基因。

3. miR-34a

Tazawa 等发现在 25 例结肠癌组织中有 9 例 miR-34a 表达较周围正常组织明显下降。把 miR-34a 导入大肠癌细胞系 HCT116 和 PKO 中，观察到细胞增殖受到完全抑制，并呈现出衰老样表现型，应用免疫印记和基因表达微阵列技术进一步研究发现，miR-34a 通过对 E2F 信号通路的负性调节及 P53 信号通路的正性调节，发挥抑制肿瘤细胞增殖的作用，miR-34a 表达失调导致细胞增殖失控，与大肠癌的发生密切相关。

4. miR-21

许多研究揭示 miR-21 在多种消化道肿瘤中高表达，并参与肿瘤浸润转移。近来人们认识到 miR-21 过表达与结肠癌分期密切相关，通过比较 miR-21 在结肠癌早期患者与中期患者的表达量，显示中期结肠癌患者的 miR-21 表达量比早期患者高。Schetter 等证实，在 miR-21 高表达的结直肠癌组织中，患者的预后和对治疗的反应均较差，而与年龄、性别和肿瘤位置无关。在结直肠癌细胞系的研究中，Asangani 等通过对结肠癌细胞系 cob206f 的研究发现，miR-21 与 PDCD 4 呈负相关，指出 miR-21 是通过抑制 PDCD 4 的表达而影响肿瘤细胞的浸润转移的。该研究表明 miR-21 可负向调控 PDCD4 表达，并可诱导肿瘤细胞发生侵袭、血管浸润和转移。而在另一结肠癌细胞系 SW480 中，Sayed 等剔除 miR-21 后发现细胞的迁移能力下降，并证实了这一过程是通过下调其靶基因 SPRY2 的表达，使细胞微绒毛活动受限而实现的。

肿瘤组织的 miRNAs 表达具有组织特异性，它表示的含义之一即不同的肿瘤组织来源其 miRNAs 的表达谱往往不同，这也是 miRNAs 在肿瘤研究中的优势之一，通过对于肿瘤组织中 miRNAs 表达谱的研究，我们不仅可以区分良、恶性组织，而且对于一些来源不明的肿瘤组织，通过其 miRNAs 表达谱的研究可能判断其起源部位。有文献报道 miR-592 与结直肠癌发病相关，但是未见在其他肿瘤中的相关报道，一定程度上也体现了其在结直肠组织的特异性表达。我们课题组也发现结直肠癌中也具有一定组织特异性的 miRNA 表达谱，其中包括 miR-96、miR-31、miR-183、miR-592、miR-135b、miR-133b，这说明 miRNA 不仅对于其早期结直肠癌的诊断有帮助，而且对于其组织来源也提供了一定信息，它们的异常表达可能提示来源于结直肠组织的恶变。

有研究发现在乳腺癌中 miR-335 中的表达抑制肿瘤转移，可能表现为抑癌基因，但是 Aaron J. Schetter 等在结直肠癌中却发现 miR-335 高表达，这一点与我们课题组研究结果相同，我们推测同一 miRNA 在两种不同肿瘤中表达不同的原因，可能与其在不同肿瘤中发挥作用不同，在乳腺癌中发挥抑制转移作用可能系继发改变。这正如 Bernhard 等在文章中所提到，同样的 miRNAs 在不同的细胞类型组织中可能具有不同的功能，这实际上体现了 miRNAs 的组织特异性的另一方面。根据 miRNAs 的组织特异性，它们具体在不同的组织中发挥的作用尚不能一概而论。

（二）miRNAs 在结直肠癌中的临床应用

1. 早期诊断

现有研究显示，由于 miRNA 的生物学特性稳定，它广泛存在于体液，尤其是血液和粪便中。在人体血清当中，肿瘤源性 miRNA 不受内源性核糖核酸酶的影响，并以相当稳定的形式存在。这些特性为 miRNA 成为结直肠癌早期筛查及诊断的候选指标提供了可能。结直肠癌患者和正常人血浆中 miRNA 的表达存在显著差异，且利用 RT-PCR 技术或者基因芯片技术即可完成对外周血中肿瘤来源 miRNA 表达量的测定。Chen 等发现有 69 种健康志愿者血清里所没有的 miRNA 特征性地出现于大肠癌患者血清样本中。Monzo 等研究发现，与对应的正常组织相比，Ⅰ期和Ⅱ期结肠癌分别有 28 种和 64 种的 miRNA 表达有差异。如果能基于血液建立起与健康人年龄匹配的 miRNA 表达谱，不同时期的结肠癌或许能得到准确的判断。根据 miRNA 表达量与病情严重程度的相关模型，血液 miRNA 的表达量或许可以预测结肠癌的时期。此外，根据血液检测的独特 miRNA 表达谱可对具有高风险的肠息肉患者进行定期监测，这将减少息肉切除术后患者结肠镜多次检查的痛苦。最近的一项研究显示，在 miR-21、miR-92 和 miR-141 三种候选基因中，miR-141 在结直肠癌Ⅳ期病人血浆中的水平显著升高。此外，miR-141 和 CEA 联合能提高检测结直肠癌远处转移的准确性。因此，miR-141 可作为 CEA 的补充血浆标志物，以提高Ⅳ期结直肠癌诊断的灵敏度。Ng 等发现在结直肠癌患者血清中 miR-92a 表达水平显著升高，提示检测外周血 miR-92a 水平可以作为一种筛查结直肠癌的无创性方法。Huang 等也证实 miR-92a 在结直肠癌病人血浆中表达水平显著上调。因此，miR-92 可作为检测结直肠癌的最佳血浆标志物。在一项实验中，对 157 例结直肠腺瘤（高级别）或结直肠癌病人和 59 名健康对照者的血浆 miRNA 含量进行统计分析，发现 miR-29a 水平显著升高，其 ROC 曲线下面积为 0.844。对结直肠癌病人联合检测 miR-29a 和 miR-92a 可将 ROC 曲线下面积提高至 0.883，灵敏度 83.0%，特异度 84.7%。由此可见，miR-29a 对结直肠癌的诊断价值很大。

由于结直肠肿瘤的脱落物直接进入粪便，因此，粪便检测已成为筛查结直肠癌的重要手段。但目前临床上常用的粪便隐血试验对结直肠癌的特异度和灵敏度较低。随着人们对 miRNA 研究的深入，粪便 miRNA 检测为提高结直肠癌早期诊断的灵敏度和特异度提供了突破口。Link 等检测发现，大肠癌及大肠腺瘤患者大便样本中的 miR-21 和 miR-106 的表达水平与正常志愿者存在差异。Kalimutho 等研究发现 75%（21/28）的结直肠癌病人的粪便标本发现有 miR-34b/c 超甲基化。Koga 等发现 miR-17-92 基因簇在结直肠癌组织和粪便中均表达升高。Wu 等通过测定结直肠癌组织及粪便中 miR-92 发现癌组织和粪便中的 miR-92 表达量均上调。Koga 等发现 miR-135 在结直肠癌组织和结直肠癌病人粪便中均表达升高，且联合检测粪便 miR-135 和 miR-17-92 基因簇时，诊断结直肠癌的灵敏度和特异度分别为 74.1%（95% CI 为 67.4% ～ 80.1%）和 79.0%（95% CI 为 70.6% ～ 85.9%）。由此提出，粪便中特异性 miRNA 可作为早期大肠肿瘤筛查的无创性生物标志物。

但是，由于大肠癌 miRNA 研究刚刚起步，且具有肿瘤特性的 miRNA 在大肠癌中的表达存在交叉性和多样性，因而特异性和敏感性均理想的 miRNA 迄今尚未找到，单独用一个 miRNA 来作为大肠癌敏感的诊断生物标志物仍不合适。多种 miRNA 联合应用检测有望成为一种行之有效的大肠癌辅助诊断指标。

2. 预后判断

在结直肠癌中 miRNA 的表达与它的预后密切相关。通过检测某些与结直肠癌相关的 miRNA 表达水平或者其基因甲基化水平可以判断预后。Bandres 等在结直肠癌细胞株中通过去甲基化干预，发现 miR-9 表达水平与其启动子 CpG 岛甲基化水平呈负相关，进一步在组织标本中研究，发现高甲基化与较高的淋巴结转移率相关。几项不同研究均发现高表达 miR-21 与不良预后相关，表现为其在癌组织中表达高于正常组织，高表达与较高淋巴结阳性率、较高 TNM 分期及远处转移相关。Shibuya 等发现 miR-155 表达水平与无病生存率及总生存率呈负相关，高表达与较高淋巴结转移率相关，提示预后不良。Akcakaya 等比较不同预后两组结直肠癌组织中 miRNA 表达情况，发现高表达 miR-185 及低表达 miR-133b 与预后不良相关，表现为较短的总生存和较高的远处转移率，提示两者可以作为结直肠癌根治术后预后判断的指标，从而更好指导临床实践。此外，Schepeler 等通过实验结合平均 75 个月的随访发现，高表达 miR-320 或 miR-498 的 Ⅱ 期结直肠癌患者无病生存率（disease free survial，DFS）与低表达者具有显著性差异，提示 miR-320 或 miR-498 的表达水平与 Ⅱ 期结直肠癌患者的预后有关。这些实验结果都预示着 miRNA 可能为大肠癌的预后判断提供一种崭新而有效的鉴别依据。

3. 靶向治疗

在传统手术治疗的基础上，辅以新辅助放化疗、靶向治疗等新型方案，结直肠癌的生存期已有了一定程度的延长。miRNA 作为众多下游基因表达的"调控者"，极具希望成为新型抗癌药物研发的一个重要突破口。目前将 miRNA 用于结直肠癌的基因治疗从策略上可以分为两类：①抑制具有促进肿瘤生长作用的 miRNA 的表达，即 miRNA 沉默；②恢复具有抑制肿瘤生长作用的 miRNA 的表达，即 miRNA 表达上调，以抑制肿瘤生长，阻止肿瘤的血管发生、周围浸润及远处转移，从而达到治疗结直肠癌的目的。目前，用于 miRNA 沉默的主要是 miRNA 反义寡核苷酸（antimicroRNA oligonucleotides，AMO），它具有与 miRNA 互补的序列，能够与靶基因 miRNA 紧密结合，使其不能发挥作用，从而抑制由 microRNA 控制的下游通路。另一种为对 AMO 进行化学修饰后的核酸类似物，如锁定核酸（locked nucleicacid，LNA），其核糖上的 2′-O 和 4′-C 被亚甲基连接和"锁定"，从而使之具有不同程度的疏水作用，增强其对酶的稳定性，使其不易被酶解和水解，从而抑制下游合成产物。Asangani 等利用反义寡核苷酸技术沉默 miRNA-21 后，发现结直肠癌细胞的血管内及远处转移率均降低。随后 Valeri 等发现，miRNA-21 沉默可以使结直肠癌细胞对 5-FU 化疗的敏感度增高。Wang 等发现，抑制结直肠癌 HCT-116 细胞系中 miNA-31 的表达后，其对 5-FU 的敏感性同样增高，其侵袭力和转移力均受到一定程度的抑制。除了促癌 miRNA 的过表达外，抑癌 miRNA 的丢失也是结直肠癌发生和发展的一个重要机制。通过向结直肠癌细胞引入人工合成的具有肿瘤抑制作用的 miRNA，如 miRNA 类似物、miRNA 前体及其类似物，结直肠癌细胞可将这些原料加工成为成熟的 miRNA，以实现 miRNA 表达的上调。Ng 等向结直肠癌细胞引入 miRNA-143 前体后，发现 miRNA-143 的表达明显上调，肿瘤细胞的增殖能力显著下降。另一研究组将 miRNA-145 类似物导入结直肠癌细胞，结果发现肿瘤细胞的增殖及集落能力均明显下降。目前，虽然关于 miRNA 治疗结直肠癌的基础研究已有不少成绩，但是一个 miRNA 通常调控多个下游靶基因的表达，特异 miRNA 表达的改变可能引起多个靶基因的表达异常及复杂的生物学效应改变。如何将治疗介质精准地传达到靶组织或细胞，即不产生广泛且不良的"蝴蝶效应"，是 miRNA 用于肿瘤基因治疗的瓶颈所在。

二、lncRNA 与结直肠癌

lncRNA 是一类转录本长度超过 200 nt 的 ncRNA，2002 年 Okazaki 等对小鼠全长互补 DNA（cDNA）文库的大规模测序过程中首次发现了这类新的转录物。迄今为止，人类基因组数据库和转录组测序实验结果已经向我们表明，人类基因的一半是 lncRNA。在类型上，lncRNA 可分为正义 lncRNA（sense lncRNA）、反义 lncRNA（antisense lncRNA）、双向 lncRNA（bidirectional lncRNA）、基因内 lncRNA（intronic lncRNA）及基因间 lncRNA（intergenic lncRNA）5 种类型。目前研究展示 lncRNA 主要有以下几种生物机制：① lncRNA 可以通过与蛋白编码基因的转录本形成互补双链，进一步在 Dicer 酶作用下产生内源性的 siRNA，调控基因的表达水平。② lncRNA 可以通过使小分子调控 RNA 钝化来调节 miRNA 目标基因的表达。③ lncRNA 可以通过结合到特定蛋白质上来调节该蛋白质的活性及改变该蛋白质的细胞质定位。此外，在特定的蛋白编码基因启动子区，lncRNA 又可以通过添加转录因子而活化基因。④ lncRNA 或许可以通过形成 RNA-DNA.Triplexes 而干扰一般转录因子的绑定。⑤ lncRNA 通过与蛋白编码基因的转录本形成互补双链，进而干扰 mRNA 的剪切，从而产生不同的剪切形式。⑥ lncRNA 通过介导染色质重构及组蛋白修饰来影响下游基因的表达。与以往研究较多的 miRNA 和 siRNA 等短链 RNA 不同，lncRNA 的结构和功能直到近些年才开始引起人们的广泛关注。越来越多的证据表明，lncRNA 在许多肿瘤组织或细胞中存在异常表达，lncRNA 可通过表观遗传（包括 DNA 甲基化、组蛋白修饰、染色质重构）作用导致相关基因异常表达，促使肿瘤的发生发展、侵袭与转移等。近年来研究发现，lncRNA 在结直肠腺瘤及癌变发生发展中扮演了重要角色。

（一）结直肠癌相关 lncRNAs

1.h19（母源性印记基因 19，Imprinted maternally expressed Transcript）

h19 基因全长 2322 bp，位于人染色体 11p15.5 区域，共有 4 个内含子和 5 个外显子，与 IGF2 临近。h19 是一种通过 RNA 聚合酶 II 转录和经复制、剪接和多聚腺苷酸化处理后形成的母源性印记基因。它是结直肠癌中第一个被发现的非编码 RNA 基因，参与调控生长发育等。2010 年 Tsang 等的研究表明，在结直肠癌细胞株和原发性结肠癌中，h19

作为 miR-675 的前体可增强 miR-675 表达，后者可抑制视网膜母细胞瘤（RB）抑制基因表达，进而促进结直肠癌细胞增殖及软琼脂克隆形成。2013 年 Matouk 等发现 h19 的表达上调与结直肠癌的血管生成、转移和化疗耐受及不良预后有关。

2.CCAT-1，2（结肠癌相关转录因子 1，2，Colon cancer associated transcript 1，2）

2012 年 Nissan 等通过代表性差别分析法发现了一种长链非编码 RNA 转录因子 CCAT-1，其 RNA 在结直肠癌前病变（结直肠腺瘤性息肉）、结直肠原位癌、结直肠癌侵袭边缘组织、结直肠癌淋巴结转移瘤、结直肠癌肝转移瘤中呈逐级增强表达，而在正常结肠、小肠组织内均无表达，表明 CCAT-1 在结直肠癌的表达具有高度特异性，可作为结直肠癌特异性标志物之一。其 RNA 在结直肠腺瘤性息肉、结直肠原位癌及转移瘤中呈逐级增强表达，而在正常结肠组织内无表达，表明 CCAT-1 在结直肠癌的表达具有高度特异性。可作为结直肠癌病程及预后评估指标之一。CCAT-l 在结直肠癌前病变的早期表达，可作为结直肠癌早期筛检指标，对于癌变早期预警具有重要意义。CCAT-1 在结直肠癌患者外周血中高灵敏表达，可作为结直肠癌无创筛检指标之一。另有研究发现，结直肠多发性腺瘤的发生与染色体组 8q24（128.47 ~ 128.54 Mb）的 SNPs 密切相关，而 CCAT-1 染色体组定位正处于该区域。提示 CCAT-1 与结直肠腺瘤的发生发展密切相关。最近 Ling 等又首次报道另外一个结直肠癌相关的 lncRNA，即 CCAT2，发现该 lncRNA 在肠癌中高表达，作为 WNT 通路的下游靶基因促进肠癌细胞增殖转移。

3. MALAT-1（人肺腺癌转移相关转录因子 1，Metastasis-associated lung adenocarcinoma transcript 1）

MALAT-1 定位于 11q13.1，长度大于 8000 nt，在 CRC 中有 5 个片段，分别具有不同的功能，其中 6918-8441，可以促进细胞增殖和浸润，而 5434-6951 对于细胞正常功能的维持重要，所以 6918-8441 上调导致肿瘤生长而 5434-6951 的突变则导致肿瘤的发生。2011 年 Xu 对 5 个基因片段中的 MALAT-1 进行分析，发现 MALAT-1 的 3' 端在结直肠癌细胞增殖、迁移和入侵的生物过程中扮演了一个关键的角色，并可能参与调控结直肠腺瘤—癌序列。

4.ncRAN

ncRNA 是在神经母细胞瘤中被发现上调的 lncRNA，高表达 ncRAN 的患者预后差。近来 Qi 等研究发现 ncRAN 在 CRC 肿瘤组织中低表达，它可以抑制肿瘤细胞的浸润和侵袭，但是对于细胞增殖无影响，低分化的 CRC 中低表达。由此可见，其具有预后意义，不同肿瘤 ncRNA 表达不同。

5.HOTAIR（HOX 基因反义基因间 RNA，HoX antisense intergenic RNA）

2011 年 Kogo 等证实了 HOTAIR 在结直肠癌中高表达，并发现 HOTAIR 可下调肿瘤转移抑制基因的表达从而促进肿瘤转移。肿瘤发生时 HOTAIR 的表达量在一定时期内逐渐增多。从而加快肿瘤的发生与发展，并与患者的预后密切相关。他们还发现 HOTAIR 在结直肠癌的 Ⅳ 期会出现肝转移及预后不良，即 HOTAIR 表达量较多的患者易形成肝转移且预后差，组织的分化程度低，肿瘤局部浸润深。因此，HOTAIR 可作为结直肠癌预后指标。

6.CNRDE（结直肠瘤形成差异表达基因，Colorectal Neoplasia Diferentially Expressed）

CNRDE 因其基因位点位于 Chrl6：hCG.1815491 而得名。2011 年 Graham 等发现 CNRDE 在结直肠腺瘤早期就被激活，呈高度表达，具有高度敏感性和特异性，在结直肠腺瘤—癌序列中发挥重要作用。2014 年 Ellis 等发现 CNRDE 的其中一个基因片段中含有一个高度保守的基因序列 gVC-In4，可作为响应胰岛素 /IGF 的信号，在新陈代谢中发挥重要调控作用。因此，推测 CNRDE 可能通过调控肿瘤细胞代谢进而在包括结直肠癌在内的肿瘤的发生发展中发挥重要作用。

7.LOC285194

LOC285194 LOC285194 是由长度大于 2 kbs 的 4 个外显子组成的长链非编码 RNA，也被称为 LSAMP antisense RNA 3，目前被认为是一种受 P53 调节的肿瘤抑制因子。2013 年 Qi 等研究表明，结直肠癌组织及细胞系的 LOC285194 的表达量明显低于邻近正常组织及正常肠黏膜细胞，LOC285194 的表达量与结直肠癌的肿瘤大小、肿瘤分级、肿瘤远处转移率成反比，Kaplan-Meier 生存分析显示 LOC285194 低表达提示结直肠癌患者预后不良。多变量分析表明，LOC285194 可作为结直肠癌相关存活率的独立预后因素。

8.PCAT-I（前列腺癌相关非编码 lu 转录本 1，Prostate cancer-associated ncRNA transcripts I，PCAT-I）

一项通过对前列腺癌组织和细胞的 RNA 测序的研究，发现一种新的 lncRNA、PCAT-1，它作为 PRC2 的靶点可以促进细胞的增殖。2013 年 Ge 等发现 PCAT-1 在结直肠癌肿瘤组织的表达明显高于配对正常组织，并与远处转移具有显著关联。PCAT-1 高表达者总生存期较短。多变量回归分析显示 PCAT-1 是结直肠癌的独立预后因素。

9.HULC（肝癌高表达转录本，Highly up-regulated in livercancer）

Matouk 等发现 HULC 只在原发性肝癌及结直肠癌肝转移的继发性肝癌中呈现特异性高表达，而在原发性结直肠癌或非肝转移的肿瘤中不表达。由于它能在肝癌患者的血液中被检测到，因此，被认为是一种潜在的肝癌或结直肠癌肝转移标志物。

（二）miRNAs 在结直肠癌中的临床应用

1. 早期诊断

事实上，由于 lncRNA 的表达更具有组织特异性，且在体液和组织中更稳定，使得其具有成为标志物的先天优势。一些在 CRC 中异常表达的 lncRNA 可以作为分子标志物来进行 CRC 的早期诊断。Graham 等研究发现 CRNDE 的片段在结直肠肿瘤（腺瘤和腺癌）的早期上调。此外，CRNDE-h 片段的表达水平可以用来区分腺瘤和正常组织，采用定量 PCR 检测血浆中 CRNDE-h 的表达来区分腺瘤和正常组织可达到敏感性 87%，特异性 93%。近来，Yan 等研究发现新的 lncRNA 即 ncRuPAR 在 CRC 肿瘤组织中低表达，区分正常组织和肿瘤组织具有高度的敏感性。与健康对照组比较，CCAT 在结直肠癌组织和外周血中高表达。此外，在不同临床分期组织中，随着分期进展，其表达上调，因而可以监测肿瘤的进展。有趣的是，Kam 等发明了一种 CCAT-PNA 的分子探针，可以用来作为一种原位检测 CRC 的有效工具。此外，lncRNA 的 SNP 也与 CRC 倾向有关，lncRNA PRNCR1 基因（rs13252298 and rs1456315）的两个 SNP 与 CRC 的低风险有关，而具有 rs7007694C 和 rs16901946G 的发生低分化腺癌的风险低。类似的还有 HOTAIR SNP，它也与肿瘤发生的风险有关，rs7958904 CC 基因型的相对于 rs7958904 GG 发生 CRC 风险低。

2. 预后判断

最近的一项研究表明，组织中定量 PCRHOTAIR 的高表达，与 CRC 的分期、高复发转移和低总体生存率（OS）有关。此外，HOTAIR 在血液中的高表达与低 OS 有关。说明了其具有预后意义潜能。另外，MALAT1 在 Ⅱ/Ⅲ期 CRC 中也具有预后意义，CRC 术后患者具有高 MALAT1 者转移风险高，且其表达是 DFS 和 OS 的独立预后因子。PVT1 也具有预后意义，高表达 PVT1 的患者相对于低表达患者，其预后不佳、OS 短，多因素分析结果显示，高表达 PVT1 的患者具有更高死亡率。UCA1 在 CRC 中高表达，且与肿瘤大小和预后相关。PCAT1 高表达是远处转移的预测因子，也是 OS 独立预后因子。91H 在 CRC 中高表达，是独立预后因子。BANCR 与淋巴结的转移和分期有关，LSINCT5 高表达与肿瘤进展表型有关，与 DFS 和 DSS 有关，具有预后因子。

低表达的 lcnRNA 也具有类似作用。LOC285174 的低表达与结直肠肿瘤的进展和低 DFS 有关。在临床进展期的肿瘤中 ncRAN 的低表达，属于独立预后因子。在转移性的结直肠癌中 RP11-462C24.1 的低表达，也系独立预后因子。Gas5 低表达的结直肠肿瘤患者 OS 低于高表达患者，说明其具有临床预后意义。MEG3 的下调与肿瘤的 TNM 分期、浸润和低 OS 均有关。近年来，Hud 等采用 microarray 发现了一组具有 6 个 lncRNA 的指标，可以将 CRC 分为两组，高危和低危组，前者 DFS 偏低。

3. 靶向治疗

根据 lcnRNA 的自身特点，可以从多个方向开展针对 lncRNA 开展的靶向治疗，包括：RNAi 介导的基因沉默、反义寡核苷酸、小分子抑制剂、质粒介导的靶向治疗和低表达 lncRNA 的基因治疗等。

RNAi 介导的基因沉默可以通过多种药剂如 siRNA、shRNA 和 miRNA 来选择性抑制特异 lncRNA。HOTAIRA 在多个肿瘤如消化系统、肺、肝和乳腺中高表达，采用 siRNA 抑制其表达可以抑制肿瘤细胞的侵袭和诱导凋亡，敲除 HOTAIR 后使得肿瘤细胞对肿瘤坏死因子的免疫治疗和化疗敏感。MALAT1 是肺癌和消化系统肿瘤的预后因子，shRNA 介导的沉默 MALAT1 可以抑制癌细胞的浸润。CCAT2 在结直肠癌中高表达，它可以被特异的 miRNA 调控。尽管在细胞株中采用 RNAi 干预特异 lncRNA 的表达式有效的，但是它们需要稳定的载体如脂质体、纳米微粒或者病毒来避免降解和肝脏的摄取导致的利用度的下降，其安全性和有效性尚有待进一步提高。

反义寡核苷酸（ASO）经过修饰后可以避免在细胞核中降解从而诱导 RNaseH 介导的靶点的清除。近年来针对 lncRNA 的 ASO 也被利用来沉默相应的反义 lncRNA。相对于 siRNA，它的优势在于稳定，体内靶向性更强。但是，细胞低摄取率和细胞毒性仍然是其最大的问题。

小分子抑制剂介导的调控 lncRNA，这些小分子可以干扰 lncRNA 与其连接蛋白结合，从而抑制其活性。此外，这些小分子还可以改变 lncRNA 的二级结构，阻止其与特定结合蛋白的结合。这种方法优于 RNAi 的地方在于避免脱靶，且这些小分子易于注射，细胞摄取率大于 ASO、siRNA 和病毒载体，但是前提是必须清楚地了解 RNA- 蛋白的关联机制。

质粒介导的靶向治疗，目前一种新的质粒，BC-819/DTAH19 在 H19 的启动子处带有白喉毒素的亚单位，一旦注入肿瘤组织，可以导致肿瘤缩小，这在结直肠癌、胰腺癌等肿瘤中获得了效果。

基因治疗主要针对于在肿瘤组织中低表达的 lncRNA 而言。比如，PTENP1 在结肠癌中低表达，lncRNA 在结直肠癌中低表达，在这些肿瘤中给予具有抑癌基因功能的 lncRNA 可以获得疗效。

总之，上述针对 lncRNA 的治疗手段在细胞株中可以令人信服的效果，但是在患者身上，选择合适的治疗药物到达靶点仍然是个挑战。尽管在动物模型身上看到了希望，但是，许多 lncRNA 是具有种族特异性的，同样的实验不可能在人身上进行。因此，进一步了解 lcnRNA 的结构和功能机制十分重要，尽管如此，lncRNA 为我们提供了新的治疗选择和希望，相信不久的将来，可以发现越来越多的有效的诊断和治疗靶点应用于临床。

第三节　组蛋白修饰及染色质重塑与结直肠癌

组蛋白修饰是一种更为复杂的表观遗传学调控方式，在转录水平和转录后水平调控基因的表达。修饰靶点多位于核心组蛋白伸出核小体的 N 端尾部氨基酸残基，主要包括乙酰化、甲基化、磷酸化、泛素化等，组蛋白的任何一种修饰都有可能改变组蛋白和各种染色质相关蛋白的亲合性，影响核小体、染色质的高级结构，进而影响基因的转录。目前研究发现组蛋白修饰是由几种不同功能的酶催化而来，包括组蛋白乙酰转移酶（histone aceytltransferase，HAT）、组蛋白乙酰化酶（histone deacety-lase，HDAC）和组蛋白甲基化转移酶（histone methyltransferases，HMT）等。可逆乙酰化是目前发现的组蛋白最为主要的动态修饰，HAT 将乙酰辅酶 A 的乙酰基转移到组蛋白 N 端尾部特定 Lys 残基上，引起染色质结构松弛，使启动子易与转录调控元件接近，从而激活特定基因的转录，而 HDAC 则通过去除组蛋白的乙酰化来抑制转录。HMT 通过介导甲基化修饰对基因的转录调控则随修饰位点的不同而存在差异。

一、组蛋白乙酰化

组蛋白乙酰化是组蛋白修饰中研究最多、最透彻的一种方式。乙酰化修饰大多位于组蛋白 H3 中的第 9、第 14、第 18 和第 23 位赖氨酸，是由 HAT 或 HDAC 共同介导的一个可逆的动态平衡过程。HAT 的作用是将乙酰辅酶 A 的乙酰基转移到核心组蛋白 N-末端特定赖氨酸残基上，消除了氨基酸残基所带的正电荷，使 DNA 构象展开、核小体结构松弛，从而促进转录因子和协同转录因子与 DNA 结合，激活特定基因的转录。而 HDAC 则是去除赖氨酸残基上乙酰基的作用，恢复组蛋白的正电性，增加组蛋白与带负电的 DNA 间的吸引力，从而阻止转录调控元件靠近启动子而达到抑制基因转录的作用。组蛋白的这种乙酰化与去乙酰化的动态失衡将会影响基因转录水平，从而影响细胞的分裂、分化与凋亡，在恶性肿瘤的发生发展中可能起着重要作用。

目前已知 HDACs 包含多种类型，在人体已经发现 18 种 HDACs，根据与酵母 HDACs 的同源性，这些酶可以归为 4 种类型：Ⅰ 型包括 HDACl、HDAC2、HDAC3 和

HDAC8；Ⅱ型包括 HDAC4、HDAC5、HDAC6、HDAC7、HDAC9 和 HDAC10；Ⅲ型 HDACs 是 NAD 依赖的去乙酰化酶 Sir2 家族，是一类高度保守的基因，不能被Ⅰ型、Ⅱ 型 HDACs 抑制剂所抑制，即不能被一般常见的 HDACi 所阻断，它包括 sirt1～sirt7； HDAC11 包含有Ⅰ型和Ⅱ型 HDACs 的催化位点，但又不完全同源，因此被归为Ⅳ型 HDAC。已知腺瘤尤其是绒毛状腺瘤是一种重要的癌前病变，有研究显示 HDAC1 在正 常组织中表达要明显低于腺瘤及癌组织，腺瘤与癌组织中的表达差异不明显。HDAC2 的 表达在正常组织、腺瘤、癌组织中呈现逐渐递增趋势。这种呈递增趋势的表达结果预示 腺瘤的恶变可能与 HDAC2 的表达水平相关，高水平的 HDAC2 表达可能预示着腺瘤的恶 变率升高。已有研究证实高纤维素饮食能降低大肠癌发病率，其机制是纤维素能间接引 起细胞核中高度乙酰化组蛋白的聚集，从而抑制细胞的增殖，因此，良好的饮食习惯也 可以降低腺瘤的发病率，从而降低大肠癌发生的风险。Kim 等研究证实，HDAC1 的过度 表达抑制肿瘤抑制基因 P53 的表达，促进内皮细胞血管生成，促进肿瘤发生。Ropero 等 发现 HDAC2 的突变能够促进结肠癌细胞株 RKO、Co115 的快速增殖，认为这主要与其 突变能促进肿瘤生长基因的表达有关。Hassan Ashktorab 等在腺瘤、中到高分化腺癌、低 分化腺癌与正常组织中研究了 HDAC2 和 H4K12 及 H3K18 的组蛋白乙酰化，结果发现 在癌、腺瘤和正常组织中 HDAC2 的表达为 81.9%、62.1% 和 53.1%，随着分化程度的降低， H4K12、H3K18 的乙酰化降低。Spurling 等发现 HDAC3 的过表达与结直肠细胞的恶性 增殖、对 HDACi 不敏感相关。国内姚志新等检测 30 例人结肠癌（A 组）及其癌旁组织（B 组） 及正常结肠组织中 HDAC3mRNA 和蛋白表达，结果发现 A 组 HDAC3mRNA 表达高于 B 组，A 组 HDAC3 蛋白表达明显高于其他两组。90 例结直肠癌组织中 HDAC3 蛋白表达 阳性率为 78%，HDAC3 表达强度与患者年龄、TNM 分期和淋巴结转移密切相关。由此 认为 HDAC3 高表达可能是结肠癌的特征之一，在结肠癌的侵袭力及淋巴结转移中起一 定的作用，HDAC3 可能成为诊断和判断预后的指标之一。

在结直肠癌中目前研究发现有多个基因受到 HDAC 的作用，其组蛋白去乙酰化后导 致表达发生改变，从而参与了结直肠癌的发生发展过程。如下介绍受组蛋白乙酰化调控 基因。

（一）p21 基因

这是目前为止结直肠癌组蛋白修饰研究的最多、最深入的一种基因。国内陈紫晅等 研究发现正常情况下两种结肠癌细胞系 SW1116 和 Colo-320 中 p21WAF1 表达缺如，而 这两个细胞系经 TSA 或丁酸盐处理后，p21WAF1 转录水平显著上调。可见 p21WAF1 基因表达主要受乙酰化调节，乙酰化使细胞周期停滞于 G1 期。此外，他们进一步发现在结直肠癌组织中 p21 明显下调，同时其组蛋白 H3 的乙酰化程度低。JAMES T. WU 等发现 HT29 细胞采用不同剂量丁酸盐或 TSA 作用不同时间后伴随着乙酰化程度上升，早期干预后 p21 表达就开始增加，说明短暂的乙酰化就足以使得 p21 诱导表达并产生细胞生长抑制，持续的高乙酰化则是诱导分化、凋亡和对促生长因子无反应所必需。已知 cyclinB1 是细胞周期 G2 期的重要调控蛋白，Sonia Y. Archer 等在 HT29 细胞株中发现 HDACi 丁酸盐可以抑制 cyclinB1 的表达，同时出现细胞生长抑制和分化，其中实际上是通过 p21 来直接抑制 cyclinB1 启动子。由此可见，高乙酰化导致 p21 表达增加，不仅使得细胞周期 G1 受阻，同时通过抑制 CyclinB1 的表达，使得 G2 也受阻。Andrew J. Wilson 等研究发现 HDAC4 结肠癌中表达升高，在 HCT116 细胞株中抑制 HDAC4 的表达可以诱导细胞生长抑制和凋亡及移植瘤的生长，同时发现 p21 转录增加，研究发现 HDAC4 的下调可以提高 p21 启动子近端组蛋白 H3 的乙酰化。

（二）ING1

国内李天煌等应用不同浓度的 HDACs 抑制剂 TSA 作用于人结肠癌细胞株 Colo205 后显示经 TSA 干预后组蛋白 H3 乙酰化水平增加，INGlbmRNA 表达亦增加，同时 Colo205 细胞生长明显受抑制。由此得出结论，人结肠癌细胞株 Colo205 组蛋白去乙酰化可能是导致基因 INGlb 表达沉默的主要原因之一。另一研究发现 HT29 人结肠癌细胞株 ING1b 基因核心启动子区域存在 CpG 岛半甲基化，且乙酰化水平低，mRNA 表达水平低。经 Aza 及 TSA 干预后，ING1b 基因核心启动子区域 CpG 岛转为非甲基化，其乙酰化水平增加，ING1b mRNA 表达亦比对照组高。由此认为，HT29 人结肠癌细胞株 ING1b 基因 5 端核心启动子甲基化及乙酰化可能是导致该基因表达沉默的主要原因，Aza 逆转 HT29 人结肠癌细胞株 ING1b 基因异常甲基化，TSA 能较好地提高其组蛋白乙酰化水平，并有效地激活因半甲基化所致 ING1b 基因沉默的再转录，诱导该基因表达，从而抑制肿瘤细胞生长。

（三）claudin-1

claudin-1 紧密连接蛋白 claudin 家族成员，该蛋白家族具有维持机体紧密连接特有的栅栏和屏障功能，异常表达可导致紧密连接破坏，引发过敏性、遗传性、先天性、感染性等疾病及肿瘤的发生。claudin-1 在结肠癌中表达和分布失调，其过表达诱导结肠癌细胞去分化和侵袭性增加。Krishnan 等研究显示，两种 HDAC 抑制剂 sodium butyrate

和 Trichostatin A（TSA）在多种结肠癌细胞系中抑制 claudin-1 表达，表明其在结肠癌细胞中的表达受组蛋白修饰的调控。claudin-1 过表达能消除 TSA- 诱导的结肠癌细胞侵袭抑制，表明其与组蛋白去乙酰化介导结直肠癌发生紧密相关。结肠癌各时期 claudin-1 和 HDAC-2 的 mRNA 水平表达均增高。HDAC-2 特异性干扰小 RNA 能抑制表达，进一步说明 HDAC-2 通过调 claudin-1 的表达促进结肠癌发生。claudin-1 表达与 TSA- 介导的侵袭调控功能有关，提示 HDAC 抑制剂可能被作为抗肿瘤药物，在结直肠癌临床诊疗中起关键作用。

（四）E-cadherin

Y Liu 等在 5 组结肠癌细胞株中研究发现 TSA 干预后导致组蛋白 H3K9 的乙酰化，同时 3 组低、无 E-cadherin 表达的细胞株中诱导 E-cadherin 表达，而无 DNA 甲基化的发生。在所有 5 组细胞株中同时予以 5-aza-2'-deoxycytidine 和 TSA 后导致协同的 E-cadherin 表达增加，同时发现 4 组 E-cadherin 低或无表达的细胞株中出现 E-cadherin 的上调，由此说明组蛋白 H3K9 的去乙酰化在结直肠癌的 E-cadherin 抑制表达中起着关键作用。

（五）其他

细胞周期活化剂 RGC-32 是 CDC2 的作用底物，定位于染色体 13q14.11，在癌症中表达显著改变。Vlaicu 等研究表明，与正常结肠组织相比，RGC-32 在癌前病变中及腺瘤中显著高表达，而且在晚期结肠癌中的表达增高，表明 RGC-32 与结直肠癌的发生具有相关性，RGC-32 的沉默诱导 H2BK5、H2BK15、H3K9、H3K18 和 H4K8 乙酰化增加，SIRT1 表达降低和组蛋白 H3K27me3 降低，表明 RGC-32 与组蛋白的去乙酰化修饰及 H3K27 的甲基化修饰介导结直肠癌的发生。而且，RGC-32 沉默导致细胞进入 S 期、随后进入 G2 /M 期细胞的比率显著提高，表明 RGC-32 可能通过对染色质装配和细胞周期的调控对结肠癌的发生起促进作用。

在结肠癌发生过程中，凋亡途径也起关键作用，在凋亡基因中一部分通过遗传学的改变如 p53、BAX 等在许多结肠癌中发生突变。当然，也有一部分基因是通过表观遗传学修饰如乙酰化等。HRK 位于染色体 12q13，是属于 bcl-2 亚族的凋亡基因，起初分离为 bcl-xl 和 bcl-2 相互影响蛋白，它的表达往往出现在生长因子缺乏时，在人类肿瘤中其作用尚不十分明确。乙酰化可以在基因去甲基化恢复表达的基础上协同作用，增加效应。Toshiro Obata 等在结肠癌细胞株中发现 36% 的结肠癌中 HRK 转录起始位点甲基化，该甲基化与基因的失活有关，而采用 5-aza-deoxycytidine 干预后 HRK 表达恢复，这种作用可以被组蛋白去乙酰化酶抑制剂 HDACiTSA 增强。

HIF1 和 HIF2 可以在细胞生存途径上调许多基因，同时凋亡途径也被诱导。BCL-2/adenovirus E1B-19 kDa-interacting protein 3（BNIP3）在许多肿瘤中可以被 HIF-1 诱导产生。A L Bacon 等研究发现在 6/8 结直肠癌细胞株中缺氧诱导的 BNIP3 表达不高，尽管有完善的 HIF 信号系统，结直肠癌组织与周围组织相比也低表达 BNIP3。进一步研究发现，BNIP3 的启动子甲基化和组蛋白去乙酰化与 BNIP3 的低表达有关，给以 TSA 后，在 4/6 的结直肠癌细胞株中恢复表达。

二、组蛋白甲基化

组蛋白甲基化修饰是重要的组蛋白修饰机制，它被认为是染色质是否具有活性的标志。甲基化修饰的部位主要是组蛋白 H3 和 H4 的赖氨酸和精氨酸两类残基，单个赖氨酸或精氨酸最多可被 3 个甲基修饰。组蛋白甲基化和 DNA 甲基化可联合作用共同参与抑癌基因沉默而诱发肿瘤。目前，常见的组蛋白甲基化修饰有组蛋白 H3 第 4 位赖氨酸的二甲基化或三甲基化（H3K4me2/H3K4me3），H3 第 9 位赖氨酸和第 27 位赖氨酸的三甲基化（H3K9me3、H3K27me3）。H3K4me2/H3K4me3 与基因的转录激活有关，而 H3K9me3 和 H3K27me3 则抑制甚至沉默基因的表达。特别是 H3K27me3 对一些重要抑癌基因的沉默，导致了癌症的发生和发展。在结直肠癌中，已有研究找到了大量的 H3K27me3 修饰位点。

SET 和 MYND domain-containing protein 3（SMYD3）是组蛋白 H3K4 特异的双甲基化和三甲基化转移酶，在肿瘤的行程中起关键作用。研究发现 SMYD3 在大部分结直肠癌、肝癌和乳腺癌中明显上调，SMYD3 可以与靶基因的启动子区域的结合位点 CCCTCC 结合，使得组蛋白 H3K4 二甲基化、三甲基化，使得染色质构象改变，导致 DNA 与介导转录的蛋白结合，Cheng Liu 等在结肠癌细胞株中敲除 SMYD3 后，H3K4m3 甲基化下降，使得 hTERT 表达下降，表明其是 SMYD3 的靶基因之一。并且发现在 hTERT 启动子 H3K4 的低甲基化导致与转录因子 c-MYC 和 Sp1 结合缺陷，维持了组蛋白 H3 的乙酰化。

在大肠癌从腺瘤转变为癌的过程中，18q 染色体的丢失在 60% ～ 70% 的大肠癌中发生，说明此处有大量的抑癌基因，包括 DCC、SMAD4、MBD1、CXXC1、MBD2 等。而抑癌基因功能的完全丧失往往还需要另一条等位基因的失活，但是 DCC、MBD1、CXXC1、MBD2 等突变罕见，所以说明另外一种机制，那就是表观遗传学的改变起了很大作用。这其中启动子 CpG 岛的甲基化起了关键作用，当然常常与组蛋白的调控相结合。

H3K9me3 或 H3K27me3 与基因的转录抑制有关，而组蛋白 H3 的乙酰化和 H3K4me3 与活化有关。Sarah Derks 等在结肠癌细胞株和组织中研究发现，只有 DCC 而非 MBD1、MBD2、CXXX1 和 SMAD4 的表达受到 CpG 岛甲基化的调控，进一步的研究发现 DCC 启动子还受到 H3K9me3 和 H3K27me3 的抑制。

多梳族蛋白（the Polycomb Group）在造血、X 染色体失活和控制细胞增殖方面起作用。它可以和多个蛋白一起形成复合物（Polycomb repressive complex，PRC），如与 HKMT、EED1，EED-3，EED-4，EZH1、EZH2 及 SUZ12 构成 PRC1，与 Eed、HKMT、Ezh2、Suz12 及组蛋白结合蛋白 RbAp46、RbAp48 可以构成 PRC2。体外实验发现 PRC 复合物可以发挥抑制基因转录的作用。PRC2/3 中内源性组蛋白赖氨酸甲基转移酶（HKMT）可以通过 SET、E（Z）、Ezh2 等使得 H3K9 和 K27 甲基化，以及 H1K26 的甲基化，而 PRC1 可以使得 H3K27me3。Antonis Kirmizis 等首先通过 RNAi 在结肠癌中鉴定了 Suz12 蛋白的调控基因，然后发现 Suz12 可以与这些靶基因之一的 MYT1 的启动子结合，并且发现其他 PRC2/3 复合物的成员也可以局部结合于该启动子，更重要的是 Suz12、Ezh2 和 Eed 与 MYT1 启动子的结合与 H3K7 的甲基化有关，其他靶基因也有类似现象。由此可见，这些 PcG 的靶基因均受到 PRC 复合物中组蛋白甲基化酶的活性影响。

当然，各种表观遗传学机制相互之间也有作用，Cameron 和 Bachman 等在结直肠癌细胞株中恢复 MLH1、TIMP3 和 P16INK4A 的表达往往在组蛋白乙酰化之前先需要去甲基化，说明甲基化在抑制基因的表达方面起主导作用，在一系列事件中有先后顺序。组蛋白 H3 和 H4 赖氨酸残基的乙酰化可以使得染色质结构的开放，而组蛋白 H3K9 和 H3K4 的甲基化的不同作用在基因的表达中发挥作用。Yutaka Kondo 等研究发现 H3K9 的甲基化与 3 个基因的 DNA 甲基化呈正相关，而乙酰化和 H3K4 的甲基化与之负相关，在结肠癌细胞中予以组蛋白乙酰化抑制剂 TSA 干预后，使得组蛋白 H3K9 乙酰化中度升高。但是对于靶基因的表达轻度影响，而予以 5Aza-dC 干预后，使得 H3K9 甲基化降低，并使得 3 个靶基因（P16、MLH1、MGMT）表达下降，两者同时使用后作用协同，而 H3K4 的甲基化则与启动子甲基化呈负相关。Rebecca P. Danam 等应用 CHIP 法发现相对于低表达 MGMT 的细胞株，在 HT29 细胞中伴随着 MGMT 的高表达，组蛋白乙酰化程度高。而在表达 MGMT 的细胞株中分别采用 5-Aza-dC、TSA 和两种一起作用后，发现 TSA 使得轻度增加，而 5-Aza-dC 高表达，共同作用后表达最大，说明 DNA 甲基化主导地位，5-Aza-dC 在增加 MGMT 表达同时还使得乙酰化的组蛋白 H3\H4 与启动子的结合。Yukun Zhang 等在 AOM 诱导的结肠癌模型中研究了 Genistein（木黄铜）和大豆分离蛋白对于 WNT 通路的基因 Sfrp2、Sfrp5、Wnt5 的表观遗传学调控，结果发现这些基因启动子区 H3 组蛋白乙酰化下降，细胞核中 HDAC3 上调。同时，抑制了 H3K9m3 水平及 H3S10P 磷酸化，从而抑制结肠癌形成。

目前，对组蛋白修饰异常的研究尚不如对 DNA 甲基化的研究透彻，尤其是在结直肠癌中组蛋白的修饰的很多机制仍需要我们的进一步探索。

三、组蛋白修饰在结直肠癌治疗中的应用

组蛋白去乙酰化酶抑制剂的相关研究已成为抗肿瘤药物研究中非常活跃的一个领域，利用 HDACi 改变组蛋白的乙酰化状态是表观遗传学在结直肠癌治疗方面的另一靶点。根据 HDACi 的化学结构的不同，HDACi 可分为 5 类：①短链脂肪酸类，包括丁酸盐、苯丁酸和异戊酸等；②羟肟酸类，包括 TSA（T richostatin A）、SAHA（suberoy lan ilidehydroxam ic ac id）等；③包含环氧酮基的环四肽结构类，如 trapox in B、HC-tox in 等；④不含环氧酮基的环四肽结构类，如 FK228 等；⑤酰胺类，包括 MS-275、CI-994、西达本胺等。尽管机制未完全明确，已有的体外研究已证实单药 HDACi 可以通过阻滞细胞周期、促进分化、诱导凋亡、间接抑制血管生成因子及阻断肿瘤的供血等方面来发挥抗肿瘤作用。

Habold 等证实使用 TSA 处理野生型 P53（＋）的 HCT-116 结肠癌细胞，发现通过 P21 促发位点及 Sp1 位点，显著增加 H4 的乙酰化水平，增加 P53 的乙酰化，Sp1 位点取代 HDAC1，提示 TSA 可能通过以上机制抑制结肠癌细胞株增殖。另外，有研究也显示 p53（－）的 HCT-116 基本无 H4 的乙酰化，提示 P53（＋）的结肠癌可能对 TSA 更敏感。研究首次证实了 TSA 的作用呈时间依赖性，TSA 处理早期主要通过促进 P21 的表达来增加 P53 依赖的 H4 的乙酰化水平，晚期则减少乙酰化的作用，以减少 P21 促发的 P53 转录，使得处于静止期的肿瘤细胞进入细胞周期，有利于后续的 TSA 通过 P53 途径诱导细胞的凋亡。Kaler 等证实使用 HDACi 能增 TNF 介导的结肠癌细胞株 HCT116 和 Hke3 的凋亡。Skov 等使用 HDACi 能增敏 NK 细胞对结肠癌细胞株 HT-29 的杀伤作用。Saito 等研究发现 MS-275 能抑制结直肠癌细胞株 COLO320DM、HT-29 的生长，激活抑癌基因 P21 及 Gelso lin 的表达，同样随着 P21 基因产物的增多，能够增敏 MS-275 对肿瘤细胞的杀伤作用，而 Gelsolin 表达的增加并无增敏作用，推断增加 P21 的表达产物、介导细胞的凋亡是 MS-275 抗结直肠癌细胞的主要作用原理。

以上的体外实验确实证明了 HDACi 具有抑制结直肠癌细胞生长的作用，但是研究发现实际上其中绝大部分因为各种缺陷如低生物利用度、低效、心血管安全事件，以及细

胞色素 P450 的药物之间的抑制作用等影响了临床应用。目前关于结直肠癌的研究主要集中于羟肟酸类 HDACi 并多以 HDACi 联合化疗为主，提示 HDACi 联合化疗可能是将来发展的方向。Carducci 等在一项使用 MGC0103 治疗进展期实体瘤的 I 期临床试验中显示 1 例结直肠癌获得了 12 周的 SD。初步显示单药 MGC0103 治疗进展期结直肠癌有一定的治疗效果。在一项使用短链脂肪酸类 HDACi 苯丁酸联合 5-FU 治疗转移性结直肠癌的 I 期临床试验中超过 75% 的患者获得了大于 12 周的 SD，虽未见有 PR，但研究提示我们 HDACi 可与细胞毒药物安全地联用。在一项 SAHA 联合 FOLFOX 治疗进展期结直肠癌的 I 期临床试验中发现在 6 个可评估病例中，无 3 度以上剂量相关性毒性，1 例腹腔广泛转移的患者在使用 SAHA 100 mg 剂量下，获得了 5 个月的 SD；3 例使用 SAHA 200 mg 剂量下，获得了 2 个月的 SD；2 例在服用 SAHA 100 mg 剂量 4 天后即出现 TS（胸腺嘧啶核苷酸合酶）表达水平的下降。该临床试验表明口服 SAHA 100 ～ 200 mg、每天 2 次、用 1 周休 1 周、联合 FOLFOX 方案治疗转移性结直肠癌未增加明显毒副反应，耐受情况较好，对于原方案治疗失败的患者，加用 SAHA 后可逆转肿瘤细胞对化疗药物的耐药性。现有的文献显示 HDACi 单药治疗晚期结直肠癌患者耐受情况较好。在 HDACi 联合化疗的方案中，初步研究显示 HDACi 能安全增敏化疗，但仍需要进一步的大样本、多中心、随机临床试验来证实联合方案的安全性及有效性。

四、总结

总之，表观遗传学的研究使我们对结直肠癌的发生、发展不再拘泥于基因水平的改变。基因后修饰的异常在结直肠癌的发生、发展中可能具有更为普遍和重要的作用。但是目前对表观遗传学改变与结直肠癌关系的了解尚不够深入和全面，我们需要运用系统生物学、网络分析等技术来进一步研究表观遗传学、认识表观遗传学，更深入地了解结直肠癌在分子水平的发生、发展的机制，相信随着对其机制的进一步阐明，表观遗传学将为研究结直肠癌的发病机制提供更开阔的思路，并在结直肠癌的诊断、治疗和预防等多方面发挥极为重要的作用。

（林茂松）

参考文献

[1] Peyrin-Biroulet L，Lepage C，Jooste V，et al. Colorectal cancer in inflammatory bowel diseases：a population-based study（1976—2008）. Inflamm Bowel Dis，2012，21（1）：1-12.

[2] Fearon E R, Vogelstein B. A genetic model for colorectal tumorigenesis. Cell, 1990, 61（5）: 759-767.

[3] Matsuzaki K, Deng G, Tanaka H, et al. The relationship between global methylation level, loss of heterozygosity, and microsatellite instability in sporadic colorectal cancer. Clin Cancer Res, 2005, 11: 8564-8569.

[4] Sharrard R M, Royds J A, Rogers S, et al. Patterns of methylation of the c-myc gene in human colorectal cancer progression. Br J Cancer, 1992, 65（5）: 667-672.

[5] Wiencke J K, Zheng S, Lafuente A, et al. Aberrant methylation of p16INK4a in anatomic and gender-specific subtypes of sporadic colorectalcancer. Cancer Epidemiol Biomarkers Prev, 1999, 8（6）: 501-506.

[6] Potocnik U, Glavac D, Golouh R, et al. Causes of microsatellite in stability in colorectal tumors: implications for hereditary non-polyposiscolorectal cancer screening. Cancer Genet Cytogenet, 2001, 126（2）: 85-96.

[7] Arnold C N, Goel A, Niedzwiecki D, et al. APC promoter hypermethylation contributes to the loss of APC expression in colorectal cancers with allelic loss on 5q. Cancer Biol Ther, 2004, 3（10）: 960-964.

[8] Toyota M, Ho C, Ahuja N, et al. Identification of differentially methylatedsequences in colorectal cancer by methylated CpG island amplification. Cancer Res, 1999, 59（10）: 2307-2312.

[9] Chen W D, Han Z J, Skoletsky J, et al. Detection in fecal DNA of colon cancer specific methylation of the nonexpressed vimentin gene. J Natl Cancer Inst, 2005, 97（15）: 1124-1132.

[10] Chen W C, Lin M S, Ye Y L, et al. MicroRNA expression pattern and its alteration following celecoxib intervention in human colorectal cancer. Experimental and Therapeutic Medicine, 2012, 3: 1039-1048.

[11] Michael M Z, Connor S MO', van Holst Pellekaan N G, et al. Reduced accumulation of specific microRNAs in colorectal neoplasia. Mol Cancer Res, 2003, 1（12）: 882-891.

[12] Asangani I A, Rasheed S A, Nikolova D A, et al. MicroRNA-21（miR-21）posttranscriptionally downregulates tumor suppressor Pdcd4 and stimulates invasion, intravasation and metastasis in colorectal cancer. Oncogene, 2008, 27（15）: 2128-2136.

[13] Ng E K, Tsang W P, Ng S S, et al. MicroRNA-143 targets DNA methyltransferases 3A in colorectal cancer. Br J Cancer, 2009, 101（4）: 699-706.

[14] Maria S, Stefan U, Armin G, et al. Current status of long non-coding RNAs in human cancer with specific focus on colorectal cancer. Int J Mol Sci, 2014, 15: 13993-14013.

[15] Zhou Z, Yu Feng X, Bo T, et al. Long noncoding RNA indigestive tract cancers: function, mechanism, and potential biomarker. The Oncologist, 2015, 20: 898-906.

[16] Habold C, Poehlmann A, Bajbouj K, et al. Trichostat in a causes p53 to switch oxid at ivedam aged colorectal cancer cells from cel lcycle arrest in to apop tosis: apoptosis. J Cell Mol Med, 2008, 12（2）: 607-621.

[17] Carducci M，Siu L L，Sullivan R，et al. Phase I study of isotype selective histone deacetylase（H DAC）inhibitor MGCD0103 given as three-times weekly oral dose in patients（pts）with advanced solid tumors. ASCO Meeting Abstracts，2006，24（18）：3007.

[18] 陈紫晅，房静远，陆娟，等．人结肠癌细胞系中癌相关基因的表达及表型遗传修饰的影响．临床与实验病理学杂志，2003，19（5）：533-537.

第十一章

表观遗传与食管癌

在世界上食管癌是第 8 常见的恶性肿瘤，占癌症相关死因的第 6 位。我国 2015 年报道的中国肿瘤登记中心数据（2009—2011 年）显示，食管癌发病率在我国排在第 4 位，死亡率也排在第 4 位。食管鳞癌（ESCC）和食管腺癌（EAC）是食管癌最主要的病理类型，我国 90% 以上为 ESCC。食管下段的鳞状上皮被柱状上皮覆盖，称 Barrett 食管（BE）被普遍认为是获得性，与反流性食管炎相关，并有发生腺癌的可能。与其他部位肿瘤相比，食管癌发病率具有很明显的地区分布差异，高发地区主要位于亚洲"食管癌高发带"，即从伊朗北部穿过中亚共和国至中国中北部，高发区和低发区食管癌发病率相差近 20 倍。即使在高发区内部，食管癌发病率依然差异显著。如我国大部分地区食管癌发病率均较低，但在河南、山西、河北三省交界的太行山南侧地区发病率高达 100/10 万以上，其他一些地区如广东汕头、江苏淮安、江苏扬中等地区的食管癌发病率也较高。移民流行病学研究也显示，高发区居民迁移至低发区后食管癌发病率呈下降趋势。因此，认为环境因素在其发病过程中扮演了重要角色。尽管诊断和治疗水平在不断进步，但大多数食管癌患者往往进展期才被发现，5 年生存率仍不到 15%。

目前，食道癌的病因还不明朗。流行病学研究提示食管癌的主要危险因素包括人类乳头状瘤病毒（HPV）感染、亚硝胺摄入、烟酒嗜好、腌制品摄入过多、喜食烫食、食物粗糙、高盐饮食等。食管癌的家庭聚集性现象及在相同的暴露环境下只有极少数人患病的事实表明，个体对环境暴露因素的遗传易感性在食管癌发病过程中同样起着重要作用，多种环境因素和个体遗传因素的交互作用是食管癌发生发展的主要原因。食管癌是一个多步骤、多阶段、多基因改变与表基因改变的复杂过程，其分子生物学本质是细胞内遗传调控和表观遗传调控的紊乱。BE 向 EAC 的转换过程常常是研究 EAC 发生发展机制的重要手段。食管癌的发生发展过程中，遗传物质的改变主要有两类：第一类是 DNA 碱基序列的改变，如缺失、易位、扩增等导致的 DNA 一级结构的改变；第二类是表观遗传学改变，这种改变影响基因转录活性的变化，但其不涉及 DNA 序列改变。一般而言，表观遗传修饰主要包括针对 DNA 本身的修饰和对组蛋白的修饰。本章将从 DNA 甲基化、微小 RNA 表达水平的改变、组蛋白修饰及染色质重塑方面阐述表观遗传信息的改变与食管癌的相关性。

第一节　DNA 甲基化与食管癌

DNA 甲基化是哺乳动物 DNA 最常见的复制后调节方式之一。它在基因表达与调控、细胞增殖与分化发育、基因印记等方面起着重要作用，与肿瘤发生和发展关系密切。DNA 甲基化分为甲基化维持和从头甲基化。在 DNA 甲基转移酶（DNMT）的作用下，以 S-腺苷甲硫氨酸（SAM）为甲基供体，可以将甲基基团转移到基因组 DNA 胞嘧啶第 5 位碳原子（C5）上。在哺乳动物中，C5 的甲基化主要发生在 CpG 二核苷酸上。DNMT1 主要起维持甲基化作用，DNMT3a 和 DNMT3b 则以从头甲基化为主。在哺乳动物中 CpG 以两种形式存在：一种是分散于 DNA 序列中；另一种呈现高度聚集状态，人们称之为 CpG 岛。在正常组织里，70% ～ 90% 散在的 CpG 是被甲基修饰的，而 CpG 岛则是非甲基化的。CpG 岛常位于转录调控区附近，与 60% 的人类基因组编码基因相关。基因启动子区的 CpG 岛发生甲基化时基因转录被抑制，导致蛋白表达下降，功能丧失。

大量研究已证实，DNA 甲基化水平紊乱即甲基化重排与多种肿瘤发生发展及预后有关。肿瘤发生时全基因组呈现低甲基化状态，导致染色质特别是重复序列的染色质不稳定性增加；癌基因多为不充分甲基化，导致重新开放或异常表达。癌细胞在整体低甲基化的水平下，一些跨越管家基因和抑癌基因启动子却是过度甲基化，引起基因表达水平下降。此外，组织特异性基因的启动子区域出现从头甲基化等均是肿瘤发生发展中基因表达沉默的重要机制。研究者们认为，肿瘤细胞的表观遗传学改变很可能早于肿瘤细胞的基因突变。

1980 年，Hodgson 等首次提出食管癌与 DNA 甲基化相关。随后的研究也表明，DNA 甲基化紊乱与食管癌之间存在密切联系。一些肿瘤相关基因 RARB、CDKN2A（p16）、MGMT、RASSF1、MLH1、CDH1、APC、ESR1、VIM、TIMP-3、EYA4、SFRP、ADAMTS18、RASSF1 等在 ESCC 及/或 EAC 中常常因过度甲基化而沉默，而绿茶提取物可以明显抑制甲基化酶的活性，解除 RARB、p16、MLH1、MGMT 等的过度甲基化。p16、APC、RUNX3、HPP1 等基因过度甲基化的 BE 人群向 EAC 发展的风险高。TFAP2B、ARHGEF4、RAPGEFL1 三个基因在 ESCC 细胞中至少有一个会出现过度甲基化，而在正常细胞中均无甲基化。抑癌因子 Wnt 抑制因子 1（WIF1）的启动子甲基化而发生的基因失活可能与 ESCC 的发生有关。过表达 WIF1 抑制肿瘤细胞的生长。ESCC 中异常甲基化的基因还有 ALDH1L1、CAPN1、RAPGEFL1、TP53AIP1、KIAA1522、DUOXA2 等。ALDH1L1 参与叶酸代谢，CAPN1 参与细胞增生，DUOXA2 与细胞氧化还原反应有关。抑癌基因 FHIT 和 RARB 的甲基化与 ESCC 相关并被认为是 ESCC 的早期事件。我国太行山一带食管癌高发区人群也发现 p16、MGMT、RARB2 和 MT1G 过度甲基化。由 RARB、p16、CDH1、DAPK 基因甲基化组成的组合可用于 ESCC 的早期诊断，特异性达 100%，灵敏度达 82%。研究者研究了人全基因组甲基化水平与食管癌联合放化疗反应的相关性。128 例患者接受了两个疗程的 5- 氟尿嘧啶和顺铂，同时接受总剂量为 60 Gy 的放疗；另外一组 59 例患者，同样为 5- 氟尿嘧啶 / 顺铂的化疗方案，放疗总剂量为 50.4 Gy。放化疗同步治疗后继续接受 2 疗程的化疗至肿瘤消失或进展。通过比较获得治疗有反应和无反应患者的基因组甲基化水平发现了 18 个 DNA 区域的甲基化异常，其中 16 个区域为过度甲基化、2 个区域为甲基化不足。进一步研究表明 ZNF695 基因过度甲基化与放化疗疗效显著相关，其敏感性 39%，特异性达到 90%，阳性预测值达 89%；同时含年龄、性别、放疗剂量、临床分期及 ZNF695 基因甲基化水平的多变量分析显示，ZNF695 基因甲基化水平可为放化疗预后的独立预测因子。这些信息将有助于进一步推动食管癌个体化治疗及精准治疗。Kaz 等研发发现有 17 个基因的 CpG 甲基化在 EAC 与正常食道上皮细胞之间的差异达 3 倍以上，4 个基因这种差异达 5 倍以上（TUSC3、TWIST1、WT1、TJP2）。但比较 EAC 与 BE 的基因 CpG 甲基化时，只发现 4 个基因相差 2 倍以上，只有 1 个基因相差 3 倍以上（ALPL）。说明从正常上皮细胞 BE 到 EAC，基因 CpG 甲基化差异有一个渐进的过程，在多数情况下基因甲基化不是食道癌特异性的标志。

第二节　非编码 RNA 与食管癌

大量的证据表明，真核生物的转录组和基因组并不像起初认识得那么简单，目前，基因组的非编码区被广泛认知，其中包括 rRNA、tRNA、snRNA、snoRNA 和 microRNA 等多种已知功能的 RNA，还包括未知功能的 RNA。这些 RNA 的共同特点是都能从基因组上转录而来，但是不翻译成蛋白，在 RNA 水平上就能行使各自的生物学功能了。非编码 RNA 调控，是表观遗传修饰中的一种新颖的基因表达调控机制。其中一类被广泛研究的非编码 RNA 是 microRNA；另一类非编码转录本被命名为长链非编码 RNA（lncRNA），它们通常长度超过 200 个核苷酸，没有长阅读框架，但往往具有 mRNA 结构特征。

一、miRNA 与食管癌

microRNAs（miRNAs）是一类内生的非蛋白编码的小RNA，长21～23个核苷酸序列，曾被认为是无意义的微小 RNA 片段。当 miRNAs 和编码蛋白质的 mRNA 通过不完全的碱基配对的方式与 mRNA 的 3'非翻译区（UTRs）结合时，在一个类似于或者可能是等同于 RNA 干扰途径中，在转录后水平上抑制基因翻译。miRNAs 分子有其自身的编码基因，有些位于基因组的非编码区，有些位于蛋白质编码基因的内含子内。目前，已被发现并命名的 miRNAs 超过 9500 个，其在细胞增殖分化和细胞周期的调控等方面发挥着重要的作用。每个 miRNA 可能负性调控近 200 个靶基因的表达。许多癌基因和肿瘤抑制基因同样也受到 miRNAs 分子的调控，miRNAs 可能起到肿瘤抑制基因或是癌基因角色，参与肿瘤的发生发展。miRNA 能够调节食管癌的增殖、凋亡、侵袭、迁移等多种生物学特性。采用 miRNA 的前体序列，类似物、激活剂或抑制剂、拮抗剂转染食管癌细胞可增强或减细胞 miRNA 的表达。部分 miRNAs 高表达后抑制细胞凋亡，促进细胞增殖，增强细胞的侵袭和转移能力；部分 miRNAs 则促进凋亡，抑制增殖，控制细胞的侵袭和转移，不同的 miRNA 分别执行者原癌基因或抑癌基因的功能。

食道癌中高表达的 miRNA 有 miR-15a、miR-21、miR-25、miR-27a、miR-28-3p、miR-31、miR-93、miR-99b、miR-101、miR-106b、miR-125b、miR-126、miR-130a、miR-143、miR-151、miR-181a、miR-192、miR-194、miR-195、miR-196、miR-197、miR-200a、miR-210、miR-215、miR-223、miR-452、miR-513。食道癌中低表达的 miRNA 有 miR23b、miR-27b、miR-30b、miR-31、miR-99a、miR-100、miR-125b、miR-126、miR-133b、miR-143、miR-144、miR-145、miR-150、miR-181b、miR-193b、miR-202、miR-203、miR-205、miR-210、miR-223、miR-375、miR-454、miR-486、miR-494、miR-513、miR-574-3p、miR-617、miR-636b。EAC 患者癌组织中 miR-21、miR-223 和 miR-192 高表达，miR-203 低表达；同时，ESCC 患者中 miR-21 高表达，miR-75 低表达。miR-99a、miR-133a、miR-133b、miR-194、miR-223、miR-193-3p、miR-337-5p、miR-483-5p 在食道癌的临床诊断中可能具有价值，而 miR-21、miR-25、miR-27b、miR-100、miR-126、miR-143、miR-145 在食道癌的临床诊断及预后判断方面中可能具有价值。miR-21 可以增强肿瘤细胞生长及转移。miR-145 是一个抑癌基因 miRNA，但高表达的病人生存期比较短。体外过表达 miR-145，肿瘤细胞的生长与侵袭可能会被抑制（ESCC 细胞）或加强（EAC 细胞）。miR-375 也是一个抑癌基因。miR-21 的目标基因是 PTEN 与 PDCD4，两者都是抑癌基因。miR-192、miR-194、miR-196a、miR-196b 高表达的 BE

人群向 EAC 发展的风险高。部分 miRNA 是通过甲基化调节的。miR-34a、miR-34b/c、miR-129-2 的甲基化在 ESCC 中常见。miRNAs 还可以调控 Kras、TYMS、ABCC 等基因的表达，从而影响肿瘤细胞的耐药性。

二、lncRNA 与食管癌

近年来的研究表明，lncRNA 参与了 X 染色体沉默、基因组印记及染色质修饰、转录激活、转录干扰、核内运输等多种重要的调控过程。哺乳动物基因组序列中 4% ～ 9% 的序列产生的转录本是 lncRNA。根据编码 lncRNA 的基因在基因组中的位置，lncRNA 可分为 3 类：基因间 lncRNA（lincRNA）、天然反义 lncRNA 及内含子 lncRNA。lncRNA 分子内部具有特定而复杂的二级空间结构，能提供与蛋白质结合的多个位点，或与 DNA、RNA 之间通过碱基互补配对原则发生特异性相互作用，形成由 lncRNA 参与的复杂，精确而微妙的基因表达调控网络。lncRNA 具有组织细胞特异性、发育阶段特异性、时空特异性及疾病特异性、广泛参与细胞分化、代谢和增殖等，并与多种肿瘤关系密切。lncRNA 主要通过 4 种方式发挥生物学功能：①支架功能，lncRNA 可作为蛋白质复合物的骨架把两个表观修饰的酶联合在一起；②向导功能，引导型 lncRNA 通过与 DNA 或蛋白质结合，可将特定复合体引导到正确染色体位置上；③诱饵功能，lncRNA 可作为 "分子诱饵" 诱导特定蛋白并与之结合，使其序列下游的反应受到阻碍；④信号功能，当细胞受到特定刺激后，能表现出相应的组织特异性，具有作为疾病生物学标记潜力。

促进食管癌发生发展的 lncRNA 有 HOTAIR、MALATl、POU3F3、POU6F2-AS2、AFAP1-AS1、HNF1A-AS1、TP73-AS1、SPRY4-IT1、ESCCAL1 等。ESCC 中 HOTAIR 表达增高。HOTAIR 高表达影响染色质结构，增强细胞转移。高表达预示差的临床预后。MALATl 通过 miR-101 和 miR-217 实现对 ESCC 细胞的转录后调控。沉默 MALATl 后，可上调 P21 和 P27 的表达和下调 B-MYB 的表达，阻止细胞周期中 G/M 期，抑制 ESCC 细胞增殖。此外，在过表达 miR-101 和 miR-217 或干扰 MALATl 的表达后，ESCC 细胞的迁移和侵袭受到抑制，这可能由于受到了 MALATl 的下游基因的反向调控。敲除 MALATl 后，肿瘤可以缩小肿瘤，延长生存。血液 POU3F3 可以作为 ESCC 的辅助诊断。lncRNA POU6F2-AS2 特异性表达与在 ESCC 中，参与 DNA 损伤应答。EAC 中 AFAP1-AS1 甲基化减少，过表达 AFAP1-AS1 可以抑制 EAC 肿瘤细胞的生物学活性。AFAP1-AS1 与放化疗耐受和预后差相关。EAC 中 HNF1A-AS1 表达增高，与细胞增生与迁移有关。研究发现 4 个 lncRNAs（ENST00000480669、NONHSAT104436、NONHSAT126998 和

NONHSAT112918）可能参与 ESCC 的发生发展，并可能与促进肿瘤转移相关。lncRNA-LET 则可能作为肿瘤抑制因子调节肿瘤的侵袭和转移。

第三节　组蛋白修饰及染色质重塑与食管癌

不同染色质结构常常影响到基因的表达，细胞对外在刺激做出的每一步反应都会涉及染色质结构的改变，这一改变是通过修饰组蛋白实现的。组蛋白在翻译后的修饰中会发生改变，从而提供一种识别的标志，为其他蛋白与 DNA 的结合产生协同或拮抗效应，它是一种动态转录调控成分，称为组蛋白密码。组蛋白密码扩展了 DNA 序列自身包含的遗传信息，构成了重要的表观遗传学标志。常见的组蛋白外在修饰作用包括乙酰化、甲基化、磷酸化、泛素化、糖基化、ADP 核糖基化、羰基化等，它们都是组蛋白密码的基本元素。组蛋白的不同化学修饰之间相互作用，一方面，表现为同种组蛋白不同残基的一种修饰能加速或抑制另一修饰的发生，并且在影响其他组蛋白残基的同时，也受到另外组蛋白残基修饰的调节；另一方面，组蛋白上相同氨基酸残基不同修饰之间也会发生协同或者拮抗。同一组蛋白的不同修饰类型之间发生相互影响称顺式作用，不同组蛋白的修饰之间发生的相互影响称反式作用。目前，组蛋白修饰研究最多的就是乙酰化和甲基化。一般情况下，组蛋白乙酰化能够选择性地使某些染色质特定区域的结构变得松散，开发基因转录，增强基因表达；而组蛋白甲基化则可能增强或抑制基因表达。

食道癌中组蛋白修饰基因常常发生基因突变的有：KMT2C、KMT2D、KDM6A、CREBBP 及 EP300。食道癌乙酰化组蛋白 H4 呈现低表达状态。H4 乙酰化程度高的病人预后良好。H4 乙酰化与病理分级和肿瘤转移能力成反比。研究者发现，H3K27triMe 表达与 ESCC 病理分级和肿瘤转移能力相关，H3K27triMe 低表达者预后良好。H4K79me2 在 ESCC 病人中提示预后不良。GASC1 基因编码一种组蛋白去甲基化酶。3 种 GASC1 相关基因（PPARG、MDM2、NANOG）的高表达提示 ESCC 病人预后不良。甲基化抑制剂阿扎胞苷（Azacitidine）和地西他滨（Decitabine）及组蛋白去乙酰酶抑制剂 MS-275 联合使用可以选择性抑制 ESCC，EAC 食道癌细胞的生长、迁移，增加细胞凋亡，而对非肿瘤细胞没有明显影响。总的来说，组蛋白修饰在食道癌方面的研究还非常有限，远不及甲基化，小 RNA 的相关研究与应用。

（何一然　孟丽娟　朱克卿）

参考文献

[1]   Ahrens T D，Timme S，Hoeppner J，et al. Selective inhibition of esophageal cancer cells by combination of HDAC inhibitors and Azacytidine. Epigenetics 2015，10（5）：431-445.

[2]   Li X，Wu Z，Mei Q，et al. Long non-coding RNA HOTAIR，a driver of malignancy，predicts negative prognosis and exhibits oncogenic activity in oesophageal squamous. British Journal of Cancer，2013，109（8）：2266-2278.

[3]   Gao Y B，Chen Z L，Li J G，et al. Genetic landscape of esophageal squamous cell carcinoma. Nat Genet，2014，46（10）：1097-1102.

[4]   Wu C，Wang C，Guan X，et al. Diagnostic and prognostic implications of a serum miRNA panel in oesophageal squamous cell carcinoma. PLoS One，2014，9：e92292.

[5]   Gu J，Wang Y，Wu X. MicroRNA in the pathogenesis and prognosis of esophageal cancer. Curr Pharm Des，2013，19（7）：1292-1300.

[6]   Toh Y，Egashira A，Yamamoto M. Epigenetic alterations and their clinical implications in esophageal squamous cell carcinoma. Gen Thorac Cardiovasc Surg，2013，61（5）：262-269.

[7]   Baba Y，Watanabe M，Baba H. Review of the alterations in DNA methylation in esophageal squamous cell carcinoma. Surg Today，2013，43：1355-1364.

[8]   Chen J，Kwong D L，Cao T，et al. Esophageal squamous cell carcinoma（ESCC）：advance in genomics and molecular genetics. Dis Esophagus，2015，28（1）：84-89.

[9]   Shah A K，Saunders N A，Barbour A P，et al. Early diagnostic biomarkers for esophageal adenocarcinoma--the current state of play. Cancer Epidemiol Biomarkers Prev，2013，22（7）：1185-1209.

[10]   Takahashi T，Matsuda Y，Yamashita S，et al. Estimation of the fraction of cancer cells in a tumor DNA sample using DNA methylation. PLoS One，2013，8（12）：e82302.

[11]   Ramzan Z，Nassri A B，Huerta S. The use of imaging and biomarkers in diagnosing Barrett's esophagus and predicting the risk of neoplastic progression. Expert Rev Mol Diagn，2014，14：575-591.

[12]   Yang Y，Li D，Jiang G. An integrated analysis of the effects of microRNA and mRNA on esophageal squamous cell carcinoma. Mol Med Rep，2015，12：945-952.

[13]   Sakai N S，Samiaaly E，Barbera M，et al. A review of the current understanding and clinical utility of miRNAs in esophageal cancer. Semin Cancer Biol，2013，23：512-521.

[14]   Saad R，Chen Z，Zhu S，et al. Deciphering the unique microRNA signature in human esophageal adenocarcinoma. PLoS One，2013，8：e64463.

[15]   Li B，Wang B，LJ Niu，et al. Hypermethylation of multiple tumor-related genes associated with DNMT3b up-regulation served as a biomarker for early diagnosis of esophageal squamous cell carcinoma. Epigenetics，2011，6：307-316.

[16]   Tong Y S，Wang X W，Zhou X L，et al. Identification of the long non-coding RNA POU3F3 in plasma as a novel biomarker for diagnosis of esophageal squamous cell carcinoma. Mol Cancer，2015，14：3.

[17] Hao Y，Wu W，Shi F，et al. Prediction of long noncoding RNA functions with co-expression network in esophageal squamous cell carcinoma. BMC Cancer，2015，15（1）：1-10.

[18] Xia T，Chen S，Jiang Z，et al. Long noncoding RNA FER1L4 suppresses cancer cell growth by acting as a competing endogenous RNA and regulating PTEN expression. Sci Rep 2015，5：13445.

[19] Li Q，Shao Y，Zhang X，et al. Plasma long noncoding RNA protected by exosomes as a potential stable biomarker for gastric cancer. Tumour Biol，2015，36：2007-2012.

[20] Sun L L，Wu J Y，Wu Z Y，et al. A three-gene signature and clinical outcome in esophageal squamous cell carcinoma. Int J Cancer，2015，136：E569-577.

[21] Zhang K，Li L，Zhu M，et al. Comparative analysis of histone H3 and H4 post-translational modifications of esophageal squamous cell carcinoma with different invasive capabilities. J Proteomics，2015，112：180-189.

[22] Chan S L，Cui Y，Van H A，et al. The tumor suppressor Wnt inhibitory factor 1 is frequently methylated in nasopharyngeal and esophageal carcinomas. Lab Invest，2007，87：644-650.

[23] Kaz A M，Cui Y，Hasselt A V，et al. Genetic and epigenetic alterations in Barrett's esophagus and esophageal adenocarcinoma. Gastroenterol Clin North Am，2015，44：473-489.

[24] Kaz A M，Wong C J，Luo Y，et al. DNA methylation profiling in Barrett's esophagus and esophageal adenocarcinoma reveals unique methylation signatures and molecular subclasses. Epigenetics，2011，6：1403-1412.

第十二章

表观遗传常用研究技术

同一个生物体的不同组织，其基因型相同，但基因表达模式却可以截然不同；同卵双生的孪生子具有完全相同的基因组，但他们往往在长大成人后在性格、健康方面存在很大差异。这种基因型相同，基因表达却发生了可遗传改变的现象叫作表观遗传（Epigenetic Inheritance）。表观遗传不符合孟德尔遗传定律，是一种全新的遗传机制。表观遗传学（Epigenetics）是研究基因的核苷酸序列不发生改变的情况下，个体的基因表达了可遗传的变化的一门遗传学分支学科。表观遗传不涉及基因序列的改变，遗传性状可以遗传、遗传性状在一定条件下可逆。常见的表观遗传学的机制包 DNA 甲基化异常、组蛋白修饰、非编码 RNAs、染色质重塑等。与肿瘤相关的表观遗传修饰是 DNA 甲基化异常、微小 RNA、组蛋白修饰、染色质重塑等。本章主要介绍甲基化和微小 RNA、组蛋白修饰的常规检测方法。

第一节　DNA 甲基化研究方法

DNA 甲基化是一种重要的表观遗传修饰，是表观遗传学研究的重要内容。DNA 的甲基化可引起基因失活的机制是 DNA 甲基化导致某些区域 DNA 构象变化，从而影响了蛋白质与 DNA 的相互作用，DNA 甲基化达到一定程度时会发生从常规的 B-DNA 向 Z-DNA 的过渡。由于 Z-DNA 结构收缩，螺旋加深，不利于转录的起始，导致基因失活。高等生物基因组 DNA 甲基化具有广泛性，可遗传性、可逆性、组织特异性的特点。

DNA 甲基化是指在甲基转移酶的催化下，甲基被特异地添加到 DNA 分子中的碱基上。在甲基转移酶的催化作用下，甲基化基团被选择性地加到 DNA 分子胞嘧啶的 5 号碳原子上，就形成了 5- 甲基胞嘧啶（5-mC）。在人类表观遗传学研究中，最常见的是 CpG 二核苷酸中胞嘧啶的甲基化修饰。在基因组的某些区域中，通常是基因的启动子区域，5'端非翻译区和第一个外显子区，CpG 序列密度非常高，超过均值 5 倍以上，称之为 CpG 岛。哺乳动物基因组中的 CpG 岛约有 4 万个。在健康人的基因组中，CpG 岛中的 CpG 位点一般处于非甲基化状态，而 CpG 岛外的 CpG 位点通常是被甲基化的。

DNA 甲基化水平和模式的改变是肿瘤发生的一个重要因素。这些变化包括 CpG 岛局部的高甲基化和基因组 DNA 低甲基化状态。许多人类肿瘤的发生发展与 DNA 甲基化的异常有关，而且早在肿瘤临床确诊之前就可检测出特异基因的甲基化异常现象。甲基化可以作为肿瘤等早期诊断的生物标记物和预后评估指标，对肿瘤的筛查和风险评估、早期诊断、分期分型、预后判断及治疗监测都具有重要意义。

DNA 甲基化的检测方法很多。DNA 甲基化检测可分为限制性内切酶法、色谱法、PCR 法、芯片法、测序法等。有些是直接检测甲基化，有些是将 DNA 经过亚硫酸盐处理，进行检测，再与未经处理的样品序列比较从而得出甲基化位点信息。DNA 甲基化检测通常是这些方法的联合使用。

一、扩增法

扩增法的基本原理是首先用亚硫酸盐处理样品 DNA，使 DNA 中未发生甲基化的胞嘧啶脱氨基转变成尿嘧啶，而甲基化的胞嘧啶保持不变，用 PCR 扩增所需片段，则尿嘧啶全部转化成胸腺嘧啶，经过各种检测，与未经处理的比较，判断各位点是否发生甲基化。

（一）甲基化特异性 PCR（MS-PCR）

MS-PCR 是目前基因甲基化检测应用最为广泛的方法之一。设计两对特异性引物，一对结合处理后的甲基化 DNA 链，另一对结合处理后的非甲基化 DNA 链。检测 MS-PCR 扩增产物，如果用针对处理后甲基化 DNA 链的引物能扩增出片段，则说明该被检测的位点存在甲基化；若针对处理后非甲基化 DNA 链的引物能扩增出片段，则说明该检测位点有非甲基化分子的存在。这种方法灵敏度高，可用于石蜡包埋样本，且不受内切酶的限制。但需要预先知道待测片段的 DNA 序列及甲基化位点，并设计出好的引物。若存在亚硫酸氢盐处理不完全的情况，会导致假阳性。在现实中，样品的某一个位点常常是部分甲基化的，两个 PCR 反应都有产物，甲基化程度反映在两个 PCR 产物的相对量。

（二）高分辨率熔解曲线分析（HRM）

DNA 样本经亚硫酸氢盐处理后，甲基化与未甲基化 DNA 会存在序列差异，这种差异可通过熔解曲线分析来发现，因为甲基化 DNA 含有更多的 GC，相对更难熔解。根据熔解温度及峰形的变化，可区分完全甲基化、完全非甲基化或杂合甲基化。

（三）荧光定量法（Methylight）

荧光定量法利用 TaqMan 探针和 PCR 引物来区分甲基化和未甲基化的 DNA。DNA 经亚硫酸氢盐处理后，用荧光定量 PCR 进行扩增。在两对引物之间设计一个可与待检测位点互补的探针，探针的两端用荧光标记。如果探针可与待检位点杂交，则在 PCR 用引物延伸时，TaqDNA 聚合酶 5' 端到 3' 端的外切酶活性会将探针序列上 5' 端的报告荧光切除，基团荧光抑制消失，这样报告荧光发光，测定每个循环报告荧光的强度即可得到该位点的甲基化情况及水平。

（四）甲基化敏感的单核苷酸引物延伸（MSSNuPE）

MSSNuPE 的原理是 DNA 经亚硫酸盐处理后为模板，用特殊设计的引物对目的片段扩增，扩增反应会在待检甲基化位点的前一个核苷酸处终止，扩增后的 DNA 经纯化后分别与特殊标记的 dCTP 或 dTTP 在 DNA 聚合酶作用下共孵育，如果待检位点是甲基化的，dCTP 将会在延伸反应中掺入，反之 dTTP 会掺入。对 dCTP 和 dTTP 的掺入量进行测定后，即可分析出该位点的甲基化状况。

（五）联合亚硫酸氢钠的限制性内切酶分析法（COBRA）

这种方法先用亚硫酸氢盐处理 DNA 样本，然后进行 PCR 扩增。扩增产物经纯化后用限制性内切酶（BstUI）消化。若待测序列中的 C 发生完全甲基化（5mCG5mCG），则 PCR 扩增后保留为 CGCG，BstUI 能够识别并进行酶切；若待测序列中，C 未发生甲基化，则 PCR 后转变为 TGTG BstUI 识别位点丢失，不能进行酶切。该方法只能获得特殊酶切位点的甲基化情况。

二、测序法

首先用亚硫酸盐处理 DNA，再用 PCR 扩增所需片段，则尿嘧啶全部转化成胸腺嘧啶，最后对 PCR 产物进行 Sanger 测序并且与未经处理的序列比较，判断待检测位点是否发生甲基化。

小目标基因的甲基化检测可以用 Sanger 测序法测序，大的目标区域及全基因组甲基化检测需要用高通量测序检测。测序法是基因甲基化常用检测方法之一，特别是高通量测序法在全基因组甲基化方面的应用。全基因组亚硫酸氢盐测序法（WGBS）、简化表观亚硫酸氢盐测序法（RRBS）、甲基化 DNA 免疫共沉淀（MeDIP）等都是比较常用的甲基化高通量测序方法。核酸测序技术在甲基化方面应用的相关内容见第十三章，这里不再叙述。

三、芯片法

小目标基因的甲基化检测可以用扩增法或 Sanger 测序法测序，大的目标区域及全基因组甲基化检测需要用高通量测序或芯片法检测。芯片法是基因甲基化常用检测方法之一，特别是在全基因组甲基化方面的应用。Illumina 公司推出的人 HM-450 Beadchip 全基因组甲基化检测芯片在国外使用比较广泛。芯片技术在甲基化方面应用的相关内容见第十三章，这里不再叙述。

四、直接检测法

（一）限制性内切酶酶切法

提取基因组 DNA，采用对 5- 甲基胞嘧啶敏感的限制性核酸内切酶作用于基因组 DNA。对于不存在甲基化的 DNA 标本，核酸内切酶会在识别序列处切断 DNA 双链；对于存在甲基化的 DNA 标本，则不能切断 DNA，然后以电泳检测酶切结果。不同的核酸内切酶识别序列不一样，根据实验目的来选择不同的核酸内切酶，无法分析非酶切位点上的甲基化。

（二）高效液相色谱（HPLC）

HPLC 法是根据分子的分子量和构象的不同而使其加以分离，并随着系统压强的增加，其分辨率增高。将 DNA 样品先经盐酸或氢氟酸水解成碱基，水解产物通过色谱柱，用紫外光测定吸收峰值，结果与标准品比较。HPLC 法可以精确定量一个样品的某一个位点的 DNA 甲基化水平。但如果待检分子中有数个甲基化位点，精确定位需要稍微复杂的设计。如果待检样品中有更多的甲基化位点，则难以精确定位。

（三）质谱法

质谱法可以检测出一个化学分子的几乎任何修饰。分辨率高，需要与标准品对照。

五、其他方法

全基因组甲基化化学发光定量检测法（LUMA）是将甲基化特异性的限制性内切酶与高通量测序相结合的定量检测全基因组 DNA 甲基化水平的方法。HELP 是将甲基化特异性的限制性内切酶，PCR 扩增，与芯片相结合的基因组 DNA 甲基化检测方法。相对甲基化的广泛的高通量阵列（CHARM）是将新颖的芯片设计与统计处理结合起来的基因组甲基化分析方法。

第二节　非编码 RNA 研究方法

真核生物转录产生了大量的非编码 RNA（ncRNA），这些非编码 RNA 能从基因组上转录而来，但是不翻译成蛋白，在 RNA 水平上行使各自的生物学功能。非编码 RNA 包括 rRNA、tRNA、snRNA、snoRNA 和 microRNA 等多种已知功能的 RNA，还包括很多未知功能的 RNA。非编码 RNA 既可作为癌基因，也可作为抑癌基因，对肿瘤的发生发展产生重大的影响，有希望成为肿瘤诊断的标志物和肿瘤治疗的新靶点。

目前在功能性非编码 RNA 领域中研究较多的是小分子 RNA（包括小干扰 RNA、siRNA；微小 RNA、miRNA）和长链非编码 RNA（lncRNA）。

miRNA（microRNA）是一种机体内源性表达的单链小分子 RNA，具有高度保守性、时序性和组织特异性。miRNA 广泛存在于各种真核细胞中，不编码任何蛋白质，长度仅为 20～24 nt。成熟的 miRNA 作用于靶点 mRNA，通过对 mRNA 剪切或抑制其翻译过程而调控基因的表达。人基因组编码数以千计的 miRNA，对 60% 左右的人类基因表达发挥调控作用。siRNA 是双链小分子 RNA，5'磷酸化，3'羟化并带有两个未配对碱基，长 20～25 nt。可作用于 mRNA 的任何部位，造成 RNA 不稳定而导致 RNA 干涉。miRNA 与 siRNA 在介导沉默机制上有重叠，但 miRNA 与 siRNA 之间存在根本的不同（见siRNA 部分）。

lncRNA 是长度大于 200 个核苷酸的非编码 RNA。虽然不编码蛋白质，但 lncRNA 具有类似于 mRNA 的结构，如启动子结构、polyA 尾部，并能结合转录因子。lncRNA 参与转录调控、基因沉默、基因组印记等。

一、小分子 RNA 的检测方法

miRNA 的检测方法很多，最经典的方法是 Northern blot 分析，最常用的方法是 RT-PCR 方法，最高通量基因组方法是芯片法及高通量测序法。lncRNA 序列较长，RT-PCR、芯片、测序方法均可以使用。

（一）反转录 PCR（RT-PCR）法

一般是先把 miRNA 反转录成 cDNA，然后再以 cDNA 为模板进行 PCR 扩增。由于成熟的 miRNA 分子只有 20 个碱基左右，不能直接用 PCR 实现扩增反应。为了高灵敏度，特异性地检测 miRNA，引物延伸 RT-PCR、茎环引物 RT-PCR 和 miRNA 加尾 RT-PCR 等多种改进技术相继被开发。

引物延伸 RT-PCR 原理是：用与 miRNA 末端互补的加长引物把 miRNA 反转录成 cDNA，然后设计 LNA 锁核酸引物，以 cDNA 为模板进行 PCR 反应，结合 SYBR Green I 荧光定量，检测 miRNA。

茎环引物 RT-PCR 原理是：首先设计一个茎环结构的反转录的探针，其茎部末端部分与 miRNA 顺序互补。当目标 miRNA 存在时，该探针与其杂交进行反转录产生 cDNA，再加入正反引物和 Taqman 探针，进行定量 PCR。该方法可以检测总 RNA 中低至 25 pg 的 miRNA。该方法有很强的实用性，可以用于各种 miRNA 检测。

miRNA 加尾 RT-PCR 原理是：应用 polyA 聚合酶对 miRNA 的 3' 端加上一段 polyA 尾，然后应用 polyT 引物对加尾 miRNA 进行反转录，再加入特异引物进行 PCR 反应，进而检测 miRNA。

lncRNA 序列较长，扩增方法类似于 mRNA 方法。

（二）芯片法

微阵列芯片是实现 miRNA 表达谱分析和若干种 miRNA 高通量同时检测的主要技术。miRNA 的阵列检测技术主要是构建含有与目标 miRNA 互补的 DNA 的阵列，然后与目标 miRNA 杂交，再通过各种各样的信号检测方法实现检测目的。探针标记方法有随机引物反转录标记，miRNA 加接头后通过 PCR 方法掺入标记或在 miRNA 末端直接标记。芯片的检测灵敏度远不及 PCR 法。芯片与 Northern blot 检测法均不能很好区分成熟 miRNA 与 miRNA 前体。Agilent 公司的人 miRNA 芯片（release 21.0）覆盖了 2549 种 miRNA。芯片法也是 lncRNA 的检测方法。Arraystar 公司的人 lncRNA 表达芯片 V4.0 覆盖了 4 万多种 lncRNA。

（三）高通量测序法

早期 miRNA 研究使用克隆后 Sanger 测序法，通量极低。高通量测序技术可以直接同时检测一个混合样品中的数千个 miRNA，而不需要经过分子克隆化或提取分离。高通量测序的基本程序包括 miRNA 分离，使用 T4 连接酶分别在 miRNA 的 5'端和 3'端连上接头序列，反转录，PCR 扩增。高通量测序方法可以发现新的 miRNA 种类，还可以用于 miRNA 前体检测及 miRNA 结构与功能的研究。

高通量测序是研究检测 lncRNA 的常用方法，同时可以发现新的 lncRNA。RNA-seq 是检测 lncRNA 的有效方法。建库测序后去除蛋白质编码的转录产物，去除 200 bp 以下的小分子，再用各种生物信息学工具分析可能存在的 lncRNA 及其功能预测。

（四）滚环扩增（RCA）法

滚环扩增（RCA）是近年来出现的一种恒温扩增技术，以寡聚核苷酸为引物，以单链环状 DNA 为模板，在有置换作用的 DNA 聚合酶作用下，引物延伸一个循环至起始延伸处，再置换剥离下旧的 DNA 链而进行下一轮扩增，如此循环，实现 DNA 的连续扩增，生成包含若干重复序列的 DNA 长链。RCA 扩增 miRNA 时使用 Padlock 探针（一种线性 DNA，其两端分别与目标 miRNA 互补）。目标 miRNA 起到了一个引物的作用，两端分别连接两个探针，并进行扩增，最后在 DNA 连接酶的作用下连成一个长的包含很多 miRNA 重复定位的长链。

（五）原位杂交（ISH）法

标记的核酸探针与细胞或组织中的 miRNA 进行杂交，通过显色或荧光成像检测 miRNA 的表达，可直观地展现 miRNA 的时空表达模式。由于 miRNA 序列短，传统的检测 mRNA 表达的原位杂交技术需进一步改进，以提高杂交亲合性，避免 miRNA 在杂交及随后的洗脱过程中丢失。LAN 引物是常用方法之一，明显提高了引物结合的亲和力与特异性。总的说来，ISH 检测 miRNA 的灵敏度不高。lncRNA 也可以使用 ISH，甚至 FISH 方法检测。

二、RNA干扰的研究方法

（一）RNA干扰（RNAi）

RNA干扰由双链RNA启动，在Dicer酶的参与下，把外来RNA分子切割为小分子干扰RNA（siRNA），并特异性地与RNA的同源序列结合，干扰外来RNA的正常功能。siRNA与miRNA都可以造成基因沉默，但两者之间存在很大区别：miRNA是内源的，是生物体的正常产物，而siRNA是源自外来生物如病毒；miRNA是单链RNA，而siRNA是双链RNA；miRNA主要作用于靶标基因3'-UTR区，而siRNA可作用于mRNA的任何部位；miRNA可抑制靶标基因的翻译，也可以导致靶标基因降解，即在转录水平后和翻译水平起作用，而siRNA只能导致靶标基因的降解，即为转录水平后调控；miRNA主要在发育过程中起作用，调节内源基因表达，而siRNA不参与生长发育，与抵御外来生物侵袭，维持细胞内环境稳定相关。

RNAi是细胞抵御外来生物体物质的干扰，维持细胞内环境的稳定的基本而又古老的手段。在医学上，RNAi现象可以为人所用，例如，通过RNAi研发临床上其他方法疗效不好的病毒性疾病，细胞内寄生的细菌或原虫疾病、遗传病、肿瘤的新颖治疗方法。RNAi也可以作为特异性的生物分子的抑制物用于细胞内信号通路研究，特定的生物分子在细胞内功能的分析等。

研究RNAi所需要的siRNA可以下列途径获得：①化学合成法。该方法简单，技术已经很成熟，可以一次合成比较大量的siRNA，缺点是化学合成的往往均一性有时不够好，小部分非正常目标分子会导致细胞毒性及非特异性作用。②体外转录法。用试剂盒及构建好的载体在T7 RNA聚合酶的作用下在实验室直接转录siRNA，这个方法成本比较大，合成的siRNA量有限。③细胞内合成法。构建含siRNA表达结构的质粒或病毒表达载体，转染细胞，使得细胞表达siRNA，可以是顺转，也可以建成稳定的可诱导表达的细胞株。

（二）siRNA设计要点

siRNA技术已经有十多年快速发展历史，技术比较成熟。一般需要针对靶基因的蛋白质编码区始密码子下游75～100个nt处开始，到终止密码子上游75～100 nt处结束设计2～4个siRNA，通过体外实验筛选作用强、非特异性小的siRNA分子。siRNA长度一般为20～25 nt，5'端磷酸化，3'端羟化并带有两个未配对碱基，GC含量35%～55%。3'端稳定性比较好。无连续多个碱基重复。5'端第1、第2个碱基为UU（指siRNA本身；目标mRNA序列为AA），第19个碱基为C或G。初步设计后，需要进行 DNA blast 分析，避免有高吻合度的非目标区域存在。下列几个在线 siRNA 设计工具比较常用：Dharmacon 公司（http：//dharmacon. gelifesciences. com/design-center/）、IDT 公司（https：//sg. idtdna. com/site/order/designtool/index/DSIRNA_CUSTOM）、ThermoFisher 公司（https：//rnaidesigner. thermofisher. com/rnaiexpress/）。

siRNA 表达载体中表达 siRNA 插入单元的设计需要遵循专用商业载体 siRNA 插入单元的设计原则。这种插入单元的选择往往根据以化学合成法的实验结果选择。siRNA 的细胞转染有稳定有效的 siRNA 专用商业转染试剂盒。

无论是化学合成的 siRNA，还是 siRNA 表达载体转染，都需要设计合适的针对非靶基因序列的 siRNA 对照。

第三节　组蛋白修饰研究方法

染色质是遗传物质的载体。染色质是指间期细胞核内由 DNA、组蛋白、非组蛋白及少量 RNA 组成的线性复合结构，是间期细胞遗传物质存在的形式。而染色体是指细胞在细胞分裂的特定阶段，由染色质聚缩而成的棒状结构。染色质是一系列核小体相互连接成的念珠状结构。核小体的核心是由组蛋白 H2A、H2B、H3、H4 各两个分子构成的八聚体组成。在八聚体的表面缠绕有 1.75 圈的双螺旋 DNA。相邻的核小体之间 由 DNA 组成的纤丝连接，纤丝结合有组蛋白分子 H1。核小体之间紧密接触，形成念珠状的染色质。在染色质中组蛋白与 DNA 的含量之比约为 1：1。组蛋白是染色质的主要蛋白质成分，通过带正电荷的氨基末端区域与带负电荷的 DNA 相互结合。

组蛋白修饰包括组蛋白的甲基化、乙酰化、磷酸化、泛素化等，这些多样化的修饰及它们时间和空间上的组合构成了 DNA 复制、转录调控的重要环节，因而被称为"组蛋白密码"。组蛋白的不同化学修饰之间存在密切的相互作用、相互协调或相互制约。同一组蛋白的不同修饰类型之间发生相互影响称顺式作用，不同组蛋白的修饰之间发生的相互影响称反式作用。

一、组蛋白的甲基化

组蛋白的甲基化主要发生在赖氨酸（K）和精氨酸（R）的残基上。组蛋白的甲基化修饰多发生在组蛋白 H2A 的 R3、K9、R42、R88、K99、K118、K125、K127 位点，

H2B 的 K5、K12、K15、K23、K43、K85、R99、K120 位点，H3 的 R2、K4、R8、K9、K14、R17、K23、R26、K27、K36、K37、K79、K122、R128、R129 位点和 H4 的 R3、K12、K20、K59、R92 等位点上，以 H3 及 H4 的乙酰化更常见。赖氨酸可以被单甲基化、双甲基化、三甲基化，精氨酸可以被单甲基化、双甲基化。甲基化增加氨基酸残基的疏水性，使染色质成致密状态。但 H3 的 K4、K36、K79 等位点甲基化可以激活转录。

二、组蛋白的乙酰化

组蛋白的乙酰化修饰多发生在组蛋白 H2A 的 5、9、13、15、36 位点，H2B 的 5、12、15、16、20、24、46、57、85、108、116、120 位点，H3 的 4、9、14、18、23、27、36、56 位点和 H4 的 5、8、12、16、20、77、79、91 等位点的赖氨酸上，以 H3 及 H4 的乙酰化更常见。乙酰化后的赖氨酸残基的正电荷被中和，使得 DNA 分子本身所带的负电荷有利于 DNA 构象的展开，核小体的结构变得松弛，促进了转录因子和协同转录因子与 DNA 分子的接触，从而激活特定基因的转录过程。

在多种肿瘤中均涉及组蛋白去乙酰化酶活性异常，组蛋白过度去乙酰化引起抑癌基因表达抑制或癌基因激活和过度表达，致肿瘤发生。组蛋白去乙酰化酶抑制剂（HDAC）是一个重要的药物靶点，目前已经有 FDA 批准的 HDAC 抑制剂类的抗肿瘤药物在临床使用。

三、组蛋白的磷酸化

组蛋白的甲基化主要发生在丝氨酸（S）和苏氨酸（T）的残基上。组蛋白的甲基化修饰多发生在组蛋白 H2A 的 S1、T120 位点，H2B 的 S14 位点，H3 的 S3、S10、S11、S28 位点和 H4 的 S1、S47 等位点上。磷酸化中和了组蛋白的正电荷，组蛋白与 DNA 亲和力下降，一般有利于基因表达。

四、组蛋白的泛素化

组蛋白的甲基化主要发生在组蛋白 H2A 的 K119，K2B 的 K120 残基上。组蛋白的泛素化被认为可以改变染色质结构，暴露 DNA，启动转录，同时影响组蛋白的其他修饰。

五、组蛋白修饰研究的基本方法

（一）组蛋白的分离提纯

细胞在低渗溶液中膨胀，经机械作用破碎细胞，离心分离得细胞核。细胞核经变性剂作用下，破碎再离心，得到细胞核染色质。细胞核经稀酸处理，沉淀核酸及非组蛋白成分，得到可溶性的组蛋白可以经过反相层析柱进一步提纯。

（二）组蛋白修饰的检测

分离的组蛋白常用免疫印记法检测各种组蛋白修饰。组蛋白修饰抗体（PTM）在这里起关键作用。抗体的特异性与质量对组蛋白修饰的研究是至关重要的。目前已经有针对不同组蛋白修饰的各种特异性抗体数百种。PTM 与染色质免疫共沉淀（ChIP）是组蛋白研究的基本工具。经典的蛋白质分离提纯、肽段分析、质谱分析等蛋白组学研究方法适用于组蛋白修饰的研究。质谱分析是组蛋白修饰鉴定的金标准。多肽芯片、蛋白芯片、组织芯片的使用也大大增加了组蛋白修饰研究检测的通量。ChIP-chip、ChIP-seq 等分子方法可用于组蛋白修饰在基因组中的定位。

（朱克卿　油红敏　李莎）

参考文献

[1] Hudler P，Videtic Paska A，Komel R. Contemporary proteomic strategies for clinical epigenetic research and potential impact for the clinic. Expert Rev Proteomics，2015，12：197-212.

[2] Li K K，Luo C，Wang D，et al. Chemical and biochemical approaches in the study of histone methylation and demethylation. Med Res Rev，2012，32：815-867.

[3] Nikolov M，Fischle W. Systematic analysis of histone modification readout. Mol Biosyst，2013，9：182-194.

[4] Soldi M，Bremang M，Bonaldi T. Biochemical systems approaches for the analysis of histone modification readout. Biochim Biophys Acta，2014，1839：657-668.

[5] de Planell-Saguer M，Rodicio M C. Analytical aspects of microRNA in diagnostics：a review. Anal Chim Acta，2011，699：134-152.

[6] Figueroa M E，Melnick A，Greally J M. Genome-wide determination of DNA methylation by Hpa II tiny fragment enrichment by ligation-mediated PCR（HELP）for the study of acute leukemias. Methods Mol Biol，2009，538：395-407.

[7] Huang Y，Zou Q，Wang S P，et al. The discovery approaches and detection methods of microRNAs.

Mol Biol Rep，2011，38：4125-4135.

[8]　Ilott N E，Ponting C P. Predicting long non-coding RNAs using RNA sequencing. Methods，2013，63：50-59.

[9]　Irizarry R A，Ladd-Acosta C，Carvalho B，et al. Comprehensive high-throughput arrays for relative methylation（CHARM）. Genome Res，2008，18：780-790.

[10]　Karimi M，Johanssan S，Stach D，et al. LUMA（LUminometric Methylation Assay）-a high throughput method to the analysis of genomic DNA methylation. Exp Cell Res，2006，312：1989-1995.

[11]　Kimura H. Histone modifications for human epigenome analysis. J Hum Genet，2013，58：439-445.

[12]　Ren A，Doug Y，Tsoi H，et al. Detection of miRNA as non-invasive biomarkers of colorectal cancer. Int J Mol Sci，2015，16：2810-2823.

[13]　Ross J S，Cronin M. Whole cancer genome sequencing by next-generation methods. Am J Clin Pathol，2011，136：527-539.

[14]　Rusek A M，Abba M，Eljaszewicz A，et al. MicroRNA modulators of epigenetic regulation，the tumor microenvironment and the immune system in lung cancer. Mol Cancer，2015，14：34.

[15]　Schweiger M R，Kerick M，Timmermann B，et al. The power of NGS technologies to delineate the genome organization in cancer：from mutations to structural variations and epigenetic alterations. Cancer Metastasis Rev，2011，30：199-210.

[16]　Shanmuganathan R，Basheer N B，Amirthalingam L，et al. Conventional and nanotechniques for DNA methylation profiling. J Mol Diagn，2013，15：17-26.

[17]　Laurent G，Wahlestedt C，Kapranov P. The landscape of long noncoding RNA classification. Trends Genet，2015，31：239-251.

[18]　Veneziano D，Nigita G，Ferro A. Computational approaches for the analysis of ncrna through deep sequencing techniques. Front Bioeng Biotechnol，2015，3（77）：77.

第十三章

DNA 高通量检测技术与表观遗传

第一节　DNA 芯片

一、简介

DNA 芯片又称基因芯片（gene chips），或称微阵列（DNA microarray），属于生物芯片中的一种，是综合微电子学、物理学、化学及生物学等高新技术，把大量基因探针或基因片段按特定的排列方式固定在硅片、玻璃或尼龙膜等载体上，形成致密有序的分子点阵。因其固相载体常用硅玻片或硅芯片，故称为 DNA 芯片。

1991 年 Stephen Fodor 博士首次提出基因芯片的概念，决定将硅技术与生物学技术融合在一起，借助半导体技术进行芯片研制，解读生命科学中的复杂的但又有序可循的海量信息。美国 Affymetrix 生物公司于 1996 年制造出世界上第一块商业化的基因芯片。2003 年人类基因组计划测序工作的完成，基因芯片技术已成为"后基因组时代"基因功能分析研究的最重要技术之一。

二、DNA 芯片技术原理

基因芯片是基于核酸分子原位杂交技术原理发展而来的，根据碱基互补的原理，利用基因探针到基因混合物中识别特定基因。该技术将大量探针分子固定于支持物上，然后与荧光标记的样品或进行杂交，由于在基因芯片列阵中某一特定位置上的核苷酸序列是已知的，所以对微列阵每一位点的荧光强度进行检测，即可对样品的遗传信息进行定性分析。杂交信号常用激光共聚焦扫描仪检测，并用专用软件记录分析后直接给出检测结果。激光共聚焦扫描仪不同于一般光学显微镜，其灵敏度及分辨率均截稿。基因芯片可以在一次实验中同时平行分析成千上万个基因，解决了传统核酸印记杂交技术复杂、自动化控制程度低、检测分子数量少、效率低等缺点，具有高通量、并行性、微型化与自动化等特点。

基因芯片技术主要包括 3 个基本环节：①芯片的制备。主要采用表面经过化学处理固相基质如玻璃片或硅片作为芯片片基，然后使片段按特定顺序排列在片基上。②样品的制备与杂交。将样品进行特定的生物处理，获取其中的目标分子并加以标记，通过选择合适的反应条件使样品分子与靶标分子的杂交反应处于最佳状况中，减少生物分子之间的非特异性反应，未特异性结合的经反复洗涤去除。③芯片信号检测和分析。将芯片置入芯片扫描仪中，通过采集各反应点的荧光强弱和荧光位置，经相关软件分析图像，即可以获得有关生物信息。

常用的基因芯片根据用途的不同，可以分为染色体微扩增微缺失芯片、基因突变 / SNP 芯片、基因表达芯片、甲基化芯片、miRNA 芯片、lncRNA 芯片等。根据固相分子不同又分寡核苷酸芯片、cDNA 芯片、蛋白质芯片等。

三、DNA 芯片的制备

基因芯片的制备方法主要有原位合成方法和点样法。

芯片原位合成法有光导原位合成法、原位喷印合成法、分子印章合成法等。光引导聚合技术是原位合成高密度寡核苷酸芯片的常用方法。原位合成方法的优点是点样密度很高，能够在一片的片基上排列几百万个寡聚核苷酸探针，这样就可以同时对更多的靶基因进行并行分析。芯片原位合成的寡聚核苷酸不可能太长，一般只有几十个。原位合成方法较为复杂，价格比较昂贵。

点样法是将合成好的探针或基因组通过特定的高速点样仪直接点在芯片上。在芯片制备时，点样仪按照事先编好的点样程序，将许多特定的目的基因片段有规律地排列于芯片片基如硅片或玻片上，进行固化处理后制成基因芯片。点样是整个流程中最重要的，此过程必须要依靠点样仪来完成。根据点样方式的差异，可以分为接触式点样和非接触喷点两种方式。其中，接触式点样根据所使用的点样针头，可以分为实心针头点样和空心针头点样。非接触喷点技术也可分为两种：一种是用压电晶体将液体从孔中喷出的压电技术；另一种为注射器螺线管技术。总的说来，利用点样法制备的基因芯片的密度较低，制作流程较为简单，使用灵活性高。

四、基因芯片技术的应用

基因芯片技术为"后基因组计划"时期基因功能的研究及现代生命科学的发展与应用提供了强有力的工具。基因芯片技术作为一个生物技术平台，在生命科学的许多领域得到广泛的应用。

（一）DNA 测序

DNA 测序是基因芯片技术最早的用途。利用固定的已知顺序的探针与生物样品的靶序列进行分子杂交，得到特定的杂交图谱，进而分析出待测样品的序列。目前芯片对有限区域已知序列的有限改变（如突变、基因多肽性等）检测依然常用，但大量未知序列样品的测序显然不是用芯片方法。但寡核苷酸芯片却是现代高通量测序的基本载体平台。

（二）基因突变、多态性、微扩增、微缺失检测

基因芯片可以在全染色体水平上检测出染色体微扩增、微缺失、拷贝数改变，也可以在特定基因位点检测出基因突变及基因多态性改变，这是目前芯片在生物医学医学上的主要用途。这些可以广泛应用于遗传病、染色体异常疾病、辅助生殖、肿瘤的诊断、筛查及个性化用药指导，还可以应用到致病微生物的鉴定、分型、耐药检测等。

（三）基因表达分析

将不同条件下某生物体中转录出的 mRNA 标记后与代表它所有基因而制成的 DNA 芯片杂交，通过分析杂交位点及其信号强弱，就可得出不同条件下各基因的表达情况，研究基因调控机制，不同条件下的差异表达等。在人类基因组中只有大约 5% 的序列表达，通过直接测序等手段来了解功能基因相当费时费力。应用基因芯片来检测基因表达水平，一次实验就可以分析成千上万种基因的表达状况，大大提高了实验效率。基因表达芯片对靶向药物研究、药理毒理研究、肿瘤信号通路研究等都非常有益。

（四）表观遗传学研究

表观遗传学技术是相对比较新颖的发展，许多实验室不列为常规检测项目。甲基化芯片、miRNA 芯片、lncRNA 芯片的诞生大大简化并推进了研究及应用。

第二节　高通量测序技术

一、一代测序

一代测序（Sanger 测序）诞生于 20 世纪 70 年代，是最早的也是较成熟的核酸测序方法。在它的基础上，人类全基因组计划才得以顺利开展并完成。Sanger 测序又名双脱氧核苷酸（ddNTP）终止法，由于 ddNTP 缺少 3'-OH 基团，使得其不具有与另一个 dNTP 反应形成磷酸二酯键的能力。因此，这些 ddNTP 会中止 DNA 链的复制延伸。通过设置四个平行的测序反应，DNA 链将分别在 A、T、G、C 处反应终止，形成长度相差一个碱□的 DNA 片段，结合电泳和显影等技术即可确定所测片段的碱基序列。ddNTP 通过一定的技术手段可以连接荧光标记基团。高分辨率的毛细管电泳以及荧光检测为测序自动化提供了技术基础。

Sanger 测序操作简单，准确性高，测序读长长，能达到 700 ～ 1000 bp，应用广泛，仍然是目前基因测序的金标准。

二、高通量测序（二代测序，下一代测序）

总体而言，一代测序时间长，测序通量非常低，当检测量大时，单位碱基检测成本非常高，无法满足基因组高速发展的生物医学研究与应用的需求。追求测序速度更快，测序通量更大，测序成本更小，测序操作更方便简单的测序技术就成了科学者的目标。为此，人们开展了高通量测序技术的研发。Illumina 在 2005 年推出的基因组分析仪（Genome Analyzer）一次可以测出 1 G 的碱基的顺序，类似于一代测序仪一下子检测了近百万个的样品。

与一代测序不同，高通量测序不是针对一种核酸分子测序，而是对几百万乃至几千万个固定在芯片上的相同的或不同的核酸分子同时测序。待测序核酸片段通过接头与芯片上的接头杂交结合到芯片上，测序反应在芯片上进行，每加一个碱基就通过信号（荧光或微电流）而被记录。高通量测序也不是针对已知恒定大小的片段进行测序，而是把待测序核酸打断成若干几十到几百个碱基的片段，测序后再通过分析软件将片段相互重叠拼接成目标顺序。高通量测序每一个位点的测序次数也不是一次，而是几十次到几万次。系统对每一个位点的测序质量都进行标准化的分析。

高通量测序的主要优势有 3 点：①检测通量比一代测序高百万倍以上；②检测灵敏

度（分辨率）提高千至万倍以上；③可以直接检测混合样品，哪怕是目标分子在样品中的含量只是万分之一也无须进行特定分子提纯。过去全世界一起努力几十年花几百亿美金才能完成的人类基因组测序现在只需要 1 天就完成了，成本 1000 美金。单位碱基的测序成本远远比一代测序低。Illumina 和 Life Technologies 的高通量测序平台是目前世界上的最主要、使用最广范的高通量测序平台。

高通量测序的诞生是核酸测序上的一个巨大飞跃，也是基因组研究应用的一个巨大飞跃。目前人全基因组测序、人全外显子测序、人目标基因测序、转录组测序、甲基化组测序、小 RNA 测序等高通量测序都得以广泛应用。高通量测序在其他动物、植物、微生物领域也被广泛应用。

三、高通量测序仪测序的基本步骤

（一）DNA 片段化

血浆游离 DNA 片段一般无须片段化。基因组 DNA 需要片段化。扩增子的 DNA 是否需要片段化取决于扩增子的长度与测序长度的关系。片段化的目的是保证每一个待测序核酸片段长度不超过测序系统的最大读长。常用的 DNA 片段化的方法是 Covaris 的 M220 超声碎片仪。酶降解法也是可靠方法之一。

（二）建库

片段末端补平，加条码顺序，加接头，片段选择，PCR 扩增，库检质控。

（三）测序

通过变性得到单链模板文库，然后再通过接上相应接头固定在相应的芯片上，扩增，测序。

（四）基本数据处理

原始基本测序数据（Fastq 文件）进行基本质控分析，去接头，与基因组顺序 / 靶向顺序比对。比对后的数据（BAM 文件）再进行各种遗传变异检测（SNV、CNV、INDEL 等），形成测序结果的基本生物学分析（VCF 文件）。

（五）测序结果解读

一般的临床医生或普通实验室工作人员对 VCF 文件往往无法直接理解使用，需要进行进一步的提炼、分析、解读（annotation）。这涉及基本解读软件的使用，许多常用数据库的使用及查证，最后还需要进一步查证相关文献报道，才能综合整理出一份现时的检测报告。生物医学技术的突飞猛进，生物信息的日新月异，一种检测数据、一种解读在几年后再分析，再解读，很有可能有不一样的结果，至少在全面性方面是如此。

四、Illumina 公司的 Solexa 测序系统

Solexa 测序是采用的边合成边测序（SBS）方法。首先在 DNA 片段两端加上序列已知的通用接头构建文库，扩增建库后，文库加载到测序芯片上，文库两端的已知序列与芯片基底上的寡核苷酸序列互补。每条文库片段都经过桥式 PCR 扩增形成一个簇，测序时采用边合成边测序反应，即在碱基延伸过程中，每个循环反应只能延伸一个正确互补的碱基。Solexa 技术将 4 种不同核苷酸分别标记不同荧光，且每个核苷酸的 3'-OH 经过特殊处理而封闭保护起来的，防止核苷酸进行额外无序的延伸，保证每一轮聚合合成反应过程中，DNA 只能延长一个碱基的长度。下一轮反应中，上一个碱基的 3'-OH 封闭基团打开，下一个碱基才能与上一个碱基结合，同时释放出相应荧光信号，计算机的光学系统检测荧光信号转化成碱基信息，实现测序。如此反复循环后，完整读取核酸序列。如果在测序过程中，荧光标记物不能及时猝灭切掉，或者封闭基团无法正确切除都会导致无法正确同步延伸，进而出现信号衰减或者荧光相位移动。Solexa 的主要缺点就是由于光信号衰减及相位移动造成错误率逐渐积累，即 DNA 片段越长、错误率越高。另外，需要高度精密的光学检测系统也是检测系统比较昂贵的原因之一。

五、Life Technologies 公司的 Ion Torrent 测序系统

Ion Torrent 并不是利用 DNA 的合成和荧光相偶联，而是在 DNA 链合成延伸的时候，分别循环加入 4 种脱氧核苷酸。DNA 片段在一个称为微池结构的小室里聚合反应，产生的氢离子会导致微池结构发生 pH 的微小变化，每个微池的临近部分分布着离子敏感层，离子敏感层紧接着 Ion Torrent 的场效应晶体管。通过这种结构，离子敏感层会就能检测到微池中 DNA 的聚合反应。场效应晶体管可以感受到这种高灵敏的 pH

微小变化，然后把 pH 信号的变化转变成可以记录观测的电压变化信号，从而实现对模板 DNA 序列的测定和记录。测序过程中不是经过桥式 PCR 扩增的，而是经过微乳滴 PCR 扩增的。

Ion Torrent 测序反应过程简单，不需要多酶反应环境和特殊修饰处理过的 dNTP 试剂，跟其他高通量测序平台最大的不同之处就在于其完全摆脱了测序所必需的昂贵的光学仪器设备，并不需要荧光捕获辅助测序，因此，也称为无光系统。这极大降低了测序成本及加快了测序速度。同时半导体芯片的制备工艺相对成熟，发展前景也大，升级较快。

第三节　DNA 芯片及高通量测序在表观遗传研究中的应用

表观遗传学的现象很多，DNA 甲基化、组蛋白修饰、miRNA、lncRNA 调节、基因组印记等都是经典的表观遗传现象。近年来人们越来越认识到表观遗传在基因表达调控方面的重要性，并开发出一系列检测表观遗传修饰的方法，尤其是 DNA 甲基化和组蛋白修饰检测方法取得了快速发展，方法的灵敏度和特异性都在不断提高，表观修饰的检测正在逐步从定性检测向定量分析方向发展、从个别位点向全基因组检测发展。DNA 芯片技术及 DNA 高通量测序技术的出现大大地推动了表观遗传学的研究进程。

一、在基因 DNA 甲基化方面的技术应用

全基因组或大目标基因区域甲基化检测技术主要分为 3 类：第 1 类技术以限制性内切酶酶切为基础，用一个或多个酶限制性切割未甲基化 DNA 或甲基化 DNA 位点。第 2 类技术依赖于全基因组 DNA 重亚硫酸盐转换，经重亚硫酸盐处理后基因组 DNA 未甲基化胞嘧啶（C）转换为尿嘧啶（U）（经扩增后最终为 T），甲基化 C 保持不变。此方法的局限性在于经过重亚硫酸盐转换后，序列特异性降低（本身的 T 及从 C 转化而来的 T 往往形成一个长串），难以设计足够的特异性探针进行全基因组分析。第 3 类技术以免疫学为基础，用 5- 甲基胞嘧啶特异性抗体或者用含有甲基结合结构域的蛋白通过免疫沉淀富集基因组甲基化片段。以上 3 类技术可以与测序或芯片技术组合形成多种方法，如酶切结合测序、酶切结合芯片技术、亚硫酸盐结合测序、亚硫酸盐结合芯片技术、免疫沉淀结合测序和免疫沉淀结合芯片技术等。酶切法仅能检测限制性

酶切位点附近的甲基化位点，这些甲基化位点仅占体内所有甲基化位点的一小部分，同时也会有酶切不完全的问题。免疫沉淀富集法也只能选择性地通过特异性抗体富集胞嘧啶甲基化含量较高的区域来检测全基因组的甲基化位点，也不能全面地描绘出体内甲基化位点的分布情况。而做全基因组的或大目标区域的甲基化研究，基本上都需要借助于芯片与高通量测序技术。

（一）Illumina 的人基因组甲基化芯片

HM-450 Beadchip 是人全基因组甲基化研究与检测的有力工具。它覆盖了人基因组 485 000 个甲基化位点，99% 的人参考基因序列，96% 的人基因组 CpG，只需要微克级的 DNA，并且可以使用福尔马林固定的石蜡切片提前对核酸进行检测。

（二）高通量测序分析基因甲基化

1. 全基因组亚硫酸氢盐测序法（WGBS）

WGBS 是以亚硫酸氢盐转换法和高通量测序技术相结合，高通量检测全基因组中 DNA 甲基化的方法。通过比较处理和未处理 DNA 序列的差异，确定哪些碱基是甲基化的，其分辨率可达到单个核苷酸。缺点包括转化不完全，目标基因降解，转化后扩增效率差等。

2. 简化表观亚硫酸氢盐测序法（RRBS）

RRBS 是基于甲基化敏感性限制性酶切与高通量测序相结合的一种方法，其主要是利用限制性内切酶 MspI 对基因组进行酶切，将 CpG 位点富集出来，然后进行硫酸氢盐测序，最终得到包含众多 CpG 位点甲基化信息的单碱基精度的甲基化图谱。与 WGBS 相比，RRBS 主要选择有代表性的高密度甲基化区域进行测序，其测序量虽然大大减少，但在其覆盖范围内，如 CpG 岛区域，仍可达到单碱基分辨率。RRBS 是一种准确、高效、经济的 DNA 甲基化研究方法，可同时实现 DNA 甲基化状态检测的高分辨率和测序数据的高利用率。

3. 甲基化 DNA 免疫共沉淀（MeDIP）

MeDIP 方法是用 5- 甲基胞嘧啶特异性抗体或者用含有甲基结合结构域的蛋白通过免疫沉淀富集基因组甲基化片段，样品中其余的非甲基化 DNA 片段被洗脱，纯化得到甲基化 DNA 片段。得到纯化的甲基化 DNA 片段后可以结合荧光定量 PCR、芯片技术或高通量测序技术进行基因甲基化检测。该方法不能有效地富集低 CpGs 含量的 DNA 片段，因此，只能对 CpG 密集的高甲基化区域进行检测。可以使用针对甲基化胞嘧啶的抗体（MeDIP）或结合甲基化 CpG 的结合蛋白 MBD2（MethylCap）。

（三）其他在开发的甲基化检测技术

单分子实时测序法直接检测 DNA 甲基化（SMRT）是最新开发的方法，本方法不需要亚硫酸盐处理，而利用 DNA 聚合酶进行边合成边收集荧光信号的方法进行测序。其原理是根据合成 DNA 链时聚合酶停留的时间检测 DNA 是否甲基化，DNA 聚合酶催化荧光标记的核苷酸结合到核苷酸链上，当核苷酸掺入时，通过荧光脉冲到达和持续的时间检测可以获得聚合酶动力学信息，从而可以直接测定 DNA 模板上的核苷酸修饰，包括 N6- 甲基腺嘌呤、5- 甲基胞嘧啶、5- 羟甲基化胞嘧啶。单分子纳米孔技术的测序仪能直接分辨出未修饰的胞嘧啶和甲基化胞嘧啶。其原理是根据各种碱基通过单分子纳米孔时都有自己独特的电位变化进行 DNA 测序，当甲基化胞嘧啶通过纳米孔引起的电位跟其他 4 种碱基不同时，可以精确检测 DNA 链上甲基化位点。当核酸外切酶消化单链 DNA 后，单个碱基落入孔中，它们瞬间与环式糊精相互作用，并阻碍了穿过孔中的电流。每个碱基 A、T、G、C 及甲基胞嘧啶都有自己特有的电流振幅，每个碱基也有特有的平均停留时间，因此容易转化成 DNA 序列。以往对甲基胞嘧啶进行测序，都要先进行重亚硫酸盐转化，纳米孔技术就能直接读出这第 5 种碱基。第 5 种碱基的直接测序技术一旦成熟将会产生对甲基化研究发生重大影响。

二、在组蛋白修饰方面的技术应用

组蛋白修饰包括甲基化、乙酰化、磷酸化、泛素化、ADP 核糖基化等。组蛋白修饰研究方法目前最常用的为染色质免疫共沉淀技术。

（一）染色质免疫共沉淀技术

染色质免疫共沉淀技术（ChIP）是研究体内蛋白质与 DNA 相互作用的一种技术。它的基本原理是固定在细胞内与 DNA 已经成结合状态的蛋白质，然后通过超声或酶处理将染色质切断为一定长度范围内的染色质小片段，再通过免疫学方法沉淀此蛋白质，特异性地富集与目的蛋白结合的 DNA 片段，通过对目的片段的纯化与检测，从而获得蛋白质与 DNA 相互作用的信息。染色质免疫共沉淀技术一般包括细胞固定、染色质断裂、染色质免疫沉淀、交联反应的逆转、DNA 的纯化，以及 DNA 的鉴定等基本步骤。ChIP 不仅可以检测体内反式因子与 DNA 的相互作用，还可以用来研究组蛋白的各种共价修饰与基因表达的关系。ChIP 与其他方法的结合，也明显地扩大了其应用范围。

（二）染色质免疫共沉淀结合芯片技术（ChIP-chip）

ChIP-chip 是将 ChIP 与生物芯片相结合，在全基因组或基因组较大区域上高通量分析 DNA 与蛋白质因子的相互作用或组蛋白修饰的方法。该技术获得的信息量主要取决于芯片的探针的密度、分辨率与覆盖度。ChIP-chip 的基本程序是：先通过染色质免疫共沉淀技术富集组蛋白被修饰的 DNA 片段，然后加上通用接头进行 PCR 扩增，在扩增过程中引入荧光基团。由于富集的片段长短不同，所以扩增效率不同，通过控制循环数来减少偏向性。最后将扩增的片段与设计的芯片杂交。杂交可通过两种方法：一种是单杂交法。对照组（未经免疫沉淀富集的基因组 DNA）与试验组分别与芯片杂交，然后对比。另一种是双色竞争法。用另一种颜色的荧光标记对照组，对照组和试验组同时与设计的芯片竞争性杂交，通过两种信号强弱对比得出该位点的修饰程度。

Arraystar 公司的人参考基因序列启动子 ChIP-chip 芯片可以分析 23 148 个参考基因的启动子与调节因子的相互作用。Arraystar 公司的人 ncRNA 启动子 ChIP-chip 芯片可以分析 27 248 个 lncRNA 启动子，同时能分析 600 多个 miRNA 启动子。

（三）染色质免疫共沉淀结合短序列测序技术（ChIP-seq）

ChIP-seq 是将 ChIP 与高通量测序技术相结合，在全基因组范围内检测 DNA 组蛋白修饰的方法，并能确切得到每一个片段的序列信息。该技术的基本程序是：通过 ChIP 富集目的片段，纯化后加上通用接头进行 PCR 扩增，最后加接头进行测序。目前该技术比较成熟，通量也在不断提高，成本也随着高通量测序技术的出现和发展而明显降低，ChIP 和测序技术的结合越来越广泛地应用到基因表达调控方面的研究。

三、在小 RNA 方面的技术应用

从总 RNA 中可以分离出小 RNA，加接头，反向转录成 DNA，再进行建库测序。将所得的数据通过与 miRNA 的生物信息数据库进行比较，可以获取数据库中已有的 miRNA 的信息，包括种类、长度、丰度等。高通量测序技术可以用于 miRNA 表达谱检测，准确、高效，并且有助于发现新的 miRNA。miRNA 芯片检测也是高效快速相对经济地检测 miRNA 表达谱的一种常用方法。同样，lncRNA 高通量检测与分析也常采用芯片法或测序法。Agilent 公司的人 miRNA 芯片（release 21.0）覆盖了 2549 种 miRNA。Arraystar 公司的人 lncRNA 表达芯片 V4.0 覆盖了 4 万多种 lncRNA，但小 RNA 的高通量测序应用越来越广。

　　总的来说，基因组水平上的表观遗传学研究或检测，大目标区域的表观遗传学研究或检测，都不可避免地需要用到芯片技术或高通量测序技术。芯片的优势是标准化、高通量化、快速化。缺点是一旦芯片制成，其检测范围就无法再改变，很多芯片应用是针对已知基因的已知位点改变设计的，应用灵活性远远不及测序法。大多芯片检测不具备单核苷酸分辨率，而具备单核苷酸分辨率的芯片往往检测范围与检测通量又大大减小。高通量测序的优势是芯片检测的几乎任何检测项目都可以在高通量测序平台上检测，芯片检测的范围只占测序范围的一个很小的部分。测序具有高度的灵活性，每一次检测都可以修改，增加检测内容及检测范围、单核苷酸分辨率、高通量。高通量测序成本也比芯片检测法低，甚至仪器耗材成本也都比芯片法低。高通量测序法的缺点是实验过程比较复杂，需要专门的专业人员进行设计、建库、分析、解读，检测不容易标准化，向基层推广比较困难。

（朱克卿　胡月）

参考文献

[1] Hurd P J, Nelson C J. Advantages of next-generation sequencing versus the microarray in epigenetic research. Brief Funct Genomic Proteomic, 2009, 8: 174-183.

[2] Liu L, Li Y, Li S, et al. Comparison of next-generation sequencing systems. J Biomed Biotechnol, 2012, 2012: 251364.

[3] Marzese D M, Hoon D S. Emerging technologies for studying DNA methylation for the molecular diagnosis of cancer. Expert Rev Mol Diagn, 2015, 15: 647-664.

[4] Meseure D Drak A K, Nicolas A, et al. Long noncoding RNAs as new architects in cancer epigenetics, prognostic biomarkers, and potential therapeutic targets. Biomed Res Int, 2015, 2015: 320214.

[5] Oliver G R, Hart S N, Klee E W. Bioinformatics for clinical next generation sequencing. Clin Chem, 2015, 61: 124-135.

[6] Ross J S, Cronin M. Whole cancer genome sequencing by next-generation methods. Am J Clin Pathol, 2011, 136: 527-539.

[7] Schweiger M R, kerick M, Timmermann B, et al. The power of NGS technologies to delineate the genome organization in cancer: from mutations to structural variations and epigenetic alterations. Cancer Metastasis Rev, 2011, 30: 199-210.

[8] Shanmuganathan R, Basheer N B, Amirthalingam L, et al. Conventional and nanotechniques for DNA methylation profiling. J Mol Diagn, 2013, 15: 17-26.

[9]　Veneziano D，Nigita G，Ferro A. Computational approaches for the analysis of ncRNA through deep sequencing techniques. Front Bioeng Biotechnol，2015，3：77.

[10]　Nagarajan R P，Fouse S D，Beu R J A，et al. Methods for cancer epigenome analysis. Adv Exp Med Biol，2013，754：313-338.

[11]　Pareek C S，Smoczynski R，Tretyn A. Sequencing technologies and genome sequencing. J Appl Genet，2011，52：413-435.

[12]　Umer M，Herceg Z. Deciphering the epigenetic code：an overview of DNA methylation analysis methods. Antioxid Redox Signal，2013，18：1972-1986.

第十四章

生物信息学分析方法

第一节　生物信息学简述

生物信息学（Bioinformatics）是在生命科学的研究中，以计算机为工具对生物信息进行储存、检索和分析的科学。它是当今生命科学和自然科学的重大前沿领域之一，同时也将是 21 世纪自然科学的核心领域之一。

生物信息学专业的产生就是为了专门培养这些跨多学科的生物信息开发、管理、应用人才。事实上，更新更先进的检测方法的建立也需要方法建立人员具有上述不同领域的相关知识，而这里，生物信息学又是一个最为重要的领域之一，体现在检测方法构架、设计、优化、验证、解读等不同阶段。生物信息学不仅在临床疾病诊疗上如此重要，对生物医学的基础研究、新药研发、环境监测、动物学、微生物学、农学、植物学等领域也非常重要。因为这些领域都涉及生物物种，而生物方面的相关研究手段是一同发展的，相关生物信息是一同膨胀的。以下就生物信息学医学应用方面的主要内容做个简单介绍。

一、核酸序列库及基本序列分析

核酸是遗传物质，是各生物种类的标识符，是区分各物种的基本手段和基本内容，同时也是检测基因变异，物种演变的物质基础。基因组学及基因组测序技术的迅猛发展使得核酸测序成为目前生物学研究与应用的基本手段，无论是在基因水平上，还是在基因组水平上。核酸序列库包含了各生物物种的基因组核酸序列，表达的 mRNA 顺序、结构 RNA 顺序、调节 RNA 顺序等。

目前，世界上最大最常用的核酸序列库是美国的 GenBank 与欧洲的 ENA。GenBank 是美国 NCBI（National Center for Biotechnology Information，国家生物技术信息中心）的重要生物数据库之一。NCBI 隶属于美国国家卫生研究院（National Institutes of

Health，NIH）。ENA（European Nucleotide Archive）是欧洲 EMBL（European Molecular Biology Laboratory，欧洲分子生物学实验室）的重要生物数据库之一。EMBL 由欧洲 30 个成员国政府支持组成，包括一个位于德国 Heidelberg 的核心实验室，以及位于德国 Hamburg、法国 Grenoble、英国 Hinxton 及意大利 Monterotondo 的研究分部。至 2015 年年底，GenBank 收录了大约 1.9 亿条核酸顺序，2000 亿个碱基。ENA 收录了大约 7.2 亿条核酸顺序，1.6 万亿个碱基。

核酸序列的基本分析包括序列的查询及比对。GenBank 核酸序列查询是通过 NBCI 网站的 Nucleotide 查询工具来实现的（http：//www. ncbi. nlm. nih. gov/nuccore）。GenBank 核酸序列的基本比对是通过 NBCI 网站的 Blast 序列比对网页实现的（http：//blast. ncbi. nlm. nih. gov/Blast. cgi）。ENA 的比对在 ENA 网站上直接输入需要比对的序列就行（http：//www. ebi. ac. uk/ena）。ENA 的序列查询可以通过 ENA 网站上 Data retrieval 查询功能实现（http：//www. ebi. ac. uk/ena/browse/data-retrieval-rest），但对查询输入有不同的限制，使用起来不及 NBCI Nucleotide 网站方便。

通过测序等手段直接获得的原始数据为一级数据库（原始数据库）。根据生命科学不同研究领域的实际需要，对基因核酸和蛋白质序列、蛋白质结构，以及文献等数据进行分析、整理、归纳、注释，构建成具有特殊生物学意义和专门用途的数据库为二级数据库（衍生数据库）。

二、蛋白质序列库及基本序列分析

蛋白质是生物功能活性的物质基础，蛋白质的氨基酸组成是核酸编码决定的。但作为氨基酸组成的蛋白质一级结构决定了蛋白质结构的二级、三级及四级结构。蛋白质氨基酸序列可以根据编码核酸序列（mRNA）按遗传密码规则推测而得到，在 mRNA 顺序准确的情况下，推测得到的氨基酸序列也是准确可靠的。蛋白质序列也可以通过质谱等手段直接测出来。蛋白质序列库包含了各生物物种的各自蛋白质序列。同一条基因在不同群体，同一个体的不同组织，同一组织的不同生长阶段或细胞活动状态下编码出的蛋白质序列可能存在一些差异。

目前世界上最大最常用的蛋白质序列库是 UniProt 数据库。UniProt 数据库整合了美国蛋白质信息资源库、瑞士生物信息学研究院及欧洲生物信息研究院的信息资源。UniProtKB 包括了 Swiss-Prot、TrEMBL、UniParc、UniRef 及 UniMes 几个分库。UniProtKBSwiss-Prot 是非重复序列库，序列为人工定期注释的。UniProtKBTrEMBL 库是各核酸序列库里的核酸序列衍生的蛋白质序列库。UniParc 库收录所有的蛋白质序列，非重复性（甚至不同物种的相同蛋白序列都已经整合在一起了），但没有注释。

UniProt 数据库网站可以直接进行蛋白质序列查询，同时也有进行蛋白质序列进行比对的工具。NCBI 网站上的 Blast 工具也可以用于蛋白质序列比对，NCBI 网站上的 Protein 查询工具也可以用于蛋白质序列查询（http：//www. ncbi. nlm. nih. gov/protein/）。

三、基因组学数据库及基本分析

一个物种的主要遗传物质形式（如真核细胞的染色体、细菌及 DNA 病毒的 DNA，RNA 病毒的 RNA）中的全部基因组合就是基因组。随着测序技术的突飞猛进，各物种的基因组测序在技术上都已经不是问题，而主要问题是资源分配上。当然，除人之外的小的物种的基因组测序可能不需要太多资源就可以很快完成。乙肝病毒的基因组才 3200 个碱基左右，大肠杆菌的基因组含 460 万个碱基（包括约 4300 个基因），果蝇的基因组含 0.13 亿个碱基（包括约 14 000 个基因），人的基因组含 32 亿个碱基（约含 20 000 个基因）。人类基因组中真正有编码功能的外显子约占基因组总量的 1%。因此，通常人们说的人全基因组大小是 3.2 Gb，而人全外显子组大小是 30~50 Mb。

NCBI 网站上的 Genome 查询工具可以查询相关物种的基因组相关信息（http：//www. ncbi. nlm. nih. gov/genome/）。ENA 网站上也有基因组查询窗口（http：//www. ebi. ac. uk/genomes/）。但更为常用的两个基因组数据库是 UCSC 基因组生物信息中心（http：//genome. ucsc. edu/）和 1000 人基因组工程数据库（http：//www. 1000genomes. org/）。UCSC 基因组数据库可以进行任何物种基因组查询，下载相关序列，查询基因在染色体上的位置、外显子数目 / 位置 / 序列 / 临近内含子序列等信息，同时也能查询对应的 mRNA 的相关序列、表达情况、基因调控情况等信息。1000 人基因组工程数据库来自于全世界 3500 多个不同种族人群的全基因组测序数据，包含了近 280 位中国汉人（南方的及北方的）及约 110 名南方少数民族中国人的基因组数据。1000 人基因组工程数据库可以用来检测各种正常基因变异的发生频率，这对于判断一个临床检测基因变异是否为致病基因非常有帮助。对一个人群分布频率为 30% 的基因变异来说，它是无法被定为致病基因的。相反，对一个人群分布频率为 0.01% 的基因变异来说，它有可能但不一定是致病基因。

四、核酸的常用分析方法

除了基本的查询与比对之外，核酸的其他常用分析方法还包括：基因结构、内含子、外显子、剪切位点、启动子位置预测；基因表达调节位点及调节因子结合位点预测；蛋白质翻译阅读框架预测；从核酸序列翻译蛋白质序列；特殊核酸序列查找；核酸内切酶位点分析；PCR 扩增引物 / 探针的设计，电子 PCR；核酸片段拼接；多序列片段比对；序列系统种类分析；RNA 二级结构预测等。针对这些分析的在线分析工具，离线分析软件等比较多，前者如 ExPASy（http：//www. expasy. org/），后者如 Vector NTI。

五、蛋白质的常用分析方法

除了基本的查询与比对之外，蛋白质的其他常用分析方法还包括蛋白质基本性质分析（如氨基酸组成、分子量、等电点）；蛋白质消化酶酶切点分析；蛋白质跨膜区域预测；蛋白质分泌信号肽及核转移信号序列预测；蛋白质常见保守功能区预测与检测（如 SH 功能区、DEAD 功能区、CAAX 信号区等）；蛋白质相互作用预测；蛋白质信号通路分析；多序列片段比对；序列系统种类分析；蛋白质二级、三级结构分析与模拟等。针对这些分析的在线分析工具、离线分析软件等比较多，比较容易在浏览器上搜索得到。

六、常用医学相关二级数据库及分析工具

SNP 数据库，DbSNP（http：//www. ncbi. nlm. nih. gov/projects/SNP/）。

遗传病基因变异数据库，ClinVar（https：//www. ncbi. nlm. nih. gov/clinvar/）。

基因结构变异数据库，DbVar（http：//www. ncbi. nlm. nih. gov/dbvar）。

遗传病数据库，OMIM（http：//www. ncbi. nlm. nih. gov/omim）。

遗传病数据库，HGMD（http：//www. biobase-international. com/product/hgmd）。

遗传病参考数据库，GHR（https：//ghr. nlm. nih. gov/）。

基因变异模拟功能分析，Condel（http：//bg. upf. edu/fannsdb/query/condel）。

剪切点分析，Human Splicing Finder（http：//www. umd. be/HSF3/HSF. html）。

蛋白质表达分析，GEO Profiles（http：//www. ncbi. nlm. nih. gov/geoprofiles）。

细胞株基因突变数据库，COSMIC（http：//cancer. sanger. ac. uk/census/）。

癌症组织细胞基因表达数据库，CGAP（http：//cgap. nci. nih. gov/）。

人染色体单倍体数据库，HapMap（http：//hapmap. ncbi. nlm. nih. gov/index. html. en）。

综合基因数据库，GeneCards（http：//www. genecards. org/）。

药物基因组数据库，PharmGKB（https：//www. pharmgkb. org/）。

免疫球蛋白及 T 细胞受体数据库，IMGT（http：//www. imgt. org/）。

第二节　计算表观遗传学

计算表观遗传学，就是应用及开发生物信息学的研究策略和方法（数据挖掘、统计学习、模式识别等）解决生物医学相关的表观遗传学问题。具有快速、高通量、低成本的特点，可以为当前的表观遗传学的实验研究提供指导。同时，生物学实验可以用来验证运用计算表观遗传学方法推导的结论。计算表观遗传学所研究的内容主要是通过生物信息学技术储存管理大量的实验数据并开发适用于深度挖掘这些实验数据的生物信息学算法，有利于促进发育和疾病等的表观遗传调控机制的研究。

一、DNA 甲基化的预测

（一）DNA 甲基化

DNA 甲基化是一种发生在 DNA 序列上的化学修饰，可以被稳定地在转录及细胞分裂前后遗传。DNA 甲基化是重要的表观遗传代码。

CpG 二核苷酸倾向于聚集成簇，这样的区域称作 CpG 岛（CpG islands）。CpG 岛的特点是 GC 的含量及 CpG 的含量非常高且大部分处于非甲基化状态。CpG 岛主要分布在基因的 5' 非编码区、启动子和第一外显子区域，大约 60% 的基因的启动子含有 CpG 岛。这些区域的 CpG 二核苷酸的富集表明它们处于非甲基化状态（至少在生殖细胞中），因此，避免甲基化 CpG 带来高的突变率。

（二）DNA 甲基化与 CpG

在哺乳动物中，如图 14.1 所示，DNA 甲基化主要发生在 CpG 二核苷酸中胞嘧啶的第 5 位碳原子上，这样的胞嘧啶也叫作 5- 甲基胞嘧啶。CpG 中的 p 代表连接脱氧胞嘧啶核苷和脱氧鸟嘌呤核苷的磷酸基团。

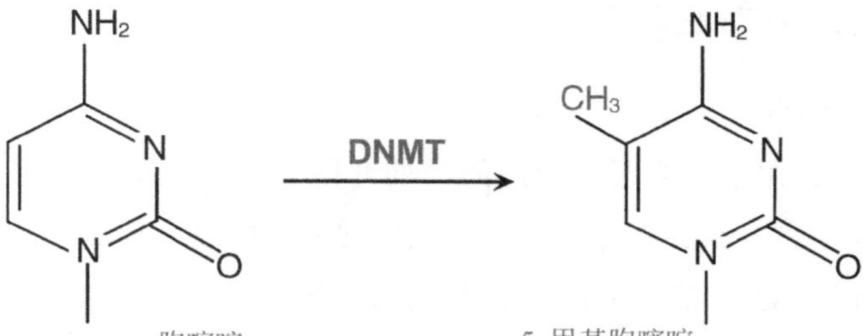

图 14.1　DNA 的甲基化

DNA 甲基化型在 DNA 复制中的维持机制是表观遗传学的重要基础。

（三）CpG 岛与 DNA 甲基化的关系

DNA 甲基化影响转录的机制。结构基因中，5'端 CpG 岛中的 5-mC 会阻碍转录因子复合体与 DNA 结合，因此，DNA 甲基化一般与基因沉默相关；非甲基化（non-methylated）或去甲基化（Demethylation）一般与基因的活化（Gene Activation）相关联。

（四）常见的 CpG 岛预测算法

常见的 CpG 岛预测算法，如表 14.1 所示。

表 14.1　常见的 CpG 岛预测算法

预测方法	长度（bp）	GC 含量（%）	CpG O/E	重复元件屏蔽	备注
ENSEMBL	≥ 400	≥ 50%	≥ 0.6	否	严格的参数限制
NCBI 宽松	≥ 200	≥ 50%	≥ 0.6	否	总 CpG 岛数目 307 193
NCBI 严格	≥ 500	≥ 50%	≥ 0.6	否	总 CpG 岛数目 24 163
UCSC	> 200	≥ 50%	> 0.6	是	总 CpG 岛数目 28 226
EMBOSS	指定	指定	指定	否	参数可调
CpGProD	> 500	> 50%	> 0.6	是	总 CpG 岛数目 76 793
CpGcluster	无限制	无限制	无限制	否	总 CpG 岛数目 197 727
CpG_MI	≥ 50	无限制	无限制	否	总 CpG 岛数目 40 926

不同预测方法中，总 CpG 岛数目的差异取决于以下因素：①任意阈值的应用；②没有考虑到 CpG 岛的异质性；③基于 DNA 序列的预测方法忽略了 DNA 甲基化状态。

（五）CpG 岛预测算法

1. 基于窗口滑动法

设定窗口宽度的大小；考察窗口内的序列片段是否满足 CpG 岛定义中的长度、GC 含量和 CpGO/E 值中的一个或几个阈值。一旦发现窗中的序列片段满足了 CpG 岛的定义，该片段就被选为候选 CpG 岛，同时扫描窗右移 1 bp。如果扫描窗中的序列片段不满足 CpG 岛的定义，扫描窗右移一个窗口的长度。如果扫描得到的 CpG 岛区域有重叠，则将重叠部分合并。

这种依赖于长度、GC 含量和 CpGO/E 值的一个或全部阈值的 CpG 岛识别算法有显而易见的缺陷：由于这 3 个阈值的使用使得参数空间变得很大；预测的 CpG 岛的长度和数目取决于窗口的长度和步长的预设值，存在主观任意性；CpG 岛的起始点一般不是 CpG 二核苷酸；预测和筛选过程依赖于相同的参数；方法经常需要针对特定物种进行调整；运行时间长。

2. 基于相邻 CpG 二核苷酸距离法

CpGcluster 是一种独特的方法，它并不依赖于任何 CpG 岛的阈值，并且由于只涉及算术运算，计算速度提高很多；工作原理是计算基因组范围的相邻 CpG 二核苷酸之间的距离；该算法利用几何分布估计出该距离的理论分布，从而计算出 CpG 二核苷酸进行汇聚的统计学阈值（40 bp）。

（六）实验方法寻找 CpG 岛

1. 结合亚硫酸盐的限制性内切酶分析

使用限制性酶消化 PCR 产物后区分甲基化和未甲基化的 DNA。用亚硫酸盐修饰后，甲基化和未甲基化的 DNA 测序的差异可以导致新的甲基化依赖的限制性位点的产生，Xiong 等发展的"联合亚硫酸盐限制性分析"通过将琼脂糖凝胶或聚丙烯酰胺凝胶电泳产物消化后杂交分析，可定量检测甲基化位点。

2. 重亚硫酸钠法

1992 年，Frommer 等首次报道了基于亚硫酸氢钠处理的方法，并被广泛使用，成为 PCR 法检测单位点 DNA 甲基化的重要基础。经亚硫酸氢钠处理后胞嘧啶可转化为尿嘧啶，而甲基化后的 5- 甲基胞嘧啶脱氨基转化为胸腺嘧啶的概率大大降低。由此亚硫酸氢钠处理后胞嘧啶只来自于 5- 甲基胞嘧啶，而尿嘧啶残基被当作胸腺嘧啶复制，通过这种方式可有效保留 DNA 甲基化信息。

3. 亲和纯化 DNA

Illingworth 等最近开发了一项 CXXC 亲和纯化技术（CAP）以富集非甲基化的 CpG 富集的 DNA 片段（CpG 岛）。该技术使用了半胱氨酸富集的对非甲基化的 CpG 位点有高亲和性的 CXXC 结构域。CXXC 结构域对只包含甲基化的 CpG 位点或缺乏 CpG 位点的 DNA 片段几乎没有亲和性（图 14.2）。

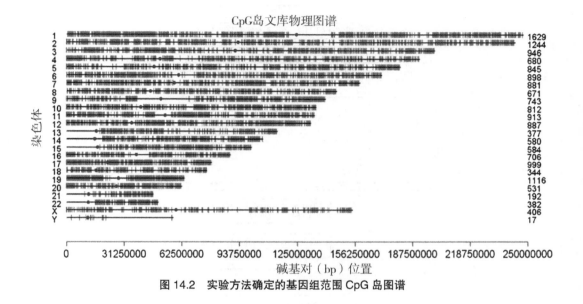

图 14.2　实验方法确定的基因组范围 CpG 岛图谱

（七）甲基化常用数据库

①人类表观基因组计划数据库（The Human Epigenome Project），http：//www. epigenome. org/。

② MethDB（the database for DNA methylation and environmental epigenetic effects），http：//www. methdb. de//。

③人类 DNA 甲基化与癌症数据库（MethyCancer），http：//methycancer. psych. ac. cn。

④ DiseaseMeth（The human disease methylation database），http：//202.97.205. 78/diseasemeth/。

（八）计算方法预测 DNA 甲基化

1. 从 DNA 序列预测胞嘧啶甲基化

从 DNA 序列预测胞嘧啶甲基化，如图 14.3 所示。

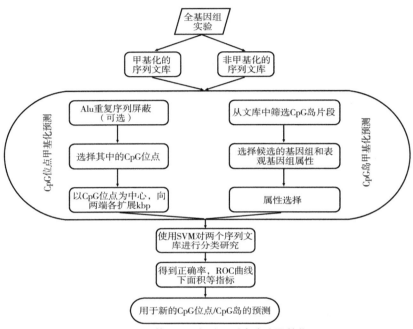

图 14.3　从 DNA 序列预测胞嘧啶甲基化

2. CpG 位点甲基化预测 [1]

Methylator（http://bio.dfci.harvard.edu/Methylator/index.html）是目前唯一的预测单个 CpG 双核苷酸甲基化状态的工具 [2]。该工具基于 MethDB 数据库 [3][4] 中人的 2839 个 DNA 甲基化模式数据，以 CpG 位点周围 39 bp 的序列模式为特征，采用支持向量机的方法得

①　Shi F，Xue Z.Progress in bioinformatics study on DNA methylation. Progress in Biochemistry and Biophysics，2009，36（2）：143-150.

②　Bhasin M，Zhang H，Reinherz E L，et al. Prediction of methylated CpGs in DNA sequences using a support vector machine. FEBS Lett，2005，579（20）：4302-4308.

③　Grunau C，Renault E，Rosenthal A，et al. MethDB–a public database for DNA methylation data. Nucleic Acids Res，2001，29（1）：270-274.

④　Amoreira C，Hindermann W，Grunau C. An improved version of the DNA methylation database（MethDB）. Nucleic Acids Res，2003，31（1）：75-77.

到了 87% 的正确率。该研究还表明，基因的非翻译区的甲基化程度要高于外显子和内含子。由于单个 CpG 双核苷酸的甲基化状态在细胞生长过程中是动态变化的[①]。因此，Methylator 的应用相对有限，不能满足组织特异分析的要求。实际上，目前尚缺乏有效的 CpG 位点的预测工具。

3. 基于序列的 CpG 岛甲基化判别[②]

2006 年，Rollins 等[③]发表了人脑组织全基因组范围的甲基化数据。基于其得到的 1948 个甲基化区域和 2386 个非甲基化区域，产生了两个预测 CpG 岛片段甲基化状态的工具——HDMFinder[④] 和 MethCGI[⑤]。

HDMFinder（http://rulai.cshl.edu/HDMFinder/methylation.htm）利用包括 Alu 在内的 17 个序列特征能够对长度为 800 bp 的 CpG 岛片段及 800 bp 的普通 DNA 序列的甲基化状况进行准确预测，并且还对 22 个常染色体中的甲基化模式进行了预测，展示了预测的人类全基因组甲基化全景谱图。

MethCGI 则专门针对 CpG 岛片段（包括 200 bp、300 bp 及 400 bp）进行了预测，正确率达到了 84%，提供了在线预测服务 (http://bioinfo.au.tsinghua.edu.cn/MethCGI/MethCGI.html)。通过分析特定转录因子结合位点在甲基化和非甲基化的 CpG 岛片段中的分布情况，得到了 4 个在两类中差异最大的转录因子结合位点，这些结合位点可能为下一步研究 DNA 甲基化的内在机理提供重要依据。另外，MethCGI 对 MethDB 数据库中包含的来自多个组织的甲基化数据也得到了较好的预测精度，表明 CpG 岛片段的甲基化模式并没有很强的组织特异性。

4. 使用基因组特征有助于识别 CpG 甲基化

为了鉴别序列相关的 DNA 属性和 CpG 岛甲基化之间的关系，Bock 等汇集了 1184 个和序列直接或间接相关的 DNA 属性，对人淋巴细胞的第 21 号染色体的甲基化状态已知的 132 个 CpG 岛构建判别模型。

① Bird A. DNA methylation patterns and epigenetic memory. Genes Dev, 2002, 16（1）: 6-21.
② Shi F, Xue Z.Progress in bioinformatics study on DNA methylation. Progress in Biochemistry and Biophysics, 2009, 36（2）: 143-150.
③ Rollins R A, Haghighi F, Edwards J R, et al. Large-scale structure of genomic methylation patterns. Genome Res, 2006, 16（2）: 157-163.
④ DasR, Dimitrova N, Xuan Z, et al. Computational prediction of methylation status in human genomic sequences. Proc Natl AcadSci USA, 2006, 103（28）: 10713-10716.
⑤ Fang F, Fan S, Zhang X, et al. Predicting methylation status of CpG islands in the human brain. Bioinformatics, 2006, 22（18）: 2204-2209.

二、组蛋白修饰的高通量分析

（一）核小体与组蛋白

组成染色质的基本单位是核小体（Nucleosome）。每个核小体均由5种组蛋白共同构成。组蛋白是指所有真核生物的细胞核中，与DNA结合的碱性蛋白质的总称。5种组蛋白分别为：H1、H2A、H2B、H3、H4。

不同的组蛋白修饰类型的作用不尽相同。组蛋白乙酰化主要促使基因表达和DNA复制，使组蛋白乙酰化定位的基因得到动态的调控；组蛋白去乙酰化则使基因沉默；组蛋白的磷酸化可以改变组蛋白的电荷，对基因转录、DNA修复和染色质凝聚等过程起调控作用；组蛋白的泛素化可以降解组蛋白的泛素标记，启动基因表达。根据对基因起到激活还是抑制作用，组蛋白修饰可以大致分为两类：激活性的组蛋白修饰和抑制性的组蛋白修饰。激活性的组蛋白修饰中最常见的是H3K4me，抑制性的组蛋白修饰中最常见的是H3K27me。

组蛋白修饰的研究内容包括：分析、建模和预测DNA序列中的组蛋白修饰；机器学习算法定位DNA序列中组蛋白占位和乙酰化、甲基化和磷酸化的位置；发现激活和抑制的组蛋白修饰；基于结构的技术设计表观遗传抑制剂；表观遗传因素的功能注释。

（二）组蛋白修饰的命名法

一个组蛋白修饰的精确表示由3个部分组成：组蛋白名称＋组蛋白尾巴上的位点＋修饰类型和个数。例如，基因转录起始位点富集普遍存在H3K4me3修饰，它是组蛋白H3上，具体的位置为第4个位置即赖氨酸（Lysine，K），该位置存在3个甲基基团。又如，H3K9ac，代表组蛋白H3上第9个位置即赖氨酸上发生的乙酰化修饰。再如，H3K9me，则表示组蛋白H3上的第9位置上的甲基化修饰，但并没有指定甲基集团的数目，则泛指组蛋白甲基化修饰，这些模糊记法已被广泛地使用。

（三）动态而又稳定的组蛋白密码

组蛋白的氨基酸残基可以接受许多种化学修饰，包括甲基化和乙酰化等修饰。质谱分析检测到组蛋白H2A有13个可以接受修饰的位点，H2B、H3和H4，则分别有12个、21个和14个可以接受修饰的位点。每个氨基酸残基位点可以发生至少一种化学修饰。组蛋白修饰可能受到细胞的生理状态的改变和外界信号的刺激而发生瞬时变化。在细胞周期的循环中，组蛋白修饰能够稳定地进行遗传。

组蛋白修饰的调控在许多生理过程中起到重要作用，这其中就包括细胞分化。研究发现组蛋白乙酰化对维持细胞的未分化和多能状态十分重要。使用组蛋白去乙酰酶抑制剂有助于维持干细胞的多能性（Pluripotency）。相反，用去乙酰酶抑制剂刺激人类成熟细胞或癌症细胞会诱导分化的进行。因此，表观遗传调控对于细胞成熟至关重要。到底是什么类型的组蛋白修饰或组蛋白修饰组合控制分化呢？如前所述，组蛋白乙酰化有助于保持细胞的多能性。

（四）基因组范围组蛋白修饰的分析方法

1. ChIP-chip 技术
ChIP 和芯片技术的联合运用，全基因组范围内的定位分析靶基因群的高通量分析。

2. ChIP-seq 技术
染色质免疫共沉淀后的 DNA，直接进行高通量测序可以检测更小的结合区段、未知的结合位点、结合位点内的突变情况，分辨率可提高到 30 ～ 50 bp。成本低、周期短，省去了标记和杂交等步骤提高了工作效率。

相关组蛋白修饰分析工具包括：TileMap、MAT、SISSRs、CisGenome、MACS 等。

（五）组蛋白修饰数据库

人类组蛋白修饰数据库（HHMD），是迄今为止收录各种实验测定的人类基因组组蛋白修饰最为全面的数据库，当前版本共涵盖了 43 种人类组蛋白修饰的大通量实验数据，并提供了通过文献挖掘的与 9 种癌症相关的组蛋白修饰。

三、核小体定位的研究

念珠状的核小体在基因组 DNA 分子上的精确位置称为核小体定位。基因组上核小体位置的确定涉及 DNA、转录因子、组蛋白修饰酶和染色质重塑复合体之间的相互作用。比如，获取编码在基因组中的遗传信息的能力依赖于核小体在 DNA 上的位置，几个核苷酸位置的变化会明显地影响基因的表达，核小体的定位、定位的去稳定或解除，可能是影响基因转录调控的重要因素。以下介绍核小体定位的计算方法 [1]。

---

① 蔡禄，赵秀娟. 核小体定位研究进展. 生物物理学报，2009，25（6）：385-394.

1. 支持向量机方法

Peckham 等[①]使用支持向量机（SVM），以 k-mer（k=1～6）频率为参数，对由 1000 个核小体形成和 1000 个抑制片段组成的酵母数据集进行训练，发现 SVM 可以较好地区分训练集中的两类片段，其 ROC（受试者操作特征曲线）分数为 95.1%。当用该模型对测试集进行预测时，ROC 分数超过 90%。

2. 概率模型方法

Segal 和他的同事们[②]从酵母中分离出 199 个长度在 142～152 bp 的核小体 DNA 序列，考虑空间障碍和核小体竞争，定义了称为表观自由能的函数，进一步利用隐马氏模型提出了"核小体 -DNA 相互作用模型"。对给定核小体 DNA 序列集，以中心为基准对齐，计算二核苷酸分布，得到 147 bp 长序列的概率，由式（14.1）计算：

$$P(S)=P_1(S_1)\prod_{i=2}^{147} P_i(S_i|S_{i-1}) \tag{14.1}$$

用式（14.1）可以计算基因组 DNA 序列的核小体组装，并从实验上得以验证。利用该模型能准确地预测酵母细胞中 50% 的核小体的位置。

3. 统计热力学模型

Teif 和 Roppe[③]考虑 DNA 序列与组蛋白的亲和力，以及 ATP 依赖的染色质重塑复合物，提出预测核小体定位的统计热力学模型。其基本思路如下：一旦重塑子遇到核小体就可以移动它，移动概率 P_m 依赖核小体、重塑子和 DNA 序列。核小体可以被向左/右无解离移动或完全被移除。核小体定位可看作核小体解离和沿一维 DNA 晶格的再结合的热力学平衡过程，核小体结合亲和力用 $K(n)$ 表示。单核小体移位模型（模拟细胞外实验）下，核小体不允许解离或从末端滑离。模型中有 4 个参数：重塑概率 P_m、基本重塑步长 s、向左移动概率 $P-s$ 和向右移动概率 $P+s$。多核小体移位模型（模拟细胞内核小体重构）与单核小体移位模型的区别是向左/右移动概率依赖于目标位点被核小体的占据率。

① Peckham H E, Thurman R E, Fu Y, et al. Nucleosome positioning signals in genomic DNA. Genome Res, 2007, 17: 1170-1177.
② Segal E, Fondufe-Mittendorf Y, Chen L, et al. A genomic code for nucleosome positioning. Nature, 2006, 442: 772-778.
③ Teif V B, Rippe K. Predicting nucleosome positions on the DNA: combining intrinsic sequence preferences and remodeler activities. Nucleic Acids Res, 2009, 37: 5641-5655.

四、印记基因的预测

基因组印记（Genomic Imprinting），是指来自父亲和母亲的基因组在个体发育中有着不同影响的一种表观遗传学现象。印记基因对于胎儿发育、个体生长与行为，特别是胎盘的发育都极为重要。基因组印记是由于两个亲本等位基因的差异性甲基化造成了一个亲本等位基因的沉默，致使另一等位基因保持单等位基因活性（Monoallelic Activity）。

印记基因在发育过程中扮演着重要的角色，它们一般在染色体上成簇分布。等位基因的抑制（Allelic Repression）被印记控制区（Imprinting Control Regions，ICRs）所调控，该区域在双亲中的一个等位基因是甲基化的。ICR 在不同区域中对印记的调控存在差异。在一些区域中，未甲基化的 ICR 组成一个绝缘子阻止启动子和增强子间的相互作用；在其他区域中，可能有非编码 RNA（non-codingRNAs）的参与，这种沉默机制与 X 染色体失活相似。环境变化可以促成基因表观修饰，表观修饰也可能引起基因突变，这种变化可以发生在生殖细胞中，并传递给下一代。

迄今实验鉴定人的印记基因发展缓慢，目前人类基因组中预测的印记基因共有 205 个（1%），其中通过实验验证具有印记表达的有 53 个；小鼠中预测的印记基因共有 600 个，其中 72 个经实验验证具有印记表达。

目前实验测得印记基因的主要方法是利用 DNA 甲基化和基因表达分析基因的印记情况，只关注染色体的一小段区域。由于基因的单等位表达可能只发生在特定亚型、组织或发育阶段，所以实验确定印记基因面临很多问题。

自从单等位基因和双等位基因不同的重复序列和 DNA 序列特性被广泛关注，人们开始利用机器学习的方法预测小鼠和人类基因的印记情况。现在国内外主要预测印记基因的方法是用机器学习方法基于基因的序列特征预测全基因组印记基因。常用的机器学习方法有基于多元统计的方法和基于支持向量机（SVM）的方法。

基于多元统计的方法中，主成分分析（PCA）和二次判别分析（QDA）分析标准化的序列特征数据。主成分分析主要思想是降低数据集（代表大量相关变量）的维度，同时保留尽可能多的变量。二次判别分析（QDA）主要用于预测序列特征集中的成员。预测变量与二次判别相结合可以最好地预测预测组成员，使每一个基因基于它的序列特征可区分为印记基因和非印记基因。

获得最好的分类是使用下列特征：GC 含量、[bp]% CpG 岛、[bp]% 简单重复序列和 [bp]% 长末端重复序列。这表明，分类编码区研究中其他变量是不显著的。

五、表观遗传学常用软件

EpiGRAPH 是 Bock 等开发的一个在线软件，用于复杂的基因组和表观基因组数据集的生物信息学分析，这样的数据集经常包括共享特定属性（如被一个特定的 TF 结合或表现进化保守的特定模式）的集合。EpiGRAPH 是界面友好的表观基因组分析和预测软件（网址：http：//epigraph. mpi-inf. mpg. de/WebGRAPH/）（图 14.4）。

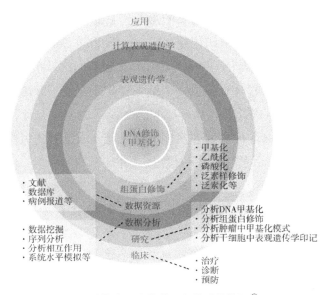

图 14.4　计算表观遗传学：新的科学范例 [①]

第三节　生物信息学技术与肿瘤

肿瘤的发生和发展具有复杂的遗传和分子机制，受到基因、环境及其交互作用的影响。肿瘤分子机制的研究，需要在细胞分子水平上综合基因组学、转录组学、表观组学、蛋白组学及代谢组学等各方面的数据，通过对大样本进行分析，有助于发现规律性的肿瘤分子靶点。最近启动的肿瘤基因组学研究已产生大量的数据，这些大数据的出现，为肿瘤分子靶点的发现提供了机遇，同时对大数据的充分挖掘、整合与利用也带来了巨大挑战。

---

① 　Lim，S J，Tan T W，Tong J C. Computational epigenetics：the new scientific paradigm. Bioinformation，2010，4（7）：331-337.

一、高通量组学大数据的特点

高通量组学研究产生的大数据一般具有"4V"特点：数据量巨大（Volume）、数据种类繁多（Variety）、价值有待深入挖掘（Value）和处理及检索响应速度快（Velocity）。现在对一个人的全基因组 DNA 双端测序，如果对每个位点平均乘以 30 的覆盖率，能产生 100 GB 的原始数据（压缩 FASTQ 格式），回帖到基因组后的 BAM 文件格式（一种以二进制储存的序列比对文件格式）可达到 150 GB 左右，这个测序深度可以满足一般的遗传性疾病研究要求。而对肿瘤这样的复杂疾病的测序，一般要求平均每个位点乘以 ω 的覆盖率，故 1 个肿瘤样本加 1 个对照样本可达到近 500 GB 的原始数据（FASTQ 文件和 BAM 文件）。对人类转录组学的双端测序，产生 3000 万的双端测序片段，总计约 20 GB 数据（压缩 FASTQ 格式）。如果再加表观遗传学的数据，一个样本可达 1 TB 的原始数据（1 TB=1024 GB）。具体到某一实验，为了发现统计学上有意义的结果，往往需对多个样本进行测序分析。现在测序成本日趋降低，以 Illumina 公司最近新推出的 XTen 测序仪为例，一个乘以 30 覆盖率的样本全基因组 2×150 的双端测序，大约花费 1 万元人民币，而单样本的转录组双端测序（RNA-seq）可产生超过 3000 万对测序片段，大约花费 5000 元人民币。由此可看出，高通量组学产生的原始数据量是巨大的。本书提及的高通量组学数据一般是指基因组学、转录组学、表观组学、蛋白组学及代谢组学数据，数据本身就具有多样性。高通量组学越发强调数据的关联性，将各种数据之间关联组合，以产生更大的价值。生命体本身具有极其复杂性，由其产生的测量数据更为复杂。在高通量组学的分析中，还需结合临床医学和样本的病理学等信息。此外，医学研究的大数据来源也存在多样性，其中还涉及伦理和个人隐私，故医学相关的大数据又具有保密性特征。

二、大数据研究中的主要工具

大数据的分析离不开生物信息人才和必要的硬件及软件条件。大数据存储和分析挖掘的数据量庞大，对数据展现的要求较高，并且很看重数据处理的高效性和价值性。对于各种组学产生的大数据，在数据处理上需要高性能计算集群（high-perfomance clusters，HPC），集群系统包含多个计算节点，每个计算节点可以是一台单独的服务器。服务器是网络环境中的高性能计算机，大数据分析时至少需具备数据库服务器和应用程序服务器。相对于普通个人用计算机来说，服务器在稳定性、安全性和性能等方面要求更高，放在中央处理器（Central Processing Unit，CPU）、芯片组、内存、磁盘系统和网络等硬件与普通计算机有非常大的区别。计算集群的存储可能达到将近 PB 级（1 PB=1024 TB）。为了实现对这些数据的快速访问，现阶段可实现计算机对硬盘并行访问。而每个计算节点内存也至少达到 100 GB，计算集群要求数以百计的中央处理器。

新一代测序（或第 2 代测序）的价格正在下降，现阶段大部分的组学数据都源自第 2 代测序技术。测序得到的原始数据是长度只有 1 bp 左右的碱基序列，要通过生物信息学工具将这些短的序列组装成长的片段甚至是整个基因组的框架，或者把这些序列比对到已有的基因组或相近的物种基因组序列上，并进一步分析得到有生物学意义的结果。不同的组学数据、测序数据分析和工具大同小异，但也有各自的特点。对测序数据分析的第一步是对数据进行质量控制，常用的软件有 FASTQC。质控后的数据需回帖到对应的基因组，可采用的软件有 BWA、Bowtie、STAR 和 GSNAP 等。对于全基因组测序数据可采用 GATK 或 samtools 检测样本的单位点变异（Mutation），如果是肿瘤配对样本，可采用 Mutect 软件。CREST 可准确检测结构变异（Structure Variation），且假阳性率较低。拷贝数变化（Copy Number Variation）的检测可用 XHMM 等。对于转录组学测序的分析，Tophat 可进行剪切拼接，cufflinks、edgeR 和 DESeq 等可进行下游的差异基因分析。融合基因的检测软件有 SOAPfuse、tophat-fusion 和 Defuse 等。随着越来越多生物信息和生物统计人员的努力，越来越多的生物信息统计分析工具正在涌现。

三、肿瘤大数据的数据库有助于新分子靶点的发现

肿瘤研究专家们正在努力借助"大数据"的力量提高疑难病症诊疗效果，一些有价值的肿瘤大数据数据库已初步建成或正在建立当中，这些大数据库已为科学研究和肿瘤新分子靶点的发现提供了极大的帮助。

Oncomine（https：//www. oncomine. org/）是一个癌症基因芯片研究数据库和整合数据挖掘平台，旨在促进来自全基因组表达谱分析的发现，挖掘癌症基因信息。截至 2014 年 3 月为止，该数据库已经收集了 715 个基因表达数据集 86 733 个癌症组织和正常组织的样本数据。Oncomine 拥有最全面的突变谱、基因表达数据和肿瘤生物标志物。肿瘤基因组图谱（TCGA，http：//cancergenome. nih. gov/）计划，由美国国家癌症和肿瘤研究所（NCT）及国家人类基因组研究所（NHGRI）联合发起，最初是研究胶质母细胞瘤和卵巢癌的基因组图谱，已经完成了多种肿瘤的基因组测序研究。

COSMIC 数据库（http：//cancer. sanger. ac. uk/cancergenome/projects/cosmic/）主要记

录与人类各种类型癌症相关的体细胞突变信息。研究人员可以在开展组学研究中，在自己研究产生的数据基础上，结合分析 Oncomine 数据，有助于促进肿瘤分子靶点的发现。

美国临床肿瘤学会（American Society of Clinical Oncology，ASCO）正在启动医疗大数据库项目（CancerLinQ，http：//cancerlinq. org/），旨在建立一个能让医生访问的超级数据库。未来将收集数以十万计癌症患者的治疗和诊断数据，医师可以查阅和利用它来指导日常的肿瘤诊疗工作。

四、寻找分子靶点的应用与挑战

所谓分子靶向治疗，就是在细胞分子水平上，针对已经明确的致癌基因片段或相关蛋白，采用与该片段或蛋白特异相结合的小分子化合物，达到抑制肿瘤细胞生长或促使肿瘤细胞特异性凋亡的目的，但不会或很少影响肿瘤周围的正常组织细胞。分子靶向治疗具有高效、低毒等特点，药物的不良反应轻微，对于携带有分子靶点的患者可明显延长生存期。例如，在临床上针对表皮生长因子受体（epithelial growth factor receptor，EGFR）和棘皮动物微管结合蛋白 4（echinoderm microtubule-associated protein-like4，EML4）与间变淋巴瘤激酶融合基因（anaplastic lymphoma kinase，ALK）的靶向治疗都是比较成功的治疗。国际上已经研制了多种以分子靶点为基础的抗癌新药，包括酶氨酸蛋白激酶（Tyrosine Kinase）抑制剂，如 Gefitinib 和 Erlotinib（靶向 EGFR）、Lapatinib（靶向 HER2）、Cetuximab（抗 EGFR 单抗）、Crizotinib（靶向 EML4-ALK）、Imatinib（靶向 BCR-ABL、KIT）、Vemurafenib、Dabrafenib（靶向 BRAF）等，这些分子靶点的一个共同之处是因基因突变被激活，而后通过不同的下游信号传导通路，促进了肿瘤的发生和增殖，这些都是肿瘤的致病基因。抑制这些靶点均能不同程度地抑制肿瘤增生。经过临床应用发现，酪氨酸蛋白激酶抑制剂并不是特异性越高越好，适当的一药多靶反而显示出明显的临床优势。由于酪氨酸蛋白激酶是一个大家族，开发针对该家族的选择性抑制剂，对药物化学家来说也是一个挑战。肿瘤分子靶点治疗的另外一个挑战是很多突变基因本身就是抑癌基因，即使其存在热点突变，也不能成为分子药物靶点，因为抑制这些基因会导致其他肿瘤的发生，对于这种情况，只能研究与其相关的上下游基因和信号通路，靶向与其相互关联的基因。

五、大数据在肿瘤诊疗行为中的作用

最近，全美排名第一的肿瘤专科医院 MD Anderson 癌症中心有一台"电脑医生

（Watson）"已投入诊疗工作。Watson 是由 IBM 公司开发的超级计算机，被誉为肿瘤专家顾问（Oncology Expert Advisor）。该计算机通过从大量患者的病例与研究数据库中寻找资料，可以迅速协助医护人员找到最有效的治疗方案。Waston 目前主要针对治疗白血病提供咨询，未来还将针对其他类型癌症提供咨询。Waston 的特点在于具备自然语言处理与分析技术，并与各种渠道的海量数据相连（各种医学期刊和教科书），医生只需要在电脑终端或 iPAD 上输入一段文字，如"患者胃镜显示幽门螺杆菌阳性"，Waston 便可以在 30 s 内给出治疗意见。众所周知，医院在每天的医疗行为中产生了很多的检查、检验与诊疗数据，但这些数据均分散于各个科案或医生手中，如果不加以整合，便白白浪费了数据资源。目前，有关人与电脑医生孰是孰非的争论还在继续，但不可否认的是，电脑医生具有以下优势：①与人类医生相比，它的知识面更加广泛，它储存了大量医学工具书、医学杂志、临床诊疗手册、百科全书、大辞典、医疗诊疗记录和医学影像等；而人脑则难以储存如此之多的内容，且随着时间推移人脑还会遗忘。②电脑医生诊断疾病的准确率高，而人类医生由于专业知识所限，对本专业之外的疾病则难以诊断。③电脑医生上岗成本低、出诊率高，而人类医生则会因生病、焦虑、失眠、离婚等情绪波动而缺席。在现有阶段内，电脑医生尚无法完全取代人类医生，它只是担当医生助理的角色，或者说将其视为可回答自然语言提问的高级搜索引擎。因为它无法取代医生具备的现场判断力与直觉，也无法行使人文关怀。但这种现象本身已足以说明，大数据对肿瘤研究与诊治带来的巨大影响。

六、利用生物信息学解决肿瘤学问题

（一）精准医学的检测和预期

系统肿瘤医学是认识并了解预言性、预防性、个体化和分享性（P4）医学的新手段。Tian 等最近提出，应用高覆盖技术将得出与患者相关的大量实体数据，包括疾病关联器官的细胞中一个或更多个与疾病相关的分子网络。通过疾病相关的分子网络可以发现早期的异常信号，最终实现肿瘤的 P4 医学。肿瘤临床生物信息学是实现系统临床学的一个重要方法，通过将临床检查结果与体征和人类肿瘤组织来源的生物信息学信息结合起来，认识临床症状和体征、疾病发展和进展及治疗策略，绘制与临床检查、病理、生化分析、影像和治疗的关系，整合在一个特定谱学类别中共同指向完整功能的离散元素。Ren 和其同事在"肿瘤生物信息学主题系列"中介绍了一个名为"分类优化工具"的计算机软件，该软件可应用于例如基因表达特征、蛋白谱等的多种检测，揭示肿瘤的表型、提高诊断的准确性。

肿瘤生物信息学在检测和预计精准医学的效率和有效性中具有重要作用，基于每一个个体基因和蛋白质表达的变异，精准医学提供最安全和有效的治疗策略。微阵列、蛋白组学、表观基因组学和新一代排序等来源的数据存在语义异质性，通过一个有效的方式整合分子、病理、放射和临床数据，为广泛分布于服务导向、模型来源基础结构的数据库的质疑提供了一个实体的解决方案。一项最近的研究在人类肝细胞肝癌基因组学分析的前提下进行了基因筛选，通过随后的小鼠模型分析和 RNA 干扰分析，发现肝癌中一个普遍的基因改变（11ql3.3 扩增）激活成纤维细胞生长因子 19（fibroblast growth factor，FGF19），导致对 FGF19 抑制剂的选择敏感性。基于每一个患者肿瘤的分子网络特征，以期可以发展出一种精确的工具，在正确的时间为正确的患者提供正确的治疗。肿瘤生物信息学和系统生物学通过治疗设计，以期改善肿瘤的预防、诊断和治疗情况。分析基因组、生物序列、大规模谱学数据和蛋白质三维结构的经典统计学技术是计算机辅助肿瘤研究中不可或缺的。

（二）肿瘤诊断标志物

肿瘤生物信息学在生物标志物的发现和证实中起着重要的作用，尤其在早期诊断相关的临床表型、判断疾病进展监测和治疗反应及评估患者生活质量的改善方面。在肿瘤多种基于基因、蛋白质、多肽、化学或者生理的变量中，生物标志物的研究从单个标志物到多个标志物、从表达到功能指标、从网络到动态网络。网络生物标志物是一类新的生物标志物，与蛋白质间关系有关，通过整合蛋白质注解、联系和信号通路的相关知识进行研究。网络生物标志物在疾病发展的不同阶段和时间点会有所改变，标志物的改变可以被检测和评估，即所谓的动态网络生物标志物，是一种新的研究方法。动态网络生物标志物可能与临床信息学有关，包括患者主诉、既往史、治疗、临床症状和体征、生化检查、影像学检查、病理及其他一些检查手段。

系统临床医学在肿瘤生物标志物的研究发展中是推荐的一种新方法。系统临床医学整合了系统生物学、临床表型、高覆盖技术、生物信息学和计算机科学，以期改善疾病的诊断、治疗和预后情况。肿瘤生物标志物应该具有网络、动态、关联，以及对于疾病诊断、治疗和预后具有特异性等特征。认识临床信息学和生物信息学间的联系是研究发展疾病新的诊断和治疗手段的第一步，也是关键的一步。这种研究方法在肾移植后急性排斥反应和肺脏疾病的研究中已经有所涉及。简而言之，在临床研究中，按照清晰和严格的入组标准将研究对象入组，进行样本搜集，将临床描述转化为一套完整的临床生物信息学信息。通过生物信息学和系统生物学，可以分析样本的基因和（或）蛋白质特征，从而探索基因和（或）蛋白质间动态网络和相互联系。

通过计算机方法筛选出的具有疾病特异性的基因和（或）蛋白质网络和动态网络与各个临床表型分别相关，可以证实并完善疾病特异性的生物标志物。然而，在系统临床医学的应用中面临许多挑战需要克服。例如，将临床描述信息转化成临床信息学信息的最优系统，以疾病严重程度、病程、部位、对治疗的敏感性和疾病进展为目标的生物信息学分析，或者是将来自临床的所有信息和高覆盖数据整合从而得出精确结论的计算机方法。除了寻找基因与蛋白质表达的变化和重要性，探索分子网络之间、分子网络和临床表型之间，以及基因和（或）蛋白质相互关系之间的变化和重要性也是一个挑战。Cun 和 Frohlich 在"肿瘤生物信息学主题系列"中报告，在一项将乳腺癌患者分级的研究中，结合蛋白质网络和关联的数据，提高了判断基因特点的能力，R 加权回归特征消去和平均通路表达是那些被检验的方法中发现识别特点最有效的方法，这一发现证实了以上观点。

（三）肿瘤相关生物学数据库

近年来，随着高通量检测和分析技术的发展与普及，与肿瘤相关的生物学数据呈指数级增长，利用数据挖掘的方法从海量数据中找出驱动基因与突变有助于阐明肿瘤发生的分子机制。然而，这些数据的管理和分析成为研究人员面临的一大挑战。不同的检测技术产生了复杂的、不同结构的生物学数据，这些原始数据必须经过标准化、结构化、添加注释及统计分析才能成为有价值的信息。同时，在高通量测序技术的价格不断降低的情况下，当前的研究对肿瘤样本的测序深度越来越高，对单个肿瘤样本的测序可以产生超过 150 GB 的数据，这对海量数据的存储与利用也提出了新的挑战。因此，生物信息学数据库的构建成为肿瘤研究的一个重要方向，也是信息处理的基础，通过大量肿瘤样本的数据分析可以得到单个实验难以获得的规律性结论。利用生物信息技术收集、存储、分析并共享与肿瘤相关的生物学数据正逐渐成为癌症研究中必不可少的技术手段，高质量的肿瘤数据库将为研究人员提供便捷的数据分析服务与数据共享平台，为揭示癌症的发生发展机制奠定基础。

现今生物学数据库因其重要作用已获得了广泛的关注与研究。伴随着生物信息学这一交叉学科的快速发展，目前已经产生了大量的数据库，并在生物学的各个研究领域产生了广泛的影响。例如，国际上三大核酸与蛋白质数据库，包括美国国家生物信息中心的 GenBank、欧洲生物信息研究所的 EMBL 及日本生物信息学中心的 DDBJ，是目前最具有影响力的生物全领域数据库，为研究人员提供了获取与共享数据的平台，极大地促进了包括肿瘤在内的相关领域研究。从 1994 年开始，Nucleic Acids Research 杂志每年都出版一期数据库专辑，收录重要的生物学数据库。Bioinformatics 杂志也设立了数据库专栏，介绍各种生物信息学数据库。另外，"精准医疗计划"的提出为生物信息学数据库的发展带来了新的契机。"精准医疗"旨在根据个体的差异为每一个病人制定个性化的预防和治疗方案，达到精确用药的目的。该计划的短期目标主要与恶性肿瘤相关，根据肿瘤的基因变异研发靶向药物，然后对病人进行临床基因诊断，按个体基因变异的情况使用不同的靶向药物。该项目一方面需要构建大量人群的肿瘤变异数据库，另一方面需要开发新的数据分析算法进行海量数据的挖掘与整合。

1. 综合性肿瘤数据库

早期的基因芯片和近年来广泛应用的二代测序技术产生了大量的生物学数据，包括 DNA 拷贝数变化（Copy Number Aberration，CNA）、基因突变、表达谱及全基因组测序数据。这些数据中蕴含着潜在的有价值的生物学信息，可以帮助人们更加深入地理解癌症，因此，对海量数据的存储和分析也具有重要意义。目前已有多个机构致力于这些数据的收集、存储及分析。在这一部分中，我们将对几个重要的综合数据库作简要介绍。

The Cancer Genome Atlas（TCGA，http：//cancergenome. nih. gov/）由美国国立癌症研究所和国家人类基因组研究所（National Human Genome Research Institute，NHGRI）资助，关注与癌症的发生和发展相关的分子突变图谱。根据癌症的发病率，TCGA 选取了 34 种癌症及其对应的正常组织样本进行比较研究，每种肿瘤都有大量的样本重复以进行癌症变异数据的深度挖掘。TCGA 拥有基因组测序中心（Genome Sequencing Centers，GSCs）、基因组数据分析中心（Genome Data Analysis Centers，GDACs）及基因组描述中心（Genome Characterization Centers，GCCs）等，能够对样本进行外显子组和基因组测序及分析，提供包括基因组拷贝数变化、表观遗传、基因表达谱、miRNA 等数据。TCGA 的数据访问权限分为两种：公开的数据包括了临床和人口数据、基因表达数据、CNA 数据、表观数据等，而需要授权的数据主要是一些个人特有数据，如原始的测序数据、单核苷酸多态性（Single nucleotide polymorphism，SNP）数据及 VCF 文件等。现在来源于 TCGA 的测序原始数据存储在癌症基因组中心（Cancer Genomics Hub，CGHub），而序列分析数据则可在 TCGA 的数据中心（TCGA Data Portal）下载。随着 TCGA 的数据的增长，目前有许多基于 TCGA 的研究，包括对癌症分类的探索、癌症的突变标志物研究、药物靶点研究等。

European Genome-phenome Archive（EGA，http：//ega. crg. eu）收集了多种测序及分型数据，如基因组关联分析、分子诊断及各种目的的测序数据。目前，该数据库已收集了超过 800 项研究的数据，数据量也达到了 1.7 PB 之巨，其中约 60% 都与肿瘤相关。这些数据的访问受到严格控制，用户可通过浏览或搜索找到需要的数据项，但是下载则需要向指定的数据访问控制机构申请。为了方便用户下载数据，EGA 还开发了基于 Java

的下载工具。

Cancer Genomics Hub（CGHub, https：//cghub. ucsc. edu）收集来自 3 个国家癌症协会项目的基因组信息：包括癌症基因图谱项目（TCGA）、癌症细胞系百科全书（Cancer Cell Line Encyclopedia，CCLE）及为有效治疗进行的治疗方案研究项目（Therapeutically Applicable Research to Generate Effective Treatments，TARGET）。CGHub 收集了来自 25 种不同类型癌症的测序数据，以 BAM 文件形式存储，目前的数据量已经超过 2 PB，并且以每周约 50 TB 的速率增长。CGHub 支持对癌症测序数据的浏览和受控制的访问，对来自于 CCLE 的数据是完全公开，而另外两个项目的数据则是需要具有授权才可以下载。CGHub 还提供了一款数据下载软件 GeneTorrent，并可在多个平台上使用。GCHub 提供的原始数据对于整合和共享癌症相关数据具有重要作用，对癌症基础研究具有极大的促进作用。

International Cancer Genome Consortium（ICGC, https：//icgc. org）是由多个国家多个研究机构组成的癌症研究团体，包含来自亚洲、澳大利亚、欧洲、北美和南美的 88 个研究团队。其目标是获取包括胆道癌、膀胱癌、血癌等多达 50 种肿瘤及其亚型的基因组、转录组和表观遗传的全部信息，并以最快的速度和最少的限制将这些数据提供给整个科研团体，促进癌症的机制和治疗研究。到目前为止，ICGC（release 19）提供了 12 979 个癌症基因组的数据，包含了 16 459 160 个简单的体细胞突变，涉及 57 543 个基因。用户可通过 ICGC 的数据中心搜索感兴趣的数据，并利用网站提供的工具下载。与 TCGA 一样，ICGC 的测序原始数据和涉及个体信息的数据如生殖细胞突变需要得到 ICGC 的授权。

Cancer Genome Anatomy Project（CGAP, http：//cgap. nci. nih. gov）是 NCI 的一个研究项目，主要收集了正常组织、前癌组织及癌细胞的基因表达水平，以期改善癌症的检测、诊断及病患治疗。CGAP 网站主要提供了 cDNA 克隆、文库、基因表达、SNP 及基因组变异信息，并且提供了一系列的分析工具，可实现对一个或多个基因、文库的搜索，发掘基因组和基因中的 SNP，获取文库中差异表达的基因，比较两个文库的差异表达基因，分析基因参与的通路，并且将这些信息可视化。

Catalogue of Somatic Mutations In Cancer（COSMIC，http：//cancer. sanger. ac. uk/ cosmic）是世界上最大最全面的有关肿瘤的体细胞突变及其影响的资源。主要提供多种肿瘤细胞基因组中的 CNA、甲基化、基因融合、SNP 及基因表达信息等。最新的版本（v74, Aug2015）中描述了超过 100 万个肿瘤样本中的 2 002 811 个点突变，涉及大部分的人类基因。除此之外，COSMIC 中还提供了超过 6×10^6 个非编码点突变、10 534 个基因融合、61 299 个基因组重排、695 504 个拷贝数异常、60 119 787 个表达异常的详细信息，并且这些信息在基因组和编码基因中都进行了注释，进而与疾病和变异类型关联起来。

COSMIC 给癌症用户提供了十分重要而全面的肿瘤基因组变异信息。

cBioPortal for Cancer Genomics（cBioPortal，http：//www. cbioportal. org）是一个癌症基因组数据探索、可视化及分析平台，提供 CNA、基因突变信息，并根据数据完整程度提供包括 mRNA 丰度、蛋白丰度及 DNA 甲基化水平等信息。目前，该平台收集了105 个肿瘤研究中的 10 473 个样本数据。用户可选取特定的样本，形成数据集，并定义一系列感兴趣的基因，分析这些基因在样本中的 CNA 的出现频率和基因突变频率。在结果中除了汇总信息外，还会针对每个基因给出 CNA 和突变在样本中的分布、突变位点和频率、共表达基因及生存曲线等；而对于用户提供的基因列表，还可生成互作网络并提供已知的相互作用的药物。cBioPortal 在发现肿瘤相关突变、分析基因的生物学功能及药物选择等方面的研究中具有重要推进作用。

UCSC Cancer Genomics Browser（UCSC 癌症基因组浏览器，https：//genome-cancer. ucsc. edu）保存癌症基因组及临床数据，并提供了数据可视化和分析的工具。该平台中收集了样本的多种信息，包括基因表达水平、CNA、通路信息等。在 UCSC 的癌症基因组浏览器中，研究人员可以对一个或几个实验中的样本及其关联的临床信息进行研究，可实现不同样本及癌症类型之间的比较，分析基因组变异与表型之间的相关性。目前，该平台收集了来自 TCGA、CLLE、ConnectivityMap 及 TARGET 的 575 个数据集，包含了超过 22 700 个样本的数据。

除了 UCSC 癌症基因组浏览器外，还有多个综合性分析平台基于 TCGA 等数据库的基因组信息综合性地分析基因组的变异与临床数据和基因表达谱的关联性。例如，癌症基因组工作平台（Cancer Genome Work Bench，CGWB，https：//cgwb. nci. nih. gov）提供了一系列工具来挖掘、整合及可视化 TCGA 等数据库中的基因组和临床数据，用户可快速地比较患者临床信息与基因组的变异及甲基化等；而 canEvolve 数据库收集了来自 90 个研究的超过 10 000 位病人的数据，为用户提供两种水平的分析数据：其一是 mRNA、miRNA、蛋白的表达水平、基因组变异、蛋白相互作用数据；其二是综合分析数据，如基因表达与 miRNA 表达、基因表达与 CNA 之间的关联、基因富集、网络分析及生存分析等。

2. 肿瘤基因组数据库

一般而言，肿瘤细胞的基因组中都存在着大量的变异，主要包括染色体结构的变异、CNA、基因融合及 SNP 等。对肿瘤的基因组变异信息的收集和整理可促进研究者对肿瘤发生发展的认识。以下介绍一些收集和整理这类信息的数据库。

arrayMap（http：//www. arraymap. org）是由苏黎世大学分子生命科学研究所构建的，

提供预处理过的肿瘤基因组芯片数据及 CNA 图谱。目前，最新版的 arrayMAP（Jan2015）包含了约 250 种癌症中获得的 64 000 多个基因组芯片数据集。用户可通过关键字搜索自己感兴趣的样本或者搜索特定文献中的样本，并在此基础上分析感兴趣的基因或基因组片段上的 CAN；用户还可以选择两个样本来比较二者的 CNA 的差异。

CaSNP（http：//cistrome. dfci. harvard. edu/CaSNP/）数据库收集了来源于 SNP 芯片的 CNA 数据，并提供查询服务。CaSNP 从 34 种肿瘤的 104 项研究中获取了约 11 500 张 SNP 芯片，基于这些芯片整理出了肿瘤基因组中的 CNA。用户可以搜索基因或者感兴趣的基因组区域，CaSNP 将返回各项研究中的染色体区域得失频率及平均的拷贝数，并提供下载链接或在 UCSC 基因组浏览器中可视化。

CanGEM（http：//www. cangem. org/）是一个公开的存储肿瘤样本的临床和芯片数据的数据库。它主要利用 arrayCGH 芯片来发掘基因的拷贝数变异。用户可以通过关键字搜索特定类型的肿瘤样本或者发掘特定基因发生拷贝数变化的样本构建个性化的数据集情况，然后基于这些样本计算变异发生的频率。CanGEM 还提供原始数据下载服务，用户可以对感兴趣的数据集进行深入的分析。

Cancer Genome Project（CGP，http：//www. sanger. ac. uk/research/projects/cancergenome）是 The Wellcome Trust Sanger Institute 下属的一个项目，主要目标是利用人类基因组序列和高通量的突变检测技术识别体细胞突变，进而发现人类肿瘤发生过程中重要的基因。该项目提供了肿瘤中的 CNA 及基因型信息，同时也提供了一些识别突变、CNA 的软件，如 BioView、GRAFT 等。

BioMuta（https：//hive. biochemistry. gwu. edu/tools/biomuta/）数据库存储了癌症细胞中基因的非同义单核苷酸变异，这些突变会影响基因的正常功能。BioMuta 中的数据来源于 COSMIC、ClinVar、UniProtKB 及一些文献中，最新版本（v2.0）中包含了 26 种癌症中的 322 922 个 SNP。用户可搜索感兴趣的基因，获得该基因在癌细胞中的突变位点及其分布频率。

3. 肿瘤 DNA 甲基化数据库

DNA 甲基化修饰是表观遗传的一个重要形式，可调控基因的转录水平，对于维持细胞正常功能具有重要作用。DNA 甲基化模式改变可能导致癌症的发生，一些抑癌基因的高甲基化导致基因表达量降低引起癌症发生，也可能导致一些抑癌的 miRNA 转录水平下降同样会引发癌症。目前也有部分数据库收集和整理肿瘤中的甲基化模式，并可与基因的表达水平比较。以下对这些数据库作简要介绍。

MethyCancer（http：//methycancer. psych. ac. cn/）数据库收集了肿瘤中的 DNA 甲基化、

重复序列、癌症相关基因、突变、CpG 岛及肿瘤相关信息。用户可搜索感兴趣的基因或基因组区域，获得相关的甲基化、重复序列、基因及 CpG 岛等信息。另外，网站还提供了一个可视化工具 MethyView，可在一个窗口中查看一个基因组区域内上述元素的相互关系。MethyCancer 可作为分析人类基因组中 CpG 岛的分布、启动子区 DNA 甲基化形式的平台，能帮助研究人员识别肿瘤中受 DNA 甲基化影响的基因，发掘潜在的表现遗传靶点。

MethHC（http：//MethHC. mbc. nctu. edu. tw）系统性地整理了来自 TCGA 的肿瘤基因组甲基化、基因表达、miRNA 甲基化、miRNA 表达及甲基化和基因表达水平的关联关系。目前，数据库收集了 18 种人类肿瘤的超过 6000 个样本、6548 张芯片及 12 567 个 RNA 测序数据。MethHC 提供了基因及其上下游的多个区域的甲基化水平、甲基化和基因表达关系、基于甲基化位点的癌症分层聚类及每种癌症中高甲基化和低甲基化的前 250 个基因列表。

MENT（http：//mgrc. kribb. re. kr：8080/MENT）数据库收集和整合了来自 Gene Expression Omnibus（GEO）和 TCGA 的 DNA 甲基化、基因表达水平数据，同时将 DNA 甲基化和基因表达水平关联起来。MENT 提供了友好的界面，用户可通过基因搜索或数据集搜索来发掘差异甲基化。基因搜索返回目标基因在哪些条件下发生差异甲基化，而数据集搜索则返回一定条件下所有差异甲基化的基因。两种搜索都可以通过设定方向、差异甲基化值和 p 值对结果进行筛选。

DiseaseMeth（http：//bioinfo. hrbmu. edu. cn/diseasemeth）收集和整理了多种人类疾病中的甲基化数据，包括癌症、神经发育和退行性疾病、自身免疫疾病等。目前，DiseaseMeth 整合了 175 个高通量数据集的数据，用户可以多种方式搜索自己感兴趣的内容，如 geneID、疾病名称等，还可以比较疾病与疾病之间、基因与基因之间及疾病与基因之间的甲基化关系。除此之外，该数据库还支持甲基化数据下载，研究者可将数据整合到自己的研究中。

除了上述针对癌症基因组甲基化的数据库外，还有一些数据库搜集和整理更为广泛的甲基化数据，如 MethDB 和 NGSmethDB。MethDB（http：//www. methdb. de/）是较早的 DNA 甲基化数据库，主要集中于环境因子对甲基化的影响。而 NGSmethDB（http：//bioinfo2.ugr. es/NGSmethDB）基于高通量测序数据，最近更新中还包含了 SNP 信息，以便后续分析。

4. 肿瘤转录组数据库

肿瘤细胞具有较强的生长和繁殖能力，生命活动旺盛，因此，与正常细胞相比，基因的转录水平和模式也存在较大的差异。转录组是特定条件下细胞内全部转录物的总和，包括多种类型的 RNA，而通常我们更关心的是编码基因的产物 mRNA，以及近年来比较热门的非编码 RNA，如小 RNA（miRNA）及长非编码 RNA（lncRNA）。我们将针对一些与肿瘤相关的转录组数据库作介绍。

Gene Expression Omnibus（GEO，http：//www. ncbi. nlm. nih. gov/geo/）是美国国家生物技术中心（NCBI）的一个子数据库，是一个免费且公开的生物数据存储平台，主要存储包括基因芯片、第二代测序及其他高通量的功能基因组学数据。GEO 将提交的原始数据分为 3 个层次：平台、系列和样本。这些原始数据又进一步组成不同的数据集，并在 GEO 生成基因表达谱。用户可通过搜索获得感兴趣的数据集，利用 GEO 提供的 t 检验或聚类发掘感兴趣的基因及其表达谱，还可进一步搜索与之表达谱相似的基因。GEO 的原始数据符合 MIAME（Mini-mum information about a microarray experiment）数据标准（http：//www. ncbi. nlm. nih. gov/geo/info/MIAME. html），提供了包括原始数据、处理后数据、样本信息、实验设计方案、芯片注释信息及实验和数据处理流程等信息。GEO 还支持数据下载，用户可将感兴趣的样本或数据集下载下来，用于自己的研究。

ArrayExpress（https：//www. ebi. ac. uk/arrayexpress/）是欧洲生物信息协会（EMBL-EBI）下属的功能基因组数据库，收集整理基于芯片和测序的基因组数据。其数据一部分是直接提交到 ArrayExpress，另一部分是从 GEO 导入的，目前收集了 7000 个测序研究及 42 000 个基于芯片的研究中的超过 1.5×10^{6} 个样本数据。ArrayExpress 的数据格式符合 MIAME 和 Minimum Information about Sequencing Experiment（MINSEQE，http：//www. fged. org/projects/minseqe/）标准，包含了详细的样本和实验信息，用户可通过关键字搜索感兴趣的样本。网站还提供了统一的数据提交工具 Annotare，方便用户提交数据。Oncomine（https：//www. oncomine. org/）致力于收集、标准化并分析肿瘤样本的基因表达谱芯片数据，为生物医药领域的研究者提供肿瘤转录组数据。目前，Oncomine 已经收集了来自 715 个数据集的 86 733 个样本，用于识别肿瘤基因组中失调的基因、通路和调控网络。Oncomine 可提供基因在肿瘤样本和正常样本间、肿瘤样本和肿瘤样本间、正常样本和正常样本间的差异表达、基因表达谱、共表达基因等信息。用户可选择一组样本，如肿瘤类型、耐药性、组织类型等，获得显著高表达和低表达的基因,同时可联合不同样本,分析共同显著差异的基因，帮助用户从大量的差异表达基因中挑选在多样本中都显著差异的基因。对于获得的一系列感兴趣基因，用户还可进行筛选，作富集分析，并可视化受影响的通路等。需要注意的是，Oncomine 是一个面向非营利团体的受密码保护的数据分析平台，因此用户需要注册才可使用其服务。

OncomiRDB（http：//bioinfo. au. tsinghua. edu. cn/member/jgu/oncomirdb/）的目标

是收集和注释通过实验验证的对癌症具有促进或抑制作用的 miRNA。该数据库中的 miRNA 至少符合以下一条：调控至少一种与肿瘤相关的表型或细胞过程，如增殖、凋亡、迁移、侵袭、衰老和细胞周期调节；或者有实验证据证明直接调控至少一个原癌基因或抑癌基因。该数据库的所有数据是通过人工收集和整理，目前包含 2259 条调控关系，涉及 328 个 miRNA 及 829 个靶基因。用户可直接搜索某种 miRNA，也可以通过模糊搜索得到 miRNA 及靶基因列表，还可以限定组织、肿瘤类型及 miRNA 功能分类，获得特定细胞类型中的特定类型的 miRNA 及其靶基因，结果可以以列表和图形方式给出。用户还可直接下载 OncomiRDB 中提供的全部调控关系，这些高可信度的 miRNA- 靶基因关系是 miRNA 功能研究的重要资源。

miRCancer（http：//mircancer. ecu. edu/）提供了较为全面的 miRNA 集合及它们在多种肿瘤中的表达情况。miRCancer 中的数据获取过程如下：首先利用文本挖掘方式从 PubMed 中搜索与 miRNA 相关的文章，并获取 miRNA 的表达情况，再人工验证，以提高数据的准确度。目前，数据库中已经搜集了 44 000 余种 miRNA，包括 176 种肿瘤中的 3700 多个肿瘤相关的 miRNA。用户可直接搜索某种 miRNA，结果页面将给出其在不同肿瘤样本中的表达情况及相关文献；也可以限定 miRNA 和肿瘤类型，结果页只列出该肿瘤中的相关研究。另外，数据库还提供了两种分析工具，可对不同物种或肿瘤中的 miRNA 进行聚类分析或卡方检验。

SomamiR（http：//compbio. uthsc. edu/SomamiR/）数据库主要收集 miRNA 及其靶序列上的突变，miRNA 上的突变会改变其识别的靶序列，而靶序列上的突变则可能导致 miRNA 结合能力减弱甚至不能结合。SomamiR 数据库提供了 miRNA 序列上的体细胞突变、利用 CLASH、PAR-CLIP、HITS-CLIP 实验获得的靶序列中的体细胞突变、预测的靶序列中的体细胞突变等。另外，数据库还提供了存在 miRNA 靶序列体细胞突变且肿瘤相关的基因及其参与的通路，受影响的通路可在 KEGG 通路中展示。数据库中的所有内容都可以免费下载。

ChiTaRS（http：//chitars. bioinfo. cnio. es/）数据库记录了来自人类、小鼠、果蝇等 8 个物种中的嵌合转录本，同时收集了 1400 个人类癌症基因组序列断点及与之对应的嵌合转录本的表达水平数据。用户可搜索某种疾病中染色体上的断点及涉及的基因，也可提供一段 DNA 序列检查是否存在断点，还可以比较不同物种中的断点。这些断点信息及在各物种中的比较可帮助我们理解嵌合转录本的进化及其在肿瘤发展中的作用。

5. 肿瘤蛋白组数据库

蛋白是生命活动的主要承担者，细胞的各项生命活动都与蛋白有着密切的联系，因此，细胞内蛋白的种类、数目和形式对细胞功能起着重要的作用。蛋白结构变异、蛋白修饰的改变及蛋白含量的变化等导致细胞的生长和代谢变化是肿瘤发生的重要因素。对于肿瘤细胞中蛋白的种类、含量及修饰的记录对于解析肿瘤的表型具有重要的价值。我们将介绍一些与肿瘤细胞中蛋白组相关的数据库。

Clinical Proteomic Tumor Analysis Consortium（CPTAC，http：//proteomics. cancer. gov/programs/cptacnetwork）是由 NCI 启动的一项旨在识别和描述肿瘤组织和正常组织中的全部蛋白，整合基因组和蛋白组的数据，发掘可作为肿瘤生物标记的候选蛋白并排序，最终在一组相关样本中验证。CPTAC 由蛋白组特征研究中心（PCCs）、数据整合中心及资源中心组成。PCCs 通过质谱测定肿瘤组织中的蛋白类型、含量、蛋白修饰等，数据整合中心负责将 PCCs 的数据整理并公开，资源中心负责整理和发放样品及实验的参考材料等。目前，CPTAC 已发表近 20 项蛋白组研究，主要是直结肠癌、卵巢癌和乳癌中的蛋白组研究及一些对于实验条件和技术的测试性研究。目前 CPTAC 提供的数据还较少，还处于起步阶段，但是与 TCGA 这类大型的基因组研究项目类似，未来 CPTAC 可能成为蛋白组研究的重要资源，可提供高质量的癌症蛋白组数据。

dbDEPC（http：//lifecenter. sgst. cn/dbdepc/）是一个专门收集肿瘤样本中出现的差异表达蛋白的数据库。最新版本（v2.0）收集了来自 241 篇文献的 331 项质谱数据，在 20 种肿瘤中发现了 4029 个差异表达蛋白。用户可通过关键字或蛋白序列搜索特定蛋白，获得该蛋白发生差异表达的样本及其表达谱；也可以浏览特定样本或特定质谱数据中差异表达的蛋白。

Cancer Proteome Variation Database（CanProVar，http：//bioinfo. vanderbilt. edu/canprovar/）是一个存储人类蛋白组中的体细胞和生殖细胞发生的单个氨基酸突变，特别是那些与肿瘤发生和发展有关系的氨基酸突变。CanProVar 中的数据主要来源于 TCGA、COSMIC、OMIM、HPI 等数据库及一些研究文献。目前，该数据库包含了 11 445 个与肿瘤相关的蛋白突变位点及超过 40 000 个与癌症无关的蛋白突变位点。用户可在网站中搜索特定蛋白或者某种肿瘤，获取蛋白的突变情况，在结果页面会给出蛋白的基本信息、GO 注释及相关的研究文献。

CancerPPD（http：//crdd. osdd. net/raghava/cancerppd/）收集了通过实验验证的具有抗肿瘤作用的肽段（ACP）和蛋白，这些数据来源于公开发表的文献、专利和其他的数据库。目前，CancerPPD 包含了 3491 个 ACP 及 121 个抗肿瘤的蛋白。对于每一个条目，该数据库都提供了全面的注释信息，包括来源、肽段的特性、抗癌活性、羧基端和氨基端修饰、构象及肽段的四级结构等。用户可搜索和浏览蛋白、ACP，查看与之相关的注释信息。除此之外，网站提供了多种比对工具，用户可通过比对来搜索序列或结构相似的肽段。

Cancer3D（http：//cancer3d. org/）数据库整合了来自 TCGA 和 CCLE 的体细胞错义突变信息，在蛋白结构水平上分析其对蛋白功能的影响。该数据库为每个蛋白提供了两个不同的分析工具：e-Driver 和 e-Drug。e-Driver 可展示突变在蛋白中的位置、存在的结构域、与之相互作用的蛋白，并提供蛋白结构的 3D 视图，帮助用户判断突变对蛋白功能的潜在影响；e-Drug 可提供蛋白突变对药物活性的影响，可查看不同结构域上的突变对药物活性的影响，可帮助用户发掘出蛋白中可能的药物靶点结构域。Cancer3D 提供的这两项服务可帮助研究者评估突变对蛋白功能及药物效果的影响，理解肿瘤突变和耐药性的关系，具有重要的应用价值。

6. 癌基因数据库

肿瘤相关基因包括原癌基因和抑癌基因，大部分都与细胞的生长、增殖、迁移、侵袭、衰老、凋亡及细胞周期有关。随着研究的深入，已经发现许多与肿瘤相关的基因。对于已知肿瘤相关基因的收集、整理并共享可帮助研究者快速获得大量的肿瘤相关基因的信息，减少研究者的时间成本。以下对一些肿瘤相关基因的数据库作简单介绍。

DriverDB（http：//driverdb. ym. edu. tw/DriverDB/）收集了来自 TCGA、ICGC、TARGET 等数据库的总共 6000 多个外显子组测序数据，并利用 dbSNP、COSMIC 等注释信息和生物信息学方法识别肿瘤驱动基因。用户可通过"Cancer"页面选取特定的肿瘤类型，得到该肿瘤中的驱动基因列表，并可获得它们的基因本体信息（GO），参与的通路及基因间的互作关系等。而通过"Gene"页面可搜索感兴趣的基因，查看该基因不同区域在不同肿瘤中的突变频度。另外，网站还提供元分析（Meta-Analysis），用户可选取一组样本做个性化分析。

Network of Cancer Genes（NCG，http：//ncg. kcl. ac. uk/）收集和整理了多种肿瘤中的已知和候选的肿瘤相关基因。候选基因数据主要来源于基因组测序、外显子测序及基因筛选实验（gene panel screening）。最新版（v5.0）中包含了 518 个已知的肿瘤相关基因及 1053 个候选基因，覆盖了 49 种肿瘤，同时提供了 miRNA 与基因之间的调控关系。用户可浏览或搜索一个或多个基因，获得与该基因相关的功能和疾病注释信息、突变信息、表达谱、miRNA 及蛋白互作关系等，还可以可视化 miRNA 调控关系和蛋白互作网络，用户可保存获得的结果。除此之外，用户还可下载全部肿瘤相关基因。

TP53MULTLoad（http：//p53.fr）是一个人工收集的有关 TP53 基因突变的网站，包含了 UMDTP53（http：//www. umd. be：2072/）数据库及与 TP53 有关的信息。用户可利用该网站获取到 P53 蛋白的所有点突变的相关信息，如生化活性等。同时，该网站还提供有关 TP53 的分析工具，如 TP53 Mut Assessor，允许用户在个人电脑上获取 P53 各种突变多方面的信息。

7. 肿瘤与药物数据库

肿瘤细胞的耐药性是临床肿瘤治疗失败的主要原因之一，因此，寻找耐药靶点成为肿瘤药物开发领域的热点之一。除了耐药性，肿瘤细胞对药物的敏感性、药物的不良反应、肿瘤细胞的潜在药物靶点开发等也是肿瘤药物的重要研究方向，且依赖于医疗临床大数据的采集和分析。数据库的构建使得结构化的数据便于进行统计分析，从而研究治疗方案及疗效评价、药物不良反应情况、肿瘤病人的治疗现状等，有助于深度挖掘肿瘤细胞与药物之间的关联，为精准医疗提供参考依据，促进肿瘤新药研发。

Genomics of Drug Sensitivity in Cancer（GDSC，www. cancerRxgene. org）由英国桑格研究院（Sanger Institute）开发，收集肿瘤细胞对药物的敏感度和反应。癌基因组的变异会影响临床治疗的效果，不同的靶点对药物的反应也有很大不同。因此，这类数据对于发现潜在的肿瘤治疗靶点十分重要。GDSC 的数据来自 75 000 个实验，描述了约 200 个抗癌药物在 1000 多种肿瘤细胞中的反应。该数据库中的癌基因组突变信息来自 COSMIC 数据库，包括癌基因点突变、基因扩增与丢失、组织类型及表达谱等。用户可以从化合物、癌基因和细胞系 3 个层面对数据库进行检索，癌基因或细胞系对不同药物的反应会被详细列出，并且结果会以图形化的界面加以展示，包括统计分析、火山图及相关文献等。检索结果及整个数据库都可由用户下载以进行后续分析。

canSAR（http：//cansar. icr. ac. uk）是由英国癌症研究院（The Institute of Cancer Research）开发，致力于帮助药物开发与肿瘤转化医学研究。该数据库包含了多种类型的数据，包括生物学、药理学、化学、结构生物学和蛋白质相互作用网络。这些不同类型的数据被整合起来以解决复杂的生物学问题，例如，某个蛋白在不同肿瘤类型中的表达情况或突变情况，哪些化合物可以影响某类肿瘤细胞系的生长，某类药物会结合哪些蛋白并影响其生物学活性等。用户可以通过基因、蛋白、蛋白家族、蛋白 3D 结构、细胞系及药物来浏览或查询整个数据库，结果以详细列表的形式展示，并链接到相关信息资源。目前 canSAR 包含 2 万多个蛋白，约 1.2 万种细胞系，100 万个化合物结构，整合了 Array Express、UniProt、COSMIC 等 11 种数据源的数据。

Cancer Resource（http：//bioinformatics. charite. de/cancerresource）致力于收集与肿瘤相关的化合物与靶标之间的联系，由柏林夏洛特医科大学开发。众多的生物学和医学实验发现了多种化合物可以用于激活或者抑制与肿瘤相关的癌基因，这些化合物可能成为潜在的药物靶点。然而这些信息都存在于大量的文献中，需要用文献挖掘的方法提取有用的信息。Cancer Resource 通过文献挖掘以及整合多种数据源的方式收集并发现了大量化合物及其靶点的信息。用户可以选择多种检索数据库的方式，包括搜索化合物、靶标、细胞系、突变、信号通路等。结果页面包含化合物与靶标的详细信息、表达图谱及相关数据来源链接等。该数据库收录了近 50 000 个化合物，3000 多个与肿瘤相关的蛋白，2000 多个细胞系及约 9×10^5 条突变信息。由于整合了多种数据源，Cancer Resource 提供的数据资源非常全面，将有助于精准医药的开发与研究。

CancerDR（http：//crdd. osdd. net/raghava/cancerdr）是另一个有助于精准医疗的数据库，由印度 CSIR 微生物技术研究所开发维护。耐药性是肿瘤治疗的一大障碍，药物靶点的突变是肿瘤产生耐药性的重要原因之一。CancerDR 收集了 148 种抗癌药物及它们在 952 种细胞系中的药理状况，对于每一个药物靶点提供了序列的天然变体、突变体、三维结构和序列突变信息。其界面允许用户通过药物靶点、细胞系、药物名称和三维结构来检索或者浏览数据库，检索结果将以列表的形式展现。同时，还开发了一些在线分析工具，例如，突变序列比对和聚类分析等。该数据库有助于发现新的药物靶点突变，并识别能杀死多种癌细胞的药物分子，从而促进肿瘤耐药性的治疗。

另一个更广泛收集耐药性信息的数据库是由剑桥大学开发的 Platinum（http：//structure. bioc. cam. ac. uk/platinum）。该数据库不局限于肿瘤数据，包含超过 1000 种蛋白配体复合物的三维结构突变，以及这些突变对其亲和力的影响。这些数据由人工从 180 多篇相关文献中提取得到，共有 200 多个复合物。Platinum 的用户搜索界面包括多种限制条件，能使用户快速精确地从数据库中检索出需要的信息。该数据库将蛋白质结构突变与配体的亲和力关联起来，有助于研究由突变引起的疾病耐药性。

七、问题与展望

肿瘤生物信息学数据库发展迅速，但同时也存在一些问题与挑战。例如，与肿瘤相关的数据积累越来越快，单个研究课题就可能产生 10 TB 以上的原始数据，分析处理这些数据将耗费巨大的计算资源，如果要进行大规模数据分析所需要的资源将是难以承受的，如何将这些海量数据有效地存储起来，并以适当的格式提供给研究人员成为亟须解决的问题。在数据迅速积累的情况下保持数据库的及时更新与升级也是非常重要的问题。另外，由于组学数据格式并不统一，现有的数据库大多只针对某一种组学数据或某一类特定的数据类型，整合多种数据类型可以促进寻找肿瘤驱动基因及治疗靶点，如何将独立的、分散的数据库中的信息整合到一起并开发新的数据整合算法，形成标准化、全方面的肿瘤信息数据库是目前该研究领域的新挑战。最后，目前广泛应用的肿瘤数据库主要集中在欧美等国，而我国有一些高发肿瘤类型在西方国家并不高发，如鼻咽癌和食管癌，因此，这两类肿瘤的相关数据相对较少，研究也不多；反之，在西方国家高发的黑色素瘤在我国发病率极低。此外，由于人种的差异，同一种肿瘤在不同人种中的易感位点和基因突变频率也不尽相同。因此，需要开发一些针对我国特有高发肿瘤类型或者针对亚洲人群的数据库，为我国的肿瘤研究提供高质量的数据服务与对比分析，同时完善全球肿瘤研究的数据资源。

目前，国内癌症研究相关数据库主要涉及癌症病例的收集和整理的肿瘤登记数据库，以及针对 miRNA、甲基化等热门领域的数据库。前者根据癌症病例数据的特点设计适宜的数据库结构，提高病例信息的管理水平，是循证医学十分重要的资源。目前，已有针对乳腺癌、原发骨肿瘤、脑肿瘤等癌症的数据库，收集和整理了不同癌症患者的病例信息。而 miRNA、甲基化是目前生物学研究的前沿和热门领域，也是国内癌症研究的重要方向。除了前述的 MethyCancer、DiseaseMeth 及 OncomiRDB 等数据库外，还有多个数据库也是针对这些热门领域的。dbDEMC 和 nc2Cancer 都是人类癌症相关的非编码 RNA 数据库，分别记录了非编码 RNA 的表达谱及其与肿瘤的关系；而李孟娇等构建的有关喉癌的数据库则整理与喉癌相关的基因、蛋白及 miRNA 甲基化和表达数据。这些数据库的构建为国内的癌症研究积累了重要的具有地域特色的癌症基础数据，为针对本国的肿瘤研究奠定了一定的基础。值得注意的是，我国肿瘤病例登记目前还处在初级阶段，信息分散且数据量比较有限，需要更多的努力来整合并扩大覆盖面；而针对热门领域的数据库要注重数据库的维持和更新，保持数据库的时效性，进一步提高数据的科研和应用价值。

虽然存在问题与挑战，肿瘤生物信息学数据库已经为肿瘤研究做出了巨大的贡献。癌症研究领域丰富的实验数据促进了一大批肿瘤生物信息学数据库的出现，这些数据库所提供的在线数据分析功能与下载平台又大大地促进了我们对肿瘤发生发展机制的认识。随着生物学大数据时代的到来，利用生物信息学进行数据分析与诠释已经成为实验研究不可或缺的手段与资源。随着日新月异的技术革新与精准医疗项目的开展，必定会出现更多的肿瘤数据库，并最终从根本上改变癌症的诊断和治疗方式。

（孙铭娟　杨生生　王梁华）

参考文献

[1] Hackenberg M，Previti C，Luqueescamilla P L，et al. CpG cluster：a distance-based algorithm for CpG-island detection. BMC Bioinformatics，2006，7（1）：1-13.

[2]　Bock C，Walter J，Paulsen M，et al. CpG island mapping by epigenome prediction. Plos Comput Bio. 2007：3（6）：e110.

[3]　Lim S J，Tan T W，Tong J C. Computational epigenetics：the new scientific paradigm. Bioinformation，2010，4（7）：331-337.

[4]　Chen H，Wang Y，Bai C，et al. Alterations of plasma inflammatory biomarkers in the healthy and chronic obstructive pulmonary disease patients with or without a cute exacerbation. J Proteomics，2012，75（10）：2835-2843.

[5]　Hood L，Friend S H. Predictive，personalized，preventive，participatory（P4）cancer medicine. Nat Rev Clin Oncol，2011，8（3）：184-187.

[6]　Hood L，Heath J R，Phelps M E，et al. Systems biology and new technologies enable predictive and preventative medicine. Science，2004，306（5696）：640-643.

[7]　Tian Q，Price N D，Hood L. Systems cancer medicine：towards realization of predictive，preventive，personalized and participatory（P4）medicine. J Intern Med，2012，271（2）：111-121.

[8]　Wang X，Liotta L. Clinical bioinformatics：a new emerging science. J Clin Bioinforma，2011，1（1）：1.

[9]　Wang X. Role of clinical bioinformatics in the development of network-based Biomarkers. J Clin Bioinforma，2011，1（1）：28.

[10]　Ren X，Wang Y，Wang J，et al. A unified computational model for revealing and predicting subtle subtypes of cancers. BMC Bioinformatics，2012，13（1）：1-11.

[11]　Gonz61ez Behrdn A，Tagger B，Finkelstein A. Federated ontology based queries over cancer data. BMC Bioinformatics，2012，13（Suppl1）：S9.

[12]　Sawey E T，Chanrion M，Cai C，et al. Identification of a therapeutic strategy targeting amplified in liver cancer by oncogenomic screening. Cancer Cell，2011，19（3）：347-358.

[13]　Nagl S. Cancer bioinformatics：from therapy design to treatment. John Wiley & Sons，2006：287.

[14]　Zhou Jiebai，Wang Xiangdong. The new ways of tumor bioinformatics：system of clinical medicine. Translational Medicine，2012，1（1）：41-43.

[15]　Benson D A，Clark K，Karschmizrachi I，et al. GenBank. Nucleic Acids Res，2015，43（Database issue）：D25-30.

[16]　Li W，Cowley A，Uludag M，et al. The EMBL-EBI bioinformatics web dnd programmatic tools framework. Nucleic Acids Res，2015，43（W1）：W580-584.

[17]　Kodama Y，Mashima J，Kosuge T，et al. The DDBJ Japanese Genotype-phenotypeArchiveforgeneticandphen otypichuman data. Nucleic Acids Res，2015，43（Database issue）：D18-22.

[18]　Weinstein J N，Collisson E A，Mills G B，et al. The cancer genome Atlas Pan-Cancer analysis project. Nat Genet，2013，45：1113-1120.

[19]　Hoadley K A，Yau C，Wolf D M，et al. Multiplatform analysis of 12 cancer types reveals molecular classification within and across tissues of origin. Cell，2014，158（4）：929-944.

[20]　Alexandrnv L B，Nik-Zainal S，Wedge D C，et al. Signatures of mutational processes in human cancer. Nature，2013，500（7463）：415-421.

[21] Grieb B C，Chen X，Eischen C M. MTBP is overexpressed in triple-negative breast cancer and contributes to its growth and survival. Mol Cromer Res，2014，12（9）：1216-1224.

[22] Lappalainen I，Almeida-King J，Kumanduri V，et al. The European Genome-phenome Archive of human data consented for biomedical research. Nat Genet，2015，47（7）：692-695.

[23] Wilks C，Cline M S，Weiler E，et al. The Cancer Genomics Hub（CGHub）：overcoming cancer through the power of torrential data. Database（Oxford），2014，2014（5）：1229-1245.

[24] International Cancer Genome Consortium. International network of cancer genome projects. Nature，2010，464（7291）：993-998.

[25] Strausberg R L，Buetow K H，Emmert-Buck M R，et al. The cancer genome anatomy project：building an annotated gene index. Trends Genet，2000，16（3）：103-106.

[26] Forbes S A，Beare D，Gunasekaran P，et al. COSMIC：exploring the worlds knowledge of somatic mutations in human cancer. Nucleic Acids Res，2015，43（Database issue）：D805-811.

[27] Gao J，Aksoy B A，Dogrusoz U，et al. Integrative analysis of complex cancer genomics and clinical profile susing the cBioPortal. Sci Signal，2013，6（269）：pl1.

[28] Goldman M，Craft B，Swatloski T，et al. The UCSC cancer genomics browser：update2015. Nucleic AcidsRes，2015，43（Database issue）：D812-817.

[29] Zhang J，Finney R P，Rowe W，et al. Systematic analysis of genetic alterations in tumors using Cancer Genome WorkBench（CGWB）. Genome Res，2007，17（7）：1111-1117.

[30] Samur M K，Yan Z，Wang X，et al. can Evolve：a web portal for integrative oncogenomics. PLoS One，2013，8（2）：e56228.

[31] Cai H，Gupta S，Rath P，et al. ArrayMap 2014：an updated cancer genomere source. Nucleic Acids Res，2015，43（Database issue）：D825-830.

[32] Cao Q，Zhou M，Wang X，et al. CaSNP：a database for interrogating copy number alterations of cancer genome from SNP array data. Nucleic Acids Res，2011，39（Database issue）：D968-974.

[33] Scheinin I，Myllykangas S，Borze I，et al. Can GEM：mining gene copy number changes in cancer. Nucleic Acids Res，2008，36（Database issue）：D830-835.

[34] Timms B. Cancer genome project to start. Eur J Cancer，2000，36（6）：687.

[35] Wu T J，Sham saddini A，Pan Y，et al. A framework for organizing cancer-related variations from existing databases，publications and NGS data using a High-performance Integrated Virtual Environ. Database（Oxford），2014，2014：bau022.

[36] Formosa A，Lena A M，Markert E K，et al. DNA methylation silences miR-132 in prostate cancer. Oncogene，2013，32（1）：127-134.

[37] He X，Chang S，Zhang J，et al. Methy Cancer：the database of human DNAmethylation and cancer. Nucleic Acids Res，2008，36（Database issue）：D836-841.

[38] Huang W Y，Hsu S D，Huang H Y，et al. Meth HC：a database of DNA methylation and gene expression in human cancer. Nucleic Acids Res，2015，43（Database issue）：D856-861.

[39] Back S J，Yang S，Kang T W，et al. MENT：methylation and expression database of normal and tumor

tissues. Gene，2013，518（1）：194-200.

[40]　Barrett T，Wilhite S E，Ledoux P，et al. NCBIGEO：archive for functional genomics datasets-update. Nucleic AcidsRes，2013，41（Databaseissue）：D991-995.

[41]　Lv J，Liu H，Su J，et al. Disease Meth：a human disease methylation database. Nucleic Acids Res，2012，40（Database issue）：D1030-1035.

[42]　Negre V，Grunau C. The Meth DBDAS server：adding an epigenetic information layer to the human genome. Epigenetics，2006，1（2）：101-105.

[43]　Geisen S，Barturen G，Alganza A M，et al. NGS methDB：an updated genome resource for high quality，single-cytosine resolution methylomes. Nucleic Acids Res，2014，42（Database issue）：D53-59.

[44]　Kolesnikov N，Hastings E，Keays M，et al. Array Express update-simplifying data submissions. Nucleic Acids Res，2015，43（Database issue）：D1113-1116.

[45]　Rhodes D R，Kalyana-Sundaram S，Mahavisno V，et al. Oncomine3.0：genes，pathways，and networks in a collection of 18，cancer gene expression profiles. Neoplasia，2007，9（2）：166-180.

[46]　Wang D，Gu J，Wang T，et al. OncomiRDB：a database for the experimentally verified oncogenic and tumor-suppressive microRNAs. Bioinformaties，2014，30（15）：2237-2238.

[47]　Xie B，Ding Q，Han H，et al. miRCancer：a microRNA. Cancer association database constructed by text mining on literature. Bioinformatics，2013，29（5）：638-644.

[48]　Bhattacharya A，Ziebarth J D，Cui Y. Somami R：a database for somatic mutation simpacting microRNA function in cancer. Nucleic Acids Res，2013，41（Database issue）：D977-982.

[49]　Frenkel-Morgenstern M，Gorohovski A，Vucenovic D，et al. ChiTaRS 2. 1—an improved database of the chimeric transcripts and RNA-seq data with novel sense–antisense chimeric RNA transcripts. Nucleic Acids Res，2015，43（Database issue）：D68-75.

[50]　Ellis M J，Gillette M，Carr S A，et al. Connecting genomic alterations to cancer biology with proteomics：the NC1 Clinical Proteomic Tumor Analysis Consortium. Cancer Discov，2013，3（10）：1108-1112.

[51]　He Y，Zhang M，Ju Y，et al. dbDEPC2. 0：updated database of differentially expressed proteins in human cancers. Nucleic Acids Res，2012，40（Database issue）：D964-971.

[52]　Li J，Duncan D T，Zhang B. CanPro Var：a human cancer proteome variation database. Hum Mutat，2010，31（3）：219-228.

[53]　Tyagi A，Tuknait A，Anand P，et al. Cancer PPD：a database of anticancer peptides and proteins. Nucleic Acids Res，2015，43（Database issue）：D837-843.

[54]　Portapardo E，Hrabe T，Godzik A. Caneer3D：understanding cancer mutations through protein structures. Nucleic Acids Res，2015，43（Database issue）：D968-973.

[55]　Cheng W C，Chung I F，Chen C Y，et al. Driver DB：an exome sequencing database for cancer drivergene identification. Nucleic Acids Res，2014，42（Database issue）：D1048-1054.

[56]　An O，Pendino V，DAntonio M，et al. NCG 4. 0：the network of cancer genes in the era of massive mutational screenings of cancer genomes. Database（Oxford），2014，2014：bau015.

[57]　Leroy B，Fournier J L，Ishioka C，et al. The TP53 website：an integrative resource centre for the TP53

mutation database and TP53 mutant analysis. Nucleic Acids Res，2013，41（Database issue）：D962-969.

[58] Hamroun D，Kato S，Ishioka C，et al. The UMDT P53 database and website：update and revisions. Hum Mutat，2006，27（1）：14-20.

[59] Yang W，Soares J，Greninger P，et al. Genomics of Drug Sensitivity in Cancer（GDSC）：are source for the rapeutic biomarker discovery in cancer cells. Nucleic Acids Res，2013，41（Database issue）：D955-961.

[60] Bulusu K C，Tym J E，Coker E A，et al. canSAR：updated cancer research and drug discovery knowledge base. Nucleic Acids Res，2014，42（Database issue）：D1040-1047.

[61] Ahmed J，Meinel T，Dunkel M，et al. CancerResource：a comprehensive database of cancer-relevant proteins and compound interactions supported by experimental knowledge. Nucleic Acids Res，2011，39（Database issue）：D960-967.

[62] Kumar R，Chaudhary K，Gupta S，et al. Cancer DR：cancer drug resistance database. Sci Rep，2013，3：1445.

[63] Pires D E，Blundell T L，Ascher D B. Platinum：a database of experimentally measured effects of mutations on structurally defined protein-ligand complexes. Nucleic Acids Res，2015，43（Database issue）：D387-391.

[64] Yang J，Cai H. the Cancer-related Bioinformatics databases. Biotechnology Bulletin，2015，31（11）：89-101.

[65] Baumann V，Winkler J. miRNA-based therapies：strategies and delivery platforms for oligonucleotide and non-oligonucleotide agents. Future Med Chem，2014，6：1967-1984.

[66] Bock C，LengauerT. Computational epigenetics. Bioinformatics，2008，24：1-10.

[67] Lim S J，Tan T W，Tong J C. Computational epigenetics：the new scientific paradigm. Bioinformation，2010，4：331-337.

[68] 李金平，李宏，廉斌，等.乳腺癌电子数据库的建立及临床应用.海南医学，2013，24（9）：1371-1372.

[69] 单华超，徐海荣，李远，等.原发骨肿瘤流行病学数据库的建立与使用.中国骨与关节杂志，2015（9）：693-696.

[70] 郑虎，张红波，孙彦辉，等.脑肿瘤患者认知障碍数据库的初步建立及临床意义.数理医药学杂志，2013（4）：410-412.

[71] 崔洪亮，张阳德，任菲.dbDEMC2.0：人类癌症相关miRNA数据库2.0.中国现代医学杂志，2014，24（3）：77-79.

[72] 程卓，刘珂，严章明，等.nc2Cancer：一个研究与癌症相关人类非编码RNA的数据库.生物信息学，2015，13（2）：77-81.

[73] 李孟娇，鄂琪敏，刘加林，等.喉癌相关基因和miRNA综合数据库的构建.中华耳鼻咽喉头颈外科杂志，2015，50（9）：765-768.